東京共済病院血液内科部長 加藤 淳／著

加藤血液細胞形態学
血球との対話

Kato's Morphology of Blood Cells
A Dialogue with Them

中外医学社

序

　本書を拝読して，血液学的検査の重要性を改めて認識した次第です．実は，私は，東京医科歯科大学で島峰徹郎教授から血液病理学を，小宮正文教授から血液内科学を学び，臨床血液学に興味を持ち，時間があれば，顕微鏡下で血液細胞を眺めながら，血液細胞アトラスを座右に置き，診断を付けるべく，夢中になっていた時代があり，懐かしい思いがあります．

　加藤淳先生のこの「血液細胞形態学」は，私が今まで目を通して来た血液細胞アトラスの内容をはるかに超えており，ご自身が体験して来た学習をもとに，きわめて詳細に記載されており，実は，今回，大変感動を覚えた次第です．骨髄穿刺の方法から標本の作製方法が具体的で，特にがん細胞，悪性リンパ腫の観察には押しつぶし標本の有用性が強調されており，染色についても自動染色にまかせず自分の手で染め，最適条件を見つけることが重要且つ基本であることが強調されています．細胞観察では，顕微鏡での観察の仕方から標本の観察する部位についてまで，きめ細かい注意点の記載があります．血球の分化から造血細胞，非造血細胞の形態的特徴，染色性の特徴についても多数の血液細胞のカラー写真が掲載されており，大変分かりやすくなっています．

　正常を逸脱した形態異常を呈する異形成疾患を理解，診断するための細胞形態図譜が詳細に明示されており，この点もこのアトラスの特徴の一つと言えます．造血器腫瘍の分類，骨髄増殖性腫瘍，骨髄異形成症候群，急性白血病，リンパ増殖性疾患，悪性腫瘍の骨髄転移，赤血球の異常，白血球の異常，血小板の異常について，もちろん各骨髄細胞およびその腫瘍性疾患の細胞学的特徴についても詳細な記載があります．内容が豊富で，多数の図譜が挿入されており，血液学を学ぶ医師をはじめ検査技師の座右の書にされることをお薦めしたい．

　　2016 年 8 月

元都立墨東病院院長

足 立 山 夫

はじめに
血球との対話―形態学の楽しみ―

　科学（science）の基礎は「もの」を正確に見る（観察する）ことにある．したがって形態学は科学の根幹をなすものであるが，残念ながら主観が入らざるを得ない宿命を備えている．血液細胞の観察について言えば，顕微鏡を通して見る世界であり，例えば同じ景色を前にしてもその時の状況によって全く別のものに見えることがあるように，見た瞬間一番印象に残るものによって直感的に認識される性格をもっている．しかし科学はある一定の見方を共有する「認識のルール」を作り，それを順守することを大前提として成り立っているのであるから，血液細胞を見るにあたっても一定の見方を共有しなければならない．しかし顕微鏡を通して1個の細胞を観察する場合，写真を撮りその特徴を正確に記述する作業は容易ではない．なぜならば視覚は本来，直感的であって説明を要さないものであるのに対し，「言葉」は概念であるから抽象的であり，「文章」ともなると，意図せずとも記述者の知性，感性，知識，経験によってバイアスがかかるので事情はさらに複雑になる．同じ細胞を見ていても人によって異なりさまざまな言葉で表現するであろうし，国が違えば言語，歴史，風俗，習慣の違いからさらに複雑になるので外国の教科書は完全に理解することは難しい．

　元来日本語は情緒的であって，多様な解釈を許さない断定的な表現を嫌う特性を備えていることは，一度でも英語で論文を書いたことがある人であれば痛感するに違いない．したがって日本語は自然科学を記述する言語としては適さない欠点があるが，我々日本人は感覚的に優れた特性を備えており，色ひとつとってもさまざまな動植物の微妙な色合いの違いを認識して，優に50を超える色彩を区別しそれぞれ独特な呼び名で表現してきた伝統がある．

　さて筆者は38年間飽きもせずほぼ毎日ヒトやマウスのさまざまな細胞をながめ暮らしてきた者であるが，これを機会にこれまでに頭にこびりついた先入観，たまった垢を捨て，初めて顕微鏡で細胞を見る人のように驚き，不思議に思い，考え，悩み，喜んだりしながら基本的な細胞の見方をいっしょに考え，そのうえで筆者の見方を提示したい．1個の細胞を前にして筆者にはこう見えるが，読者にはどのように見えるのであろうか？　興味は尽きない．本書は筆者の眼にはこのように映り，脳はこのように認識，分析し，最終的に1個の細胞が何であり，そこで何をしているのか，あるいはしていたのか判断する過程を述べたものである．したがってこれまでの論文や教科書に明記されていない事柄について筆者の主観に基づいて述べたり，さらには定説に反することを述べていることもあることをあらかじめお断りしておきたい．

　1個の血液細胞を観察して，ここに1人の高名な血液学者が「この細胞はAである」と言った場合，初学者のほとんどはその権威を信じ「そうなんだ．Aとはこういうもの

か」と無批判的に受け入れざるを得ないが，多少経験を積んでくると，自分がこれまでに見た細胞と比較して「AではなくBのようである．いやCかも知れない」などと独自の考えが浮かんできて，成書の記述に疑念を抱くようになるであろう．果たして正解はどうであろうか？　正解とは何か？　そもそも正解は存在するのか？　正解はいつの時代にもその時点までに到達した自然科学のレベルやその時代の支配的な考え方に影響を受けるが，それだからこそ面白味がある．筆者が言いたいことは，先人の意見を尊重することは必要であるが，もっと大切なことは自分の目に見えることをすなおに信じ，納得できないことには安易に妥協しないことである．そのような批判的な見方ができれば，より多面的，複眼的な見方ができるようになり，さらに研究を進めれば新たな真実の発見につながるかも知れない．

　臨床に即して言うと，1枚の末梢血あるいは骨髄塗抹標本ほどありがたいものはなく，そこから得られる情報量は無限であり，診断法から言えば迅速かつ安価であるという利点がある．現在広く用いられているフローサイトメトリーによる細胞の免疫学的形質の分析，染色体分析，FISH法，サザンブロット法，PCR法などの分子生物学的検査については，自ら行っても数時間～数日，外注検査では項目によっては結果が得られるまで数日～数週間を要する．これに対しある程度形態学に習熟していれば，1枚の標本を見て瞬時に診断可能な症例もある．したがって1枚の血液または骨髄塗抹標本を観察することは，血液内科医にとっては重要な「視診」のひとつであり，まずはじめに体得すべき診断技術のひとつである．

　1880年のEhrlichによる白血球染色法の研究を端緒とし，以後Romanowsky（1890年），Wright（1902年），May, Giemsa（1902，1904年）ら先人による血液細胞染色法の研究開発からほぼ130年経過したが，現代の我々は彼らと比べて血液細胞がどこまで見えるようになったであろうか？　いや形態学が軽視されて久しい今日では，むしろ細胞を見る力が低下しているのではないかと危惧している．

　武蔵野赤十字病院に奉職して8年間患者さんと向き合い，末梢血，骨髄あるいはリンパ節のスタンプ標本を眺めレポートを書く毎日を送ってきた．レポートには細胞の写真も掲載しているが，日々の診療を通じて少しずつ写真を撮りためてきた結果，2万5000枚を超える画像が手元にあり，これらを整理し中外医学社の支援を受けてようやく上梓まで漕ぎ着けることができた．感無量である．本書はこれまでの経験をもとに，筆者に見えること，見て考えたことを余すところなく伝えることを意図して書いたものであり，最大の目的は1枚の末梢血および骨髄塗抹標本を観察することにより，読者が迅速かつ的確な診断を下すことができるようになることである．したがって，骨髄穿刺，塗抹標本作成，染色標本の観察法を細かく論じ，さらに形態学以外の診断上のポイントも加えて実践的な内容とし，できるだけ単純明快，平易な表現を用いて記述した．

　ところで我々が通常観察している細胞は固定された「死細胞」であるから，生きている細胞の本来の姿ではなく，固定，染色により人工的に修飾された細胞を見ているに過ぎない点でバイアスがかかっている．ではどうしたら生きている細胞を観察できるか？　それ

には位相差顕微鏡が最も適しており，この意味から本書では位相差顕微鏡による写真，動画も多く掲載し，その独特の形態について光学顕微鏡，電子顕微鏡と対比して詳述するようにした．位相差顕微鏡では通常見慣れた塗抹標本と著しく異なる点が多々あって驚かされ，細胞自身，細胞内小器官が常に動いており一刻も同じ形態を示さない．スライドガラスに末梢血あるいは骨髄液を1滴滴下し，カバーガラスで覆えば，染色しなくても即座に観察できるので，ぜひ一度位相差顕微鏡で細胞を観察することをお勧めする．そこにはまた別の「ワンダーランド」があり，興奮と驚きの連続で見ていて時を忘れる．筆者は偶然，巨核球が血小板をさかんに産生，放出している様子を観察する機会に恵まれた（2014年第76回日本血液学会学術集会で "flower bud model" を提唱）．特殊な条件下ではあるが採取直後の生きた巨核球であるから，おそらく生体内でも同様にして産生しているものと考えられる．まさに幸運でもあり，その迫力に圧倒された．それと同時に位相差顕微鏡による観察を通して，あらためて生きた細胞の形態は刻々と変化することを再認識した．特に活性化した好中球の動きは活発で一時もじっとしていず，まるでアメーバのようである．また細胞表面が平滑な細胞はひとつとしてなく，どのような細胞でも多かれ少なかれさまざまな突起があって，突起自身も変化している．また最終分化を遂げた好中球でさえも明瞭な核小体を持ち，ほとんど全ての細胞でミトコンドリアが激しくうごめいていることは新鮮な驚きであった．おそらく感動の少ない日々を送っている大多数の人々が，大げさに言えば筆者が感じた「驚き」と「感動」を共有できれば，これに勝る喜びはない．

　本書で心がけたことはまず美しい写真を載せること，さらに初心者にわかりやすい平易な表現を用いること，日々の臨床に役立つ実践的な内容にすることの3点である．したがって血液内科で扱うことの多い疾患をまずクローン（腫瘍）性疾患と非クローン（腫瘍）性疾患に2大別し，前者は白血病，悪性リンパ腫，多発性骨髄腫，骨髄異形成症候群，骨髄増殖性疾患（腫瘍）の5つに分け，後者は貧血，血小板減少症，顆粒球減少症・増加症，異型リンパ球で特徴づけられる感染（伝染）性単核球症を重点的に扱った．また私の考え方を自由に述べたのでWHO分類の考え方と相容れない点があることもあらかじめお断りしておきたい．この点は本書の表題に反映されているが，表題を見て奇異に感じた方もおられると思うので，なぜ個人名を表題に加えたのかその理由を説明しておきたい．それは本書があくまでも筆者個人のものの見方，考え方，言わば「哲学」を著した特異な「血液・造血細胞アトラス」であることによる．すなわちこれまであいまいであった形態学の用語，表現について筆者自身の言葉で定義，詳述したこと，細胞の画像も光学顕微鏡写真のみならず位相差顕微鏡写真を多く掲載し，さらにその動画を加えたことは少なくとも筆者の知るところ他に類を見ない．また「血球との対話」という副題も奇を衒っているようだが，筆者にとっては至極当然のことで，顕微鏡観察に際してはこれまで一貫して1つ1つの細胞と向き合い「一体あなたはどういう細胞で，どこから来てこれからどこに行くのか？，そこで何をしようとしているのか，あるいはしていたのか？」と問いかけ，その謎を知りたくて対物レンズのピントをずらし，周辺にいる細胞を眺めて考えて

きたことを意味している．実際，どのような標本を見ても一体何なのか，よくわからない細胞が必ず存在する．古い学問であるから研究されつくしたように思われがちであるが，形態学は不思議な世界であってまだ我々の知らない真実が多く隠されており，研究の余地は十分に残されていると筆者は確信している．

　最後に医師としてこれまで育てていただいた患者さん，看護師，検査技師の方々，筆者を支えてくれた同僚，先輩と後輩，そして妻と両親にこの場を借りて謝意を表したい．とりわけ拙書が，筆者を導いてくれた形態学の師匠足立山夫先生（光学顕微鏡，前都立墨東病院院長），田中康一先生（電子顕微鏡，前都養育院基礎病理部長）に喜んでいただければこんなに誇らしくうれしいことはないが，さていかがであろうか？

　　　　2016年9月　　平町にて

　　　　　　　　　　　　　　　　　　　　　　　　　　　　　　　加　藤　　淳

目次

第 1 章 —— 総論

1. 骨髄穿刺の方法—患者さんに負担なく，迅速に，かつ良質な検体を得るには …… 2

2. 標本作製—よい標本を作るには …………………………………………………… 6
- 1. 塗抹標本の作製 ……………………………………………………………… 6
- 2. 位相差顕微鏡標本の作製 …………………………………………………… 8
- 3. 染色法—どうしたらきれいに染められるか？　自分の手で染めてみることが肝心　8
  - 1. 手染め法 ……………………………………………………………… 12
  - 2. 特殊染色 ……………………………………………………………… 12
    - a）ペルオキシダーゼ染色 ………………………………………… 12
    - b）好中球アルカリホスファターゼ染色 ………………………… 13
    - c）エステラーゼ二重染色 ………………………………………… 14
    - d）PAS 染色 ………………………………………………………… 14
    - e）鉄染色 …………………………………………………………… 15

3. 標本の観察 ………………………………………………………………………… 18
- 1. 顕微鏡の取り扱い …………………………………………………………… 18
- 2. 観察に適した部分 …………………………………………………………… 20
- 3. 血液・造血細胞を観察するにあたってのポイント—全体と個 ………… 22
- 4. 位相差顕微鏡による観察 …………………………………………………… 24

4. 光学顕微鏡による細胞観察の基本 …………………………………………… 28
- 1. 全体の形の観察 ……………………………………………………………… 28
- 2. 核の観察 ……………………………………………………………………… 28
  - 1. クロマチン（染色質） ……………………………………………… 29
  - 2. 核小体 ………………………………………………………………… 30
- 3. 細胞質の観察 ………………………………………………………………… 35

vii

5. 血球の分化 ……………………………………………………………………………… 43
  1. 造血幹細胞 …………………………………………………………………………… 43
  2. 赤芽球の分化 ………………………………………………………………………… 49
  3. 巨核球の分化 ………………………………………………………………………… 58
  4. 顆粒球の分化 ………………………………………………………………………… 64
  5. 単球の分化 …………………………………………………………………………… 75
  6. リンパ球の分化 ……………………………………………………………………… 82
      1. B 細胞の分化 …………………………………………………………………… 82
      2. T 細胞, ナチュラルキラー（NK）細胞の分化 ………………………………… 83

6. 非造血細胞 ……………………………………………………………………………… 95
  1. 脂肪細胞 ……………………………………………………………………………… 95
  2. 血管内皮細胞 ………………………………………………………………………… 95
  3. 線維芽細胞, 線維細胞 ……………………………………………………………… 98
  4. 破骨細胞 ……………………………………………………………………………… 98
  5. 骨芽細胞 ……………………………………………………………………………… 98

7. 正常末梢血細胞とその異常 …………………………………………………………… 102
  1. 正常赤血球とその異常 ……………………………………………………………… 102
  2. 正常白血球とその異常 ……………………………………………………………… 111
      1. 顆粒球の異常 …………………………………………………………………… 111
      2. リンパ球の異常 ………………………………………………………………… 112
      3. 単球の異常 ……………………………………………………………………… 112
  3. 正常血小板とその異常 ……………………………………………………………… 119

8. 異形成 …………………………………………………………………………………… 124
  1. 核の異形成 …………………………………………………………………………… 125
  2. 細胞質の異形成 ……………………………………………………………………… 125
  3. 核と細胞質の分化度の不一致 ……………………………………………………… 133
  4. 芽球の異形成 ………………………………………………………………………… 133
  5. 赤芽球の異形成 ……………………………………………………………………… 136
  6. 巨核球の異形成 ……………………………………………………………………… 144
  7. 顆粒球系細胞の異形成 ……………………………………………………………… 144
  8. 単球系細胞の異形成 ………………………………………………………………… 145
  9. リンパ球系細胞の異形成 …………………………………………………………… 145

第 2 章 —— 疾患各論

腫瘍（クローン）性疾患

A. 造血器腫瘍の分類 …………………………………………………………… 170
1. 造血器腫瘍，分類法の歴史 ………………………………………………… 170
2. 分類法 ……………………………………………………………………… 171
3. WHO 分類改訂版 …………………………………………………………… 172

B. 骨髄増殖性腫瘍 ……………………………………………………………… 180
1. 慢性骨髄性白血病 ………………………………………………………… 180
2. 真性赤血球増加（多血）症 ……………………………………………… 184
3. 本態性血小板血症 ………………………………………………………… 184
4. 原発性骨髄線維症 ………………………………………………………… 186
5. 慢性好酸球性白血病，特発性好酸球増加症候群 ……………………… 188

C. 骨髄異形成症候群 …………………………………………………………… 189

D. 骨髄異形成 / 骨髄増殖性腫瘍 …………………………………………… 194
1. 慢性骨髄単球性白血病 …………………………………………………… 194
2. 非定型的慢性骨髄性白血病 ……………………………………………… 195
3. 若年性骨髄単球性白血病 ………………………………………………… 195
4. 環状鉄芽球および血小板増加を伴う骨髄異形成 / 骨髄増殖性腫瘍 …… 195

E. 急性白血病 …………………………………………………………………… 200
1. 急性白血病の定義 ………………………………………………………… 200
2. 芽球の定義：1 型の芽球と 2 型の芽球（FAB 分類，1982 年） ……… 201
3. FAB 分類による急性白血病の形態学的特徴 …………………………… 203

F. リンパ増殖性疾患 …………………………………………………………… 222
1. 急性リンパ性白血病 ……………………………………………………… 222
2. 多発性骨髄腫 ……………………………………………………………… 222
3. 原発性マクログロブリン血症 …………………………………………… 232
4. 慢性リンパ性白血病とその亜型 ………………………………………… 233
5. 成人 T 細胞性白血病・リンパ腫 ………………………………………… 237

6. 悪性リンパ腫の骨髄浸潤 …………………………………………… 241

G. 悪性腫瘍の骨髄転移 ………………………………………………… 249

非腫瘍性疾患

H. 赤血球の異常 ………………………………………………………… 254
1. 貧血 ……………………………………………………………… 254
2. 赤血球増加症 …………………………………………………… 255

I. 白血球の異常 ………………………………………………………… 256
1. 白血球増加症 …………………………………………………… 256
2. 白血球減少症 …………………………………………………… 256
3. 異常白血球の末梢血出現 ……………………………………… 257
4. 血球貪食症候群 ………………………………………………… 257

J. 血小板の異常 ………………………………………………………… 259
1. 血小板減少症 …………………………………………………… 259
2. 血小板増加症 …………………………………………………… 259

索引 …………………………………………………………………………… 261

動画一覧表

番号	タイトル	本文頁	QR コード	番号	タイトル	本文頁	QR コード
01	非活性化血小板の動き	24 119	動画 01	07	活性化好中球集団 2	24 64	動画 07
02	活性化血小板の動き	24 119	動画 02	08	活性化好中球の 力強い動き	24 64	動画 08
03	血小板の形態変化 1	24 27 119	動画 03	09	単球の動き 1	24 76	動画 09
04	血小板の形態変化 2	24 27 119	動画 04	10	単球の動き 2	24 76	動画 10
05	好中球の動きと核小体	24 64	動画 05	11	リンパ球の動き 1	24	動画 11
06	活性化好中球集団 1	24 64	動画 06	12	リンパ球の動き 2	24	動画 12

〔動画の視聴方法〕
無料の QR コードリーダーアプリをダウンロードし，QR コードを読み取ることによって，
スマートフォン，タブレットで動画を視聴することができます．

第 1 章

総論

1 骨髄穿刺の方法
患者さんに負担なく，迅速に，かつ良質な検体を得るには

　骨髄細胞の観察にあたっては，まず良質な検体を得なければ，その後の標本作製，染色をいかに工夫しても限界があり，正確な診断はできない．第一に良質な骨髄穿刺針を用意する必要がある．結論から言うとシンプルなものがよく，針は硬質でなるべく太く，先端は4方向から（切れが悪く扱いにくい）ではなく注射針と同じように1方向からスパッとカットされていて，また実際に持ってみて安定感のあるものがよい．参考までに述べると，筆者の施設ではタスク社製の長針［図 1-1］を用いている．短針は必要ない．なぜならば後上腸骨棘を穿刺する場合，女性で特に肥満している患者さんでは長針のストッパーをはずしても骨髄に届かないことさえあり，またやせた男性では皮膚から骨までの距離は1cmもないことがあるが，この場合はいくらでもストッパーで針の長さを調節できるからである．

　また，患者さんに不安や恐怖心，苦痛を与えるようでは医師として失格である．そのためにはまず事前に十分な説明をすることは当然であるが，穿刺に際しては，世間話やできれば冗談を言ってリラックスさせることが大切である．笑わせることができればなおよい．筆者はまず，「私は上手ですよ．30年以上やってますから．ベテラン職人と同じです．痛くないようにやりますから大丈夫です．それに5〜6分で終わるのであっという間で大した検査じゃないですよ．以前患者さんに『先生に骨髄を抜かれるとすっきりするので，またちょいちょいやってください』（事実）と言われたことがあるぐらいですから」などと話す．これでたいていの患者さんは笑ったり，呆気にとられたりする．痛いのではないかと不安がっている患者さんに対する殺し文句は「わかりました．それじゃあ今日は痛くないよう特別にサービスして，麻酔をたっぷりしましょうね．普通の2倍にします

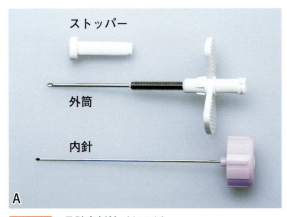 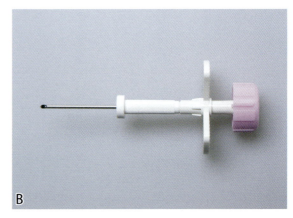

図 1-1　骨髄穿刺針（タスク）

か？ 3倍にしますか？」で，これを言うとたいていの患者さんは「いや先生，普通で結構です」と言う．たいがいこれで介助の看護師と患者さんの笑いが取れ，緊張感がほぐれる．こうなったらしめたもので，それからの操作がやりやすくなる．

　穿刺部位として以前は胸骨が主流であったが，最近は腸骨が推奨されている．この場合の体位は腹臥位よりも側臥位のほうが患者さんは楽であり，上の膝を軽く曲げてベッドにつけて固定させ，下の足は延ばしておく姿勢がよい［図1-2］．術者は立って作業してもよいが，筆者は椅子に腰かけて行っている．このほうが腰に負担がかからないのと，安定してやりやすいためである．まず上のほうの後上腸骨棘を触診して穿刺にふさわしいところにボールペンで軽く印をつけた後，消毒し穴あきをかぶせたら局所麻酔に移るが，麻酔の方法にもコツがある．すなわち穿刺をする地点を中心に直径5mm程度の範囲を，注射針（22G）をすべらせて360°骨膜を麻酔する［図1-3］．この際に起こしやすいミスは，高齢者の場合，腱や靱帯の一部が骨化しているため腸骨棘と間違えて麻酔し，マルク針を刺入することである．当然のことながら骨髄液は得られないし，また危険でもある．したがってイメージ的にはある程度骨表面を麻酔したら，さらに針を奥に進めて骨の内部を麻酔するイメージで，針先で軽く探りながら麻酔するようにする．こうすれば骨化した腱や靱帯はもろく簡単に突き抜けるのでわかるから，針先を少し戻して刺入方向を変えればよい．麻酔後，穿刺部位を軽く揉んで麻酔薬をまんべんなく浸透させておく．

　穿刺針を骨髄に刺入する際には，まず表皮と真皮に穴をあけなければならないが，やたらに力を入れてはならない．実際には骨髄穿刺針と骨とで皮膚をはさんで切ることで穴ができる．いったん表皮，真皮に穴があけば穿刺針は自由に動かせるので，次に局所麻酔の時に探っておいた穿刺部位に軽く針の先端をコツコツ当ててみて，骨に当たっていること

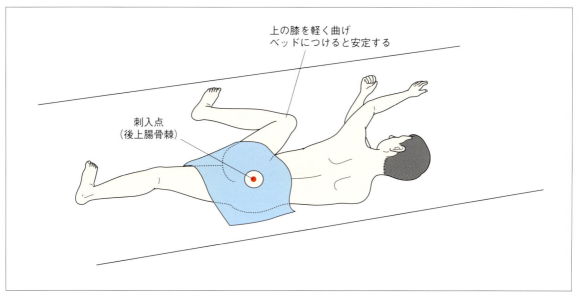

図1-2　骨髄穿刺の体位（側臥位）
実際には，着衣は刺入点を中心として上下にずらすだけでよい．両腕の間に巻いたバスタオルを抱く，あるいは上の手でベッド柵をつかむようにすれば体位がより安定する．

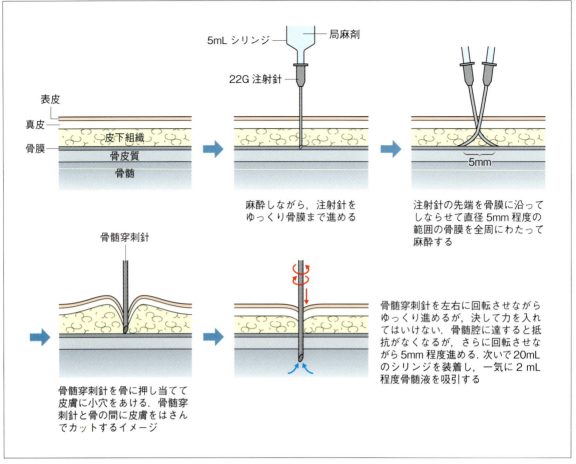

図 1-3 骨髄穿刺の方法

　を確認する．それから静かに針を骨内にねじを食い込ませるような要領で軽く左右に回転させながら刺入するが，この時にも決して必要以上に力を入れてはいけない．骨皮質の脆い高齢者では，不用意に力を入れて進めようとすると，骨髄を突き抜けて軟部組織を損傷する危険性がある．また多発性骨髄腫では骨皮質，骨髄ともに脆く軟部組織と同じ感触で，骨なのか軟部組織なのかわからないため注意を要する．固い骨皮質に針先が侵入したら，穿刺針に過度に力を加えることなく，指先に伝わる感触を確かめながらやさしくゆっくり進める．そうすれば固い骨皮質を過ぎると一気に抵抗がなくなるのがわかる．ここからが骨髄であるので，静かにさらに 5 mm 程度進める．最後に軽くゆすって，穿刺針がぐらついていないか確かめる．ぐらつく場合には刺入方向が変えられるよう穿刺針を皮下組織まで戻し，そこでまた固くしっかりした部分を探り当て，方向を少し変えて刺入してみる．それでもだめであれば，あらためてもう一度麻酔しながら注射針で適当な場所を探りながら進めてみて，固くしっかりした地点から刺入するようにする．
　針先が骨髄に達したならば内針を抜き，20 cc のロックなしシリンジを接合し，骨髄液を 2 mL 程度一気に吸引する．この際，患者さんが大きく息を吸い，ゆっくり息をはいた

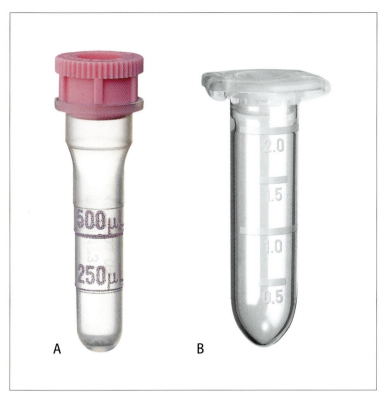

図 1-4　骨髄穿刺液用小チューブ
A：EDTA 添加チューブ（テルモ），B：EDTA 無添加チューブ（Eppendorf）．A は塗抹標本，押しつぶし標本作成，有核細胞数と巨核球数の算定，および位相差顕微鏡用標本の作成に用いる．B は凝血塊を形成後病理組織標本（clot section）用に用いる．

瞬間に抜くと痛みが軽減する．骨髄液はすばやく介助者に渡して EDTA が添加してある小チューブ［図 1-4A］に 300〜400 μL 入れ，凝固しないよう即座に激しく振ったり軽く叩いたりした後放置する．こちらは全ての操作が終了後，すばやく塗抹標本，押しつぶし標本を作成し，次いで有核細胞数，巨核球の算定と位相差顕微鏡用標本の作成に用いる．残りは別の小チューブ［図 1-4B］に入れて放置して凝固させるが，全ての検体処理が終わってから，凝固が不十分であればスライドガラス上に移してしっかり凝固させ，次いでろ紙の上において転がしてできるだけ末梢血を除いた後，小凝結塊をホルマリン入り緩衝液に入れ病理組織標本用とする．

次に細胞表面マーカー，染色体分析，遺伝子検査用に，ヘパリンを少量加えておいた 10 mL ロックなしシリンジで骨髄液を 2 mL 程度吸引した後，穿刺針が付いたままシリンジを骨髄から抜き去り，2〜3 回振ってヘパリンとよく混ぜた後放置し，後で専用のスピッツに分注する．穿刺が終わったら，直ちにガーゼを刺入地点に強く当てて止血した後，イソジン®で消毒し，すばやく固く折りたたんだガーゼで 5 分間程度圧迫する．止血が確認できたら絆創膏に張力をかけてたすきがけにしてガーゼを皮膚面に固定し，仰臥位で安静とする．30 分後にガーゼを少しはずしてみて，完全に止血していたら絆創膏を貼り帰宅とする．

2 標本作製
よい塗抹標本を作るには

1 塗抹標本の作製

　最良の観察には1個1個の細胞が離れ、伸び伸びとした標本を作製する必要がある。そのためにはできるだけ薄く、観察に適した部分が広くなるよう塗抹しなければならないが、スライドガラスを引く際の物理的な力によって、細胞が過伸展したり壊れたりしてはいけない。かと言って標本が分厚くなり1個1個の細胞がひしめきあうと、細胞が縮み核も細胞質も濃く染色されて微細な観察ができなくなる。したがって理想的なスメアを作製するには何度も練習して自分の手に覚えさせるしかない。

　それでは観察に適した骨髄塗抹標本はどのようにしたら作製できるのか？ 筆者の施設では2つの方法で標本を作製している。1つは骨髄液を1滴スライドガラスに滴下した後、引きガラスを用いて長軸方向にすべらせて作る一般的な塗抹標本［図2-1］、もう1つは"押しつぶし標本"で、まず少量の骨髄液をスライドガラス上に広げ、その中に含まれる無色透明な小骨髄組織片（パーティクル）を数個マイクロピペットで吸引またはつまようじで集めてスライドガラスに乗せる。次いで引きガラスを直角に保って軽く当て全体を小円形に引き延ばした後、そのまま横にすべらせて標本を作製する［図2-2］。前者の一般的な塗抹標本は、骨髄組織とともに多少とも吸引される末梢血の混入が避けられない。しかし押しつぶし標本は末梢血の混入が少なく骨髄組織そのものを観察できるため、全体的な細胞密度、骨髄巨核球数の算定（推計）、固形がんや悪性リンパ腫細胞の浸潤の有無を観察するうえで優れている。この点に関しては病理組織標本、特に骨髄生検材料のほうがより正確に細胞密度や巨核球数を評価でき、また観察可能な細胞数が多い。しかし細胞1個1個の微細な観察には塗抹標本のほうが優れている。

　上手に引けた押しつぶし標本では、1個1個の細胞が伸び伸びと展開していて観察に理想的である。筆者は両方の標本を観察するが、まず押しつぶし標本でできるだけ多くの

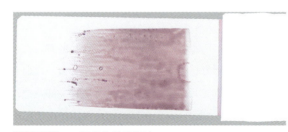

図2-1　一般的な塗抹標本

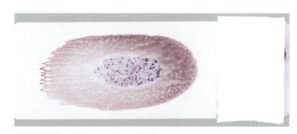

図2-2　"押しつぶし"標本

パーティクルを観察して，全体的な細胞密度，骨髄巨核球数を判定するとともに，血液細胞とは明らかに異なる形態を示し，しばしば集塊をなすがん細胞や悪性リンパ腫細胞が存在しないか観察する．押しつぶし標本の観察を第一とし，それを補う意味で通常の塗抹標本を観察するのがよい．

通常の塗抹標本について言えば，良し悪しは引きガラスの角度と加える圧力，引くスピードで決まる．角度を立てれば立てるほど標本が厚く短くなって，観察に適した部分が少なくなる．これに対し引きガラスを寝かせれば寝かせるほど，薄くて長い塗抹標本が得られるが，過伸展し破壊された細胞が引き終わり近くに多くなる．結論から言えば30℃〜40°位の角度を保ち一定のスピードで引くことが大切で，この感覚は自分で試してみて会得するしかない．また引く時には決して力を加えてはならない．イメージ的には，右手親指と人差し指で引きガラスの端を軽くはさむと同時にスライドガラスの両側をはさみ，1滴の末梢血または骨髄液をよくなじませてから，軽く一定のスピードでスライドガラスの両側をすべらせるようにする［図 2-3］．

押しつぶし標本の作成には，まず骨髄液をスライドガラスまたは時計皿に移し，つまようじまたはピペットチップで骨髄小組織片（パーティクル）をかき集めることが重要である．次いで，なるべく多くパーティクルを含んだ骨髄液を一滴別のスライドガラスに移し，上から別のスライドガラスで圧排して小円〜楕円形に伸展させた後，ゆっくり上のスライドガラスを横にすべらせて作成する［図 2-4］．

塗抹したならば直ちにドライヤー（冷風）で素早く乾燥させる．そのまま放置してゆっくり乾燥させると細胞が縮まって，欧米のアトラスで見られるようにべったりと厚くペンキを塗ったようなあざとく品のない色で染まり，繊細さを欠いた細胞となってしまう．ただし自然乾燥は細胞表面の突起の観察には適しており，有毛細胞白血病（hairy cell leukemia; HCL）では細胞表面の毛髪状突起がよく伸びて観察に好都合である．これに対しすばやく乾燥させると，細胞は伸び伸びとするが細胞表面の突起が貧弱となり，一見単球

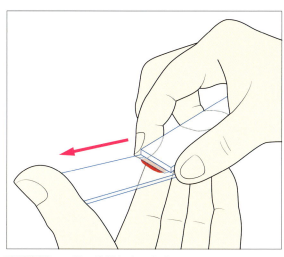

図 2-3　通常の塗抹標本の作成

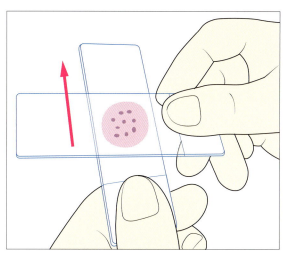

図 2-4　押しつぶし標本の作成

様の細胞になる．したがって慢性リンパ性白血病（chronic lymphocytic leukemia; CLL）類縁疾患で HCL を疑う場合には，自然乾燥させた標本も作製しておく必要がある．また位相差顕微鏡があればさらに細胞表面の突起が明瞭になるので有用である．

2 位相差顕微鏡標本の作製

位相差顕微鏡は，生きている細胞を直接リアルタイムで観察できるという何物にも代えがたい利点がある．標本の作製はきわめて簡単で，まず末梢血または骨髄穿刺液を 20 〜 30 分程度放置して，細胞と血漿成分が分離し赤血球と血漿成分の境界面に血小板と白血球からなる細胞層（buffy coat）が見えるようになるまで待つ．次いでマイクロピペットで buffy coat から 1 滴（10 〜 15 μL 程度）吸い取ってスライドガラス上に載せた後，すばやく尿沈渣検査用の薄いカバーガラスを上にかぶせ，混入した気泡をピペットチップまたは綿棒を用いてカバーガラスの外に追い出す．次いで乾燥を避けるため無色のマニキュア，セメダインなどでカバーガラスの辺縁を密封する．少しでも隙間があればその部分から乾燥して細胞の生きが悪くなるので，多少分厚くなってもしっかりと密封されているか確認することが肝心である．

完全に密封された標本でも，時間がたつにつれて辺縁部から細胞の生きが悪くなるが，主たる原因はマニキュアなどの有機溶剤自体の細胞毒性と温度，酸素分圧，pH の低下にあると考えられる．

3 染色法—どうしたらきれいに染められるか？　自分の手で染めてみることが肝心

染色は検査技師の仕事だから任せておけばよいと考えた時点で血液内科医としては失格で，形態学の技量が一定レベル以上に達することは不可能である．人にしてもらうことは簡単であるが，実験と同じでいつも予想どおりうまくいくとは限らず，予想した結果が得られない場合，人に任せきりではどこに問題があるのか判断することが難しいためである．

血液細胞染色法の基本である May-Giemsa 染色，あるいは　Wright-Giemsa 染色にしても，大規模な施設では自動染色装置で染色することが多いが，大きな問題点をはらんでいる．なぜならば染色結果は，その時の気温，湿度などの自然条件，染色液，染色時間，バッファーの種類，メーカー，洗いの条件で微妙に異なるためである．結論から言えば，最新式の自動染色装置で染色しても理想的な標本は決して得られない．最悪な点は核がべったりと濃く染まるためにクロマチンの繊細さが判断できないことと，核や細胞質に空胞が生じることで，細胞の幼若さや異形成を判断することができない ［図 2-5，2-6］．筆者の施設ではこれらの点を改善しようと，2 年間以上染色条件を検討したり，装置の一部

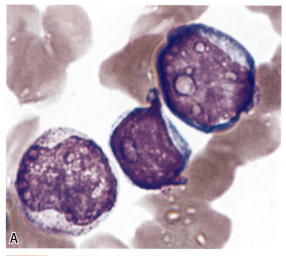
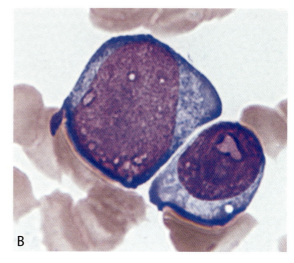

> **図 2-5** **多発性骨髄腫（骨髄標本，機械染め）**

A：右2つの細胞は核クロマチンが濃縮し偏在しているので，おそらくBリンパ球で，腫瘍細胞クローン由来と思われる．多発性骨髄腫細胞ではまれにさまざまな形の封入体が見られるが，シンプルで幾何学的な形態を示すものが多い．しかしこれらの細胞では仮に封入体があったとしても，どれが封入体で，どれが人工的気泡または真の核小体かの判別が困難である．左下の細胞は骨髄球で，核内にさまざまな大きさ，形を示す比較的小型の核小体様の構造物が少なくとも7個見える．骨髄球で核小体を見ることは珍しくないが，正常，あるいは異形成を示す骨髄球でさえ7個はありえないため真の核小体との鑑別が難しい．

B：左上は芽球様細胞，右下の細胞はやや幼若な形質細胞で，Aと同様に核内にさまざまな形，大きさの空胞あるいは核小体が存在し，鑑別困難である．

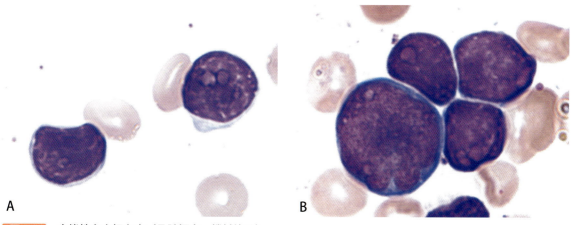

> **図 2-6** **本態性血小板血症（骨髄標本，機械染め）**

A：リンパ球であるが，右上の細胞の核中央部分やや上に大きな空胞が2つ，その他にも小型の空胞あるいは核小体との鑑別が難しい構造物が多数存在する．左側の細胞の核内には，小さな円形〜楕円形構造物と白っぽく抜けた細長いジェリービーンズまたは芋虫様の構造物が多数見られるが，どれが核小体なのかよくわからない．あるいは中央やや左下の大きめのものが真の核小体のようにも見えるが，判断に苦しむ．

B：3個の中等大の hematogone（Bリンパ球前駆細胞）様リンパ球と，大型で核に不規則なくびれ，切れ込みが見られ異形成を示すリンパ芽球様細胞があるが，全ての細胞核がべっとりと濃く染まり，かつ大小さまざまな形と大きさの空胞が形成されており，核小体との鑑別が難しい．

表 2-1　染色法の歴史		
研究者名	国，職業	論文，功績*
1. Ehrlich P	ドイツ 医師，科学者	・Methodologische Beitrage zur Physiologie und Pathologie der verschiedenen Formen der Leukocyten. Z klin Med. 1880; 1: 553-60. *Ehrlich's agent; 酸性色素（フクシン）と塩基好性色素（メチレンブルー）開発 *顆粒による白血球の分類に成功，リンパ球，肥満細胞（好塩基球），赤芽球の発見，白血病研究の基礎を構築
2. Romanowsky DL	ロシア 医師， 原虫学者	・Къ вопросу о строеніи чужеядныхъ маляріи. Врачъ. 1890; 52: 1171-3. ・Zur Frage der Parasitologie und Therapie der Malaria. St Petersburg Med Wochenschr. 1891; 16: 297-302, 307-15. *赤，青の他に，エオジン Y とメチレンブルーを混合し紫（purple）の発色に成功（Romanowsky-Giemsa effects）
3. Leischmann B	イギリス 病理学者	・Note on a simple and rapid method of producing Romanowsky staining in malarial and other blood films. Brit Med J. 1901; 21: 757-8. *マラリア原虫と感染細胞（赤血球）の染色に成功，染色前にメタノールを固定液として使用
4. Wright JD	アメリカ 臨床病理医	・A rapid method for the differential staining of blood films and malarial parasites. J Med Res. 1902; 7: 138-44. *血液細胞とマラリア原虫の染色に成功，色素の溶媒としてメタノールを導入
5. Giemsa G	ドイツ 化学者， 細菌学者	・Färbemethöden fur Malariaparasiten. Zentralbl Bakteriol. 1902; 31: 429. ・Eine Vereinfachung und Vervollkommnung meiner Methylenazur-Methylenblau-Eosin-Färbemethode zur Erzielung der Romanowsky-Nochtschen Chromatinfärbung. Centralbl f Bakt etc. 1904; 37: 308-11. *グリセリンを添加することにより Romanowsky 染色液の安定化，Stock solution の作成に成功

に改造を加えたりしたが徒労に終わった．すなわちこれは設計思想の問題で，短時間にできるだけ多くの検体を処理することに priority をおいているためと考えられる．したがって筆者の施設ではごく大雑把なスクリーニング用としてしか用いておらず，詳細な検討のためには必ず手染めの標本を作製している．

　血液細胞の染色法は Ehlich, Romanowsky, May, Grünwald, Wright, Giemsa ら先人の研究に負うところが多い［表 2-1］．基本的にはいずれの方法も塩基好性色素（メチレンブルー，アズール）と好酸性色素（エオジン）を組み合わせ，核と細胞質および顆粒をきれいに染め分ける原理に違いはない．Romanowsky, May, Grünwald, Wright による染色法は細胞質，特に顆粒を，一方 Giemsa 染色は核をよく染めるのに適した染色法である．我が国では，現在両方の染色法が組み合わされた Wright-Giemsa 染色や May-Grünwald-Giemsa 染色（当施設で採用）が主流となっている．

　さて，我々が目で見，脳が認識している色とは，色の三属性，すなわち色相（hue）［図 2-7］，明度（brightness，明るさ），彩度（colorfulness，鮮やかさ）によって表現される．日本人は 1400 年以上にわたって少なくとも 130 種類以上の色を区別し，主として自然界に存在する動植物の名をもって独特な名称を与えてきた伝統があり，色に関する感性が鋭い．May-Giemsa または Wright-Giemsa 染色を施した血液・造血細胞の色は青〜

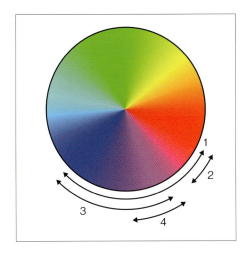

図 2-7　色相環
色相の全体を順序立てて円環状に並べたものを色相環（hue circle, color circle）といい，血液・造血細胞の色は青〜青紫〜赤紫〜赤〜橙の範囲（1）に収まる．
1：Wright/May-Giemsa 染色した血液細胞の色彩スペクトラム
2：好酸性（eosinophilic/acidophilic）
3：塩基好性（basophilic）
4：アズール好性（azurophilic）

青紫〜赤紫〜赤〜橙の範囲に収まるが，細胞によって核，細胞質，顆粒の色には微妙な違いがある．

　血液細胞の色調を記述する場合，塩基好性（basophilic）と好酸性（eosinophilic または acidophilic）という表現が古来慣用的に用いられてきた．塩基好性とは，青〜青紫（〜赤紫），好酸性とは橙〜赤までのスペクトルに相当する色をさす．塩基好性色調の中でしばしば「アズール（azur）好性」（azurophilic）という言葉が頻用されるが，「アズール」とは元来，ギリシャ・ローマ時代から地中海の海の色，すなわち "marine blue", "navy blue" あるいは "Oxford blue" で表現される，日本語では「濃紺」あるいは「藍色」を意味する．しかし今日では原義から離れ，「アズール好性」というと青紫〜紫〜赤紫までの幅広いスペクトルの色調を指している．染色法で「アズール」とは，メチレンブルーが酸化してできた化合物の総称であり，化学的にはアズール 1，アズール 2 などに分類されているが，現在広く用いられているのはアズール 2 である．これに対し「好酸性」という用語は，顆粒球のうち好酸球に存在する顆粒の色で，エオジンによく染まる赤みがかった橙色を指す．

　基本的に染めものなので，いずれの染色液を用いても製造メーカー，色素の濃度とそれを溶かすバッファーの種類と pH，イオン強度と染色液のロット，染色時の室温，染色時間などによって染まり具合は微妙に変化する．したがって自分の納得がいくように核と細胞質を染めるためには手染めによる方法が最も優れているが，いかんせん手間暇がかかる．現在ほとんどの施設で用いられている機械による全自動染色は，多数の検体を短時間で染色できる利便性はあるが，当然のことながらその分，質が犠牲となり，染めあがりはきわめて劣悪であって，いろいろと条件を変えて染色してみても観察に堪える標本が得られず愕然とする．また新しい機種が旧式のものより優れているとは限らず，逆に利便性を追求するあまり機種によっては劣悪になっている．染色液についても，メーカーによってはかなりのロット差があるので十分な吟味が必要である．

　次に筆者の施設が行っている手染めの方法を以下に述べるが，何回かは自らの手で染め

てみて至適条件を決定することをお勧めする.

1. 手染め法

まず標本をできればプラスチック棒を渡した市販の染色箱に置き，以下の手順で行う.

①May-Grünwald液（武藤）原液を標本から盛り上がるまで滴下し2分間固定.

②標本上にリン酸バッファー（武藤，pH 6.5）をスポイトで滴下してスライドガラス上に盛り上がるように載せて5～8分間染色.

③水洗.塗抹面を下にし塗抹開始点のほうを上にして40°くらい傾け，裏面に水道水をゆるやかに流しこみながらキムワイプで裏面をよく洗い，余分な染色液を流し去る.

④顕微鏡で顆粒がよく染まっているかすばやく観察する.染色が不十分であればさらに染色時間を追加する.

⑤細胞質の染色が十分になってから，Giemsa液（武藤）（リン酸バッファー1 mLにGiemsa原液1滴添加）をスポイトで滴下して20～30分染色.

⑥水洗.

⑦顕微鏡で核がよく染まっているかを確認し，不十分であればさらに追加染色.

⑧水洗し，素速くドライヤーで乾燥.

2. 特殊染色

次に，筆者の施設で日常的に行っている特殊染色（武藤化学のキット）について述べるが，染色の具体的な方法についての詳しい説明はキットに添付されているので割愛し，どのような場合に用いるのか，その目的と意義について概説する.

a）ペルオキシダーゼ（peroxidase）染色

基質（水素供与体）がペルオキシダーゼ活性により酸化・重合することにより発色する原理に基づいており，佐藤−関谷法，McJunkin法，重松法を経て，現在はα-ナフトールとブリリアントクレシルブルーを用いた永野らによる方法の変法が広く用いられている.ペルオキシダーゼ陽性顆粒が青く染め出され，後染色としてGiemsa染色を用いているので核がよくわかり細胞の同定が容易である.

顆粒球系細胞と単球の一部で陽性となり，赤芽球，巨核球，リンパ球系細胞との鑑別に有用である.芽球には陽性細胞と陰性細胞があるが，陰性細胞はより幼若な細胞である.ペルオキシダーゼ陽性芽球の染色性もさまざまで，前骨髄球から後骨髄球にかけては陽性顆粒の数が増加し強陽性を示すが，桿状核，分節核好中球になると減少する傾向がある[図2-8].好酸球は陽性，単球ではその一部が弱陽性を示すが，好塩基球は陰性である.臨床的には急性白血病の診断に不可欠で，芽球が陽性を示す急性骨髄性白血病と，陰性の非骨髄性白血病（リンパ性白血病および，より未分化な骨髄性白血病）の鑑別に有用である.この2つが鑑別できれば，さしあたり急性白血病の寛解導入療法を選択できるので，きわめて実践的で有用な染色法である.急性白血病の分類法としては今日，各病型に特異的な遺伝子異常に重点を置いて分類するWHO分類が広く用いられているが，それ以前に

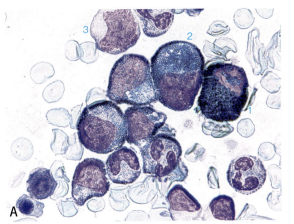 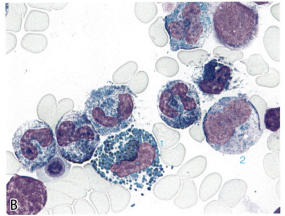

図 2-8　ペルオキシダーゼ染色
A：発作性夜間ヘモグロビン尿症．ペルオキシダーゼ陽性顆粒が青く染まっている．右上の細胞（1）は好酸性後骨髄球で，大粒の顆粒が強陽性に染まっている．その左隣（2）は好中性骨髄球で好酸球の顆粒より小さいが，こちらも強陽性を示している．これらの左〜下部には好中球骨髄球，後骨髄球，桿状核，分節核が存在するが，桿状核，分節核の一部では好中球骨髄球，後骨髄球よりも陽性顆粒数が少ない．これらに対し，左上の単球（3），左下の赤芽球，右下のリンパ球は陰性である．
B：軽度の単球増加症．中央やや下には好酸性桿状核（1）があり，細胞膜の一部が破壊されて顆粒がよく見えるが，ペルオキシダーゼ反応は強陽性を示している．中央右側の細胞（2）は単球で A の単球（3）と異なり弱陽性，左下の小型の赤芽球は陰性である．その他の細胞は後骨髄球，桿状核，分節核好中球であるが，中等度〜強陽性を示している．

提唱され，形態学的特徴に基づいて分類する FAB 分類は迅速に診断できるため，現在なお広く用いられている．FAB 分類で芽球がペルオキシダーゼ染色陽性を示す病型は，M1，2，3 および M4 の顆粒球系細胞であり，M0 は陰性（CD13 あるいは 33 が陽性），単球性白血病（M5）では一部が陽性，赤白血病（M6）では増殖の主体をなす赤芽球は陰性で顆粒球系の芽球が陽性，巨核芽球性白血病（M7）では陰性を示す．さらにペルオキシダーゼ染色は顆粒球系細胞について，正常クローンと腫瘍性クローンの鑑別にも役立ち，造血幹細胞の異常に基づく骨髄異形成症候群（myelodysplastic syndrome; MDS）および骨髄増殖性腫瘍（myeloproliferative neoplasms; MPN）では，顆粒球系細胞の一部がしばしば陰性となり，腫瘍性クローン由来であることが判別できる．

　b）好中球アルカリホスファターゼ（neutrophil alkaline phosphatase; NAP）染色
　好中球アルカリホスファターゼ（neutrophil alkaline phosphatase; NAP）はアルカリ側に至適 pH をもちリン酸エステルを加水分解する酵素で，染色法としてアゾ色素法が広く用いられ，基質に Naphthol AS-MX phosphate，ジアゾニウム塩に Fast blue RR を用いる朝長法では Fast blue RR はナフトールと反応し不溶性アゾ色素となり青く発色する．後染色にサフラニン O を用いるため，核は赤く染まる．
　好中球で陽性となるが，細胞質内の陽性顆粒の数（密度）はさまざまであり，陰性（未熟好中球）から強陽性（成熟好中球）まで幅が広い［図 2-9］．陽性率の他に，100 個の好中球について陽性顆粒数を陰性の I から強陽性の V までの 5 段階に分けて分類し，それぞれに該当する好中球数をかけ合わせて陽性指数（スコア）を算定する．正常男子の陽

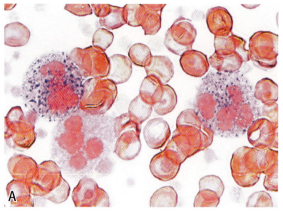 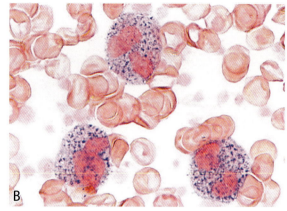

図 2-9 好中球アルカリホスファターゼ染色：本態性血小板血症（末梢血）
A：3個の分節核好中球のうち左下の細胞は陰性，右側は弱陽性（Ⅲ型），左上はそれよりも陽性顆粒数が増加している（Ⅳ型）．
B：いずれも陽性の分節核好中球であるが，それぞれ陽性顆粒数は異なり，上（Ⅳ型），左下（Ⅳ型），右下の細胞（Ⅴ型）の順に陽性顆粒数が増加している．

性率は 60.5〜99.5（平均 85.15）％，スコアは 169.5〜335.0（263.7），女性はそれぞれ 67.5〜99.5（88.59）％，188.5〜367.0（284.8）で，いずれも男性より若干高い傾向を示す（古沢新平．特殊血液形態学検査．In: 三輪史朗，編．血液検査．東京: 医学書院; 1972. p.131-57）．

臨床的には骨髄増殖性腫瘍の中で，慢性骨髄性白血病（chronic myeloid leukemia; CML）を真性赤血球増加症（polycythemia vera; PV）をはじめとする他の病型から鑑別するうえで有用であり，CML では陽性率，スコアともに低下する．一方，NAP 陽性率，スコアが増加する疾患には発作性夜間ヘモグロビン尿症（paroximal nocturnal hemoglobinuria; PNH）がある．今日では CML の確定診断は染色体蛍光 in situ ハイブリダイゼーション（FISH）法または reverse transcription-polymerase chain reaction（RT-PCR）法により BCR-ABL 融合遺伝子の存在を証明することによってなされるが，検査結果が得られるまで FISH 法は数日，PCR 法でも数時間かかり，1時間程度で判定可能な NAP 法は迅速性と検査費用の点で優れている．

　c）エステラーゼ二重染色

Fast garnet GBC を基質とし顆粒が茶褐色に染まる非特異的エステラーゼ（α-naphtyl butyrate esterase）と，fast blue RR salt を基質とし青く染まる特異的エステラーゼ（napthol AS-D chloroacetate esterase）とがあり，前者は単球系細胞で，後者は顆粒球系細胞で陽性となるので，両者の鑑別に有用である［図 2-10］．正常あるいは白血病，骨髄増殖性腫瘍，骨髄異形成症候群では，しばしば両方の顆粒が陽性となる細胞が観察されるが，これらは顆粒球系および単球系細胞に共通の前駆細胞（granulocyte-monocyte progenitor cell）からそれぞれ顆粒球系あるいは単球系に分かれる分化段階にある細胞である．

　d）PAS（periodic acid Schiff）染色

多糖類を染める染色法で陽性細胞の細胞質はピンク〜薄い赤に染まり，正常細胞では巨

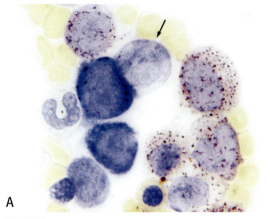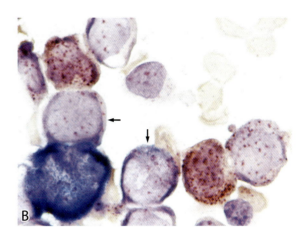

図 2-10　エステラーゼ二重染色：急性単球性白血病
顆粒球系細胞の細胞質は青，単球系細胞は茶褐色に染まっている．一部に両方の陽性顆粒が存在する細胞（矢印）がある．

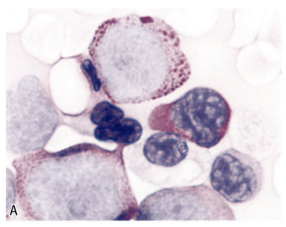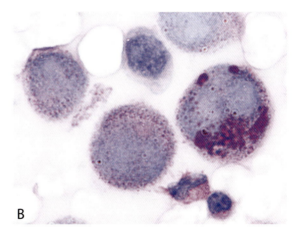

図 2-11　PAS 染色
A：骨髄異形成症候群．一部の赤芽球の細胞質が桃色に染まっており，顆粒状に染まるものとび漫性に染まるものがある．
B：急性赤（白）血病．右側の赤芽球の細胞質は粗大顆粒状に染まり，一部融合している．

核球および血小板，骨髄球，後骨髄球，好中球で陽性となるが，染まり方はび漫性に染まる細胞と顆粒状に染まる細胞がある［図 2-11］．臨床的には急性リンパ性白血病と赤白血病，骨髄異形成症候群の一部の赤芽球で陽性となり，腫瘍性クローン由来であることを示している．

e）鉄染色

鉄染色は貧血や赤血球増加症の鑑別診断にきわめて有用な所見を与え，背景の細胞質が薄いピンクに染まる中で，鉄顆粒が鮮やかな青～紺色にくっきり染まって見えるのでそのコントラストが美しい．赤血球で鉄顆粒が認められるものを鉄血球（siderocyte）といい，正常ではきわめて少なく（1％未満），鉄顆粒も微細で 1～3 個見られるに過ぎないが［図 2-12A］，骨髄異形成症候群（MDS）ではしばしば鉄血球の数，鉄顆粒の数と大き

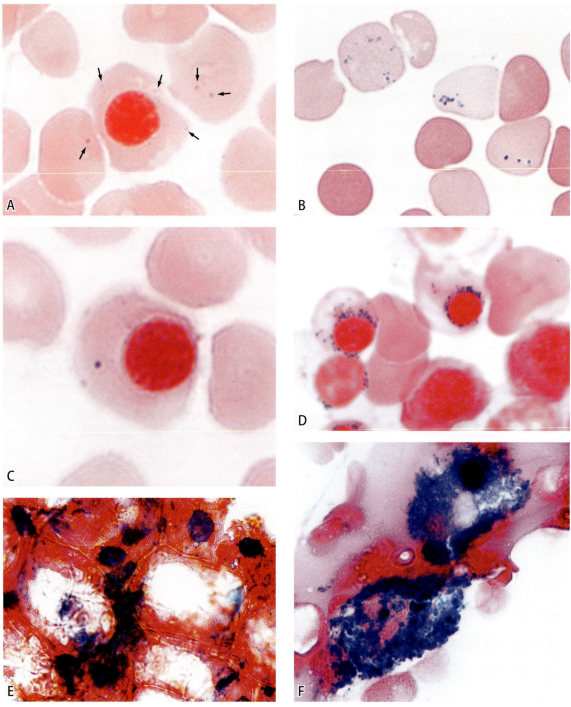

図 2-12 鉄染色
A：正常鉄血球および鉄芽球．血小板減少症．中央の赤芽球の細胞質に3個，その両脇の赤血球にそれぞれ1個，および2個の青い鉄顆粒（矢印）が見られる．
B：異常鉄血球．骨髄異形成症候群．3個の赤血球に多数の粗大鉄顆粒が見られる．
C：正常鉄芽球．血小板減少症．赤芽球の細胞質左寄りに2個の鉄顆粒がある．
D：環状鉄芽球．骨髄異形成症候群．3個の赤芽球の核を取り囲むように多数の鉄顆粒が存在する．
E：マクロファージ．鉄染色．骨髄異形成症候群．さまざまな形状のマクロファージの細胞質が紺色の鉄顆粒で充満している．
F：マクロファージ．鉄染色．骨髄異形成症候群．2個のマクロファージの細胞質が鉄顆粒で充満し，その隙間から核がわずかにのぞいている．

さが増加する［図2-12B］.

　赤芽球の細胞質内に鉄顆粒が存在するものを鉄芽球（sideroblast）といい，正常では20〜30％の赤芽球に微細な顆粒が1〜3個程度散在して存在する［図2-12C］．しかしMDSではしばしば鉄芽球が増加し，鉄顆粒も粗大となりその数も増加する．鉄顆粒が核を取り囲むように存在する環状鉄芽球（ring sideroblast）［図2-12D］は鉄芽球性貧血の特徴的所見である．

　鉄はマクロファージの細胞質内に貯蔵鉄として蓄えられているが，正常骨髄では鉄顆粒が認められるマクロファージは少なく，あっても小顆粒状の鉄顆粒を少数認めるにすぎない．しかし慢性疾患に伴う貧血（anemia of chronic disease），MDS，ヘモクロマトーシスでは多数のマクロファージの細胞質内に粗大顆粒状あるいはび漫性に濃く鉄が染色される［図2-12E, F］．良性疾患についてみると鉄欠乏性貧血では鉄芽球は認められず，マクロファージにも鉄顆粒は認められない．これに対し慢性疾患に伴う貧血では鉄芽球は減少するが，マクロファージの貯蔵鉄は強陽性である点が対照的で，鑑別の決め手になる．

3 標本の観察

1 顕微鏡の取り扱い ［図 3-1］

　1枚のスライド標本から最大限の情報を得るためには，標本の観察の前に顕微鏡を最適条件に調節する必要がある．悪い条件ではいくらすばらしい標本でも十分な観察ができない．特別な施設を除き，一般的には多くの人間が1つの顕微鏡を共用することが多いため，しばしば対物レンズが汚れていたり，光軸がぶれて視野全体の明るさにムラが出ていたりする．また十分な解像力を得るためにはコンデンサのしぼりやステージの高さを調節しなければならない［図 3-2］．

　最大の解像力を得るためには100倍の油浸レンズを用いる必要があるが，標本に添加する油浸オイルは必要最小限にする．時々どっぷりつけて観察する人がいるが，彼らは無頓着でたいてい後始末も悪いので，その後に使う人はステージなど顕微鏡の至るところが

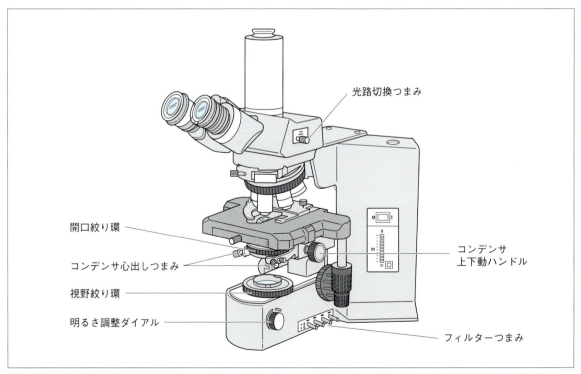

図 3-1　顕微鏡の初期設定部位（田中隆明．明視野観察．In：稲澤譲治，他監修．顕微鏡フル活用術イラストレイテッド．東京：学研メディカル秀潤社；2000．p.22 より許諾を得て転載）

① レボルバを回して，10× の対物レンズをセットする．

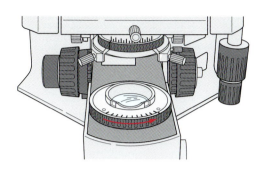

② 視野絞り環を閉じる方向（○→◎）に限界まで回して，視野を最小に絞る（下図 A）．

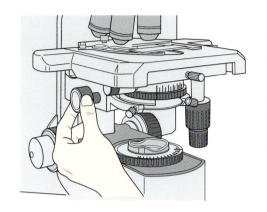

③ 接眼レンズを覗きながらコンデンサ上下動ハンドルを回し，コンデンサを徐々に下げて視野絞り像がはっきりと見えるようにする（下図 B）．

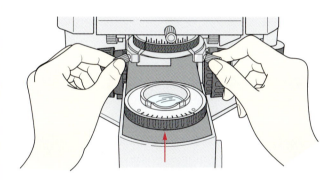

④ 接眼レンズを覗きながら 2 本のコンデンサ心出しつまみを回し，視野絞り像を視野の中心に移動させる（下図 C）．

⑤ 接眼レンズを覗きながら視野絞り環（矢印）を開く方向（◎→○）に回し，視野絞り像の縁が視野内に見えなくなるギリギリの大きさにする（下図 D, E）．

視野絞り調整の流れ

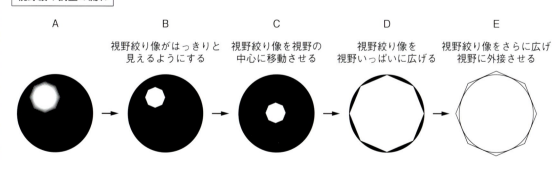

A	B	C	D	E
	視野絞り像がはっきりと見えるようにする	視野絞り像を視野の中心に移動させる	視野絞り像を視野いっぱいに広げる	視野絞り像をさらに広げ視野に外接させる

図 3-2　最良のコントラストと分解能で観察するための方法（田中隆明．明視野観察．In：稲澤譲治，他監修．顕微鏡フル活用術イラストレイテッド．東京：学研メディカル秀潤社；2000．p.23, 24 より許諾を得て転載）
顕微鏡の分解能を最大限に引き出すためには，コントラストを最良の状態に調整しなければならない．

油でべたべたとなっており，きれいにするのが大変である．油は 1 滴で十分であり，必要があればその都度補うようにする．また観察した後はレンズペーパーまたはキムワイプで対物レンズをそっとぬぐってオイルを落としておく．オイルを落とさないで長時間そのままにしておくとレンズにこびりつき，固まって容易には汚れが落ちなくなる．

　強拡大で観察する際に，100 倍の対物レンズとして油浸レンズの他にオイルをつけずにそのまま用いるドライレンズがあるが，解像力は油浸レンズのほうがはるかに優れている．ドライレンズはエステラーゼ染色標本の観察に有用であるが，筆者はエステラーゼ染色でも弱拡大，次いで 40 〜 100 倍のドライレンズでさっと観察してだいたいの傾向をつかんだ後，陽性顆粒の大きさと数，陽性率をより正確にカウントするために 100 倍の対物油浸レンズを用いている．ただし観察後にオイルを落とすために有機溶媒（キシレン）に浸けてはいけない．なぜならばエステラーゼ陽性顆粒が脱色して見えなくなるからである．筆者はオイルをつける箇所を最小限にし，観察後は標本を横に立ててオイルをつけたところを下にして置いておくとオイルがスライドガラスの下に集まるので，それをそっとキムワイプで取り除くようにしている．

2 観察に適した部分

　塗抹標本のどこを観察すべきか？　通常の塗抹標本では引き終わりに近い部分で細胞がよく伸びている部分がよいとされているが，これは誤りである．なぜかというと標本作製時には引き終わりに近ければ近いほど，細胞には物理的に引き延ばす力が加わっているため，過伸展され本来の姿になっておらず，一部の細胞は破壊されてしまうからである ［図 3-3B, 3-4B］．この場合赤血球の形態が参考になり，正円の部分がよく，楕円状に引き延ばされている部分は観察に適さない．筆者はまず引き始めの部分を観察する．なぜならこの部分は不必要な力が細胞に加わっていないため，細胞本来の姿が観察できるからである ［図 3-3A, 3-4A］．ただし欠点はあり，まもなく標本が厚くなるため細胞が密集して観察に適した部分が少ないこと，迅速に乾燥しなければ細胞が縮まって全体的に濃く染色されること，また機械で自動染色した場合には染色液の一部がごみのようにこびりつくことである．しかしこれらは工夫次第で簡単に解決できる問題である．特に慢性リンパ性白血病（chronic lymphocytic leukemia; CLL）では腫瘍細胞が物理的な力に弱いために，引き終わりに近ければ近いほど細胞膜が破壊され裸核（核影，ghost）となった細胞が多く，観察が難しい ［図 3-3B］．しかし引き始めの部分では，細胞の破壊がなく本来の姿が観察できるためきわめて有用である ［図 3-3A］．1 個 1 個の細胞を観察するには，よくできた押しつぶし標本では全く問題はないが，一般的には押しつぶし標本より通常の塗抹標本のほうが優れていて，理想的な細胞の観察，写真撮影には，時間はかかるが適している．

020 ｜ 第 1 章　総論

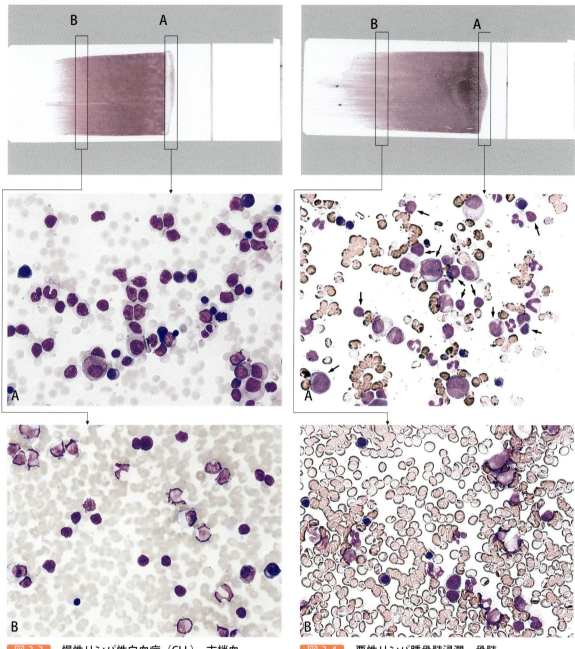

図 3-3　慢性リンパ性白血病（CLL），末梢血
A：引き始め部分．腫瘍細胞が破壊されておらずのびのびしている．
B：引き終わりに近い部分．核影が多く，残った腫瘍細胞は赤血球に圧迫されて変形し，染色性も変化しているため観察に適さない．

図 3-4　悪性リンパ腫骨髄浸潤，骨髄
A：引き始め部分．腫瘍細胞がのびのびしていて染色性もよく，リンパ腫細胞（矢印）が容易に同定できる．
B：引き終わりに近い部分．赤血球に圧迫され細胞がのびのびとした部分が少なく，腫瘍細胞を同定するうえできわめて効率が悪い．

3 血液・造血細胞を観察するにあたってのポイント—全体と個

　標本の観察に際しては，まず弱拡大（10 倍の対物レンズ）で標本全体を眺め，細胞の大きさ，形，種類についてざっと観察して，一様であるか，多様性が見られるかを把握する．末梢血であれば赤血球の形態が一様であるか，白血球の数は多いか少ないか，また単核の細胞や大型の細胞に注意し，特に芽球が出現していないか，血小板の凝集塊が存在しないか全体を見る．骨髄塗抹標本では，まず押しつぶし標本中央に密集して存在する 1 〜 2 mm の骨髄小組織片（パーティクル）［図 2-2］を観察して全体の細胞密度と巨核球数（密度）を判定する．同時に造血細胞とは明らかに異なってひときわ目立つ細胞群，すなわち大型で異様な形態を示し集塊をなすがん細胞がないか確認する．

　全体の細胞密度は正常人でも年齢，性と採取する場所により異なり，脂肪部分（脂肪髄）は年齢とともに増加し，腸骨は胸骨よりも脂肪成分に富む．造血細胞と脂肪の占める割合が 1 対 1 の場合を正形成骨髄（normocellular marrow）［図 3-5］，造血細胞が多ければ過形成骨髄（hypercellular marrow）［図 3-6］，脂肪が多ければ低形成骨髄（hypocellular marrow）［図 3-7］と判定される．しかし個々のパーティクルによってこの割合は異なるので，できるだけ多くのパーティクルを観察して判定しなければならない．通常の塗抹標本のパーティクルは引き終わり部分に集まり［図 2-1］，急性白血病など細胞増殖の著しい標本を除き，押しつぶし標本よりも低形成を示すことが多い．

　骨髄巨核球は，押しつぶし標本ではそれぞれのパーティクルの中央あるいはその近くに数多く存在しているのに対し，通常の塗抹標本では引き終わり近くに見られ，観察できる数も限られる．したがって特発性血小板減少性紫斑病（immune/idiopathic thrombocytopenic purpura; ITP），本態性血小板血症（essential thrombocythemia; ET）など巨核球数とその形態が診断の決め手になるような疾患では，押しつぶし標本での観察が不可欠である．

　細胞密度，巨核球，線維化の観察が終わったら，次に細胞の大きさ，形態が多様性に富んでいるか確認する．全体に似たような細胞が多くを占めている場合は，急性白血病や多発性骨髄腫などの腫瘍性疾患が疑われる．また周囲の造血細胞とは明らかに異なる異様な形態を示し，集塊をなす細胞集団があればがん細胞の骨髄転移が疑われる．がん細胞は一般に大型で濃く染まる．悪性リンパ腫の骨髄浸潤ではリンパ腫細胞が集塊を形成することは比較的少なく，あっても小さな細胞塊で，ばらばらに存在するほうが多い．

　次いで対物レンズを変えて拡大率を上げて 40 倍，あるいは 100 倍として，細胞を 1 個 1 個細かく観察する．観察のポイントは，細胞全体の大きさと形，核の形，クロマチン構造，核小体の有無と形，個数，細胞質の背景の色，顆粒の色，大きさと数，空胞，核周辺の明暈の有無，細胞表面の性状である．

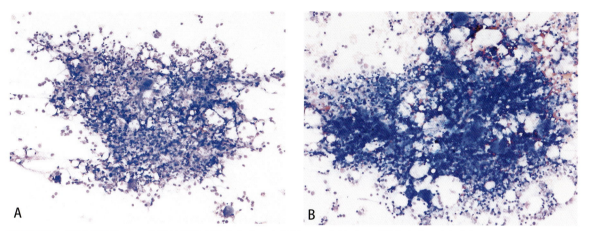

図 3-5　正形成骨髄（A：急性前骨髄球性白血病，寛解期，B：急性リンパ性白血病，寛解期）
造血細胞と白く抜けた脂肪細胞がほぼ同等の面積を占めている．大型の細胞は巨核球．

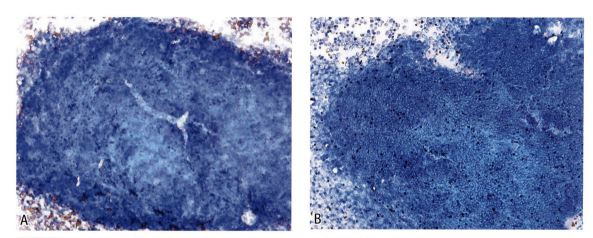

図 3-6　過形成骨髄（A：急性骨髄性白血病，初診時，B：多発性骨髄腫，初診時）
いずれの骨髄もぎっしりと細胞が詰まっており，脂肪細胞はほとんど見られない．Aでは細胞密度がはなはだしく高く標本がぶ厚いため，中央部分に大きな亀裂が生じている．

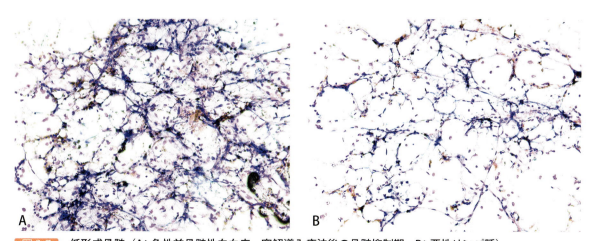

図 3-7　低形成骨髄（A：急性前骨髄性白血病，寛解導入療法後の骨髄抑制期，B：悪性リンパ腫）
造血細胞はほとんど見られず，白く抜けた脂肪細胞とその間を錯綜する毛細血管で構成されている．

4 位相差顕微鏡による観察

　我々は May/Wright-Giemsa 染色された標本，すなわち固定によって死んだ細胞を日常的に長期間見てきたため，何となく細胞は常に一定の形態を示すと思い込んでいるがとんでもない誤りで，全ての細胞の形態（全体の形，核，細胞質，細胞表面）は生きている限り常に変化している．核のない赤血球，血小板も例外ではない．ただし動きと変化のスピードは細胞により，また細胞の構造物により著しく異なっている．生きている細胞を体外で流れのない状態で観察する位相差顕微鏡（phase contrast microscopy）では，細胞全体の動き，変化のスピードが最も速い細胞は血小板であり，次いで好中球，単球，リンパ球，その他のさまざまな有核細胞，赤血球の順になる．細胞の構造物でみると，ミトコンドリアと顆粒が最も速く動き，次いで細胞表面，核の順になる．

　現在，位相差顕微鏡で血液細胞を観察している施設はきわめて少ないであろう．しかし位相差顕微鏡には，生きた細胞を直接観察できるため生体内の状態に最も近い形態が観察できるという何物にも代えがたい利点がある．位相差顕微鏡で得られる画像は動画であり，注目する細胞の 3 次元的変化の継時的観察が可能であって，顕微鏡映画も撮影できる．何といっても最大の特色は細胞の動きが容易に観察できることである．生きている細胞は全て動いており，血小板が最も活発で，素早く短い距離をチンダル現象のように動き，細胞質の突起も常に変化し一時もじっとしていない 動画01 動画02 動画03 動画04 ．次いで好中球，単球，リンパ球の順によく動くが，動きにはそれぞれ特徴がある．好中球はまるでアメーバのようで，細胞全体の形，すなわち細胞質，核，顆粒の全てが絶えず動き，変化しており，移動のスピードが速く，距離も長く，また力強く近くにある赤血球を押しのけてまで進んでいく 動画05 動画06 動画07 動画08 ．それに比べて単球は細胞全体，核，顆粒，空胞がゆったりと動く 動画09 動画10 ．リンパ球の動きは最も緩慢で，核，細胞質の突起がゆるやかに変化するが，移動する距離は好中球，単球に比べて少ない 動画11 動画12 ．

　また位相差顕微鏡では細胞が生きているため，顆粒の多い細胞は別として，光学顕微鏡や電子顕微鏡よりも細胞内小器官がより多く観察される特徴がある．小胞体，ゴルジ装置は小さすぎて見えないが，顆粒の他に目立つのはミトコンドリアであって，絶え間なく活発に動いているため，細胞によっては細胞質全体がやや暗く見える ［図 3-8］．核の形状やクロマチン構造も 3 次元的な観察ができるため，平面的な光学顕微鏡，電子顕微鏡とは全く異なっていて圧倒的に情報量が多い．核は 1 つとして正球を示す細胞はなく，ピントを変えてみると一見正球に見えても，実際には 3 次元的に複雑なくびれ，切れ込みがあって複雑な形状を示すものが多く，全体の形状も突出したりへこんだり常に変化している．また光学顕微鏡や電子顕微鏡では核小体は一部の細胞でしか観察されないが，位相差顕微鏡では未分化な細胞はおろか，成熟した細胞である好中球，リンパ球でさえ見られ，しかもその形状も刻々と変化することに驚かされる．したがって核小体の存在は未分

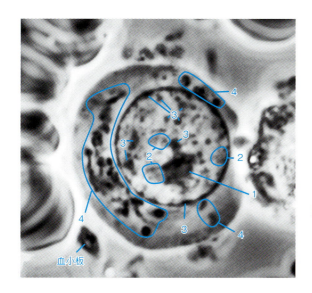

図 3-8 ミトコンドリア（位相差顕微鏡写真）
塩基好性赤芽球．細胞質の左側を中心に粒状あるいは細長いミトコンドリア（4）が多数見られる．
1: 核小体，2: ユークロマチン，3: ヘテロクロマチン，4: ミトコンドリア

　化な細胞に特徴的な所見ではなく，分化に関係なく活性化した細胞の特徴であって，これまでの誤った固定観念を変える必要がある．また光学顕微鏡，電子顕微鏡と異なり，多くの細胞の細胞表面は平滑ではなく，さまざまな形状の突起が観察され，しかも常に変化している．また骨髄巨核球ではさかんに血小板を産生，放出している様子が観察できる．このように位相差顕微鏡で生きた細胞を直接観察してみると，光学顕微鏡，電子顕微鏡で我々が観察してきた細胞は我々が意図的に固定した「死細胞」であるから当然死後変化のバイアスがかかっており，その死んだ細胞に苦労してさまざまな染色を施し，いわば「死化粧」を施した細胞を見てああだこうだと論じているに過ぎないことを思い知らされる．

　位相差顕微鏡では未熟な細胞の核クロマチン（染色質：DNAとヒストンで代表されるDNA結合タンパクの複合体）は大きな凝集塊を形成せず，もやもやとした小粒子が核全体に散在しており，電子顕微鏡でいう「euchromatin（ユークロマチン）」に似ている［図 3-9］．細胞質は細胞小器官に乏しい点が特徴的であり，しばしば黒っぽい小粒状または小円筒状の構造物が活発に動いているのが観察されるが，これはミトコンドリアである．細胞が成熟するにつれて核には大きなくびれ，切れ込みや分葉傾向が見られるようになり，クロマチンは核膜直下あるいは核内部に大きな結節を作るようになる（電子顕微鏡の「heterochromatin（ヘテロクロマチン）」に相当）［図 3-10］．また細胞質には顆粒が出現し，細胞表面にも変化が現れさまざまな突起が出現する．

　標本採取直後の細胞は丸く光沢を放ち全体が細顆粒状に見える細胞が多く［図 3-11A］，核も細胞質もよく見えないが，30分程度待つと細胞の構造が次第に明らかになってきてよく観察できるようになる［図 3-11B］．細胞が弱って死に近づけば近づくほど，細胞全体が大きくなり，内部構造も電子顕微鏡写真のようにくっきり鮮やかに観察できて細胞全体が明るく見えるようになり，まず細胞全体の動きが止まった後，細胞内小器官もついには動かなくなる．その原因は温度，酸素分圧，pHの低下などにより，細胞膜の integrity

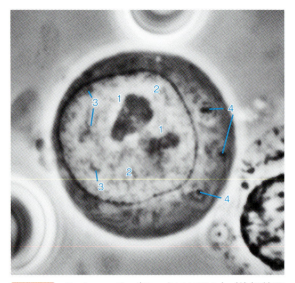

図 3-9　Euchromatin（ユークロマチン）（位相差顕微鏡写真）（骨髄芽球）
核には大きな核小体（1）が 2 個ある．核全体に灰色の粒状，あるいはこれらが融合した不整形のユークロマチン（2）が散在している．ごく少数のヘテロクロマチン（3）があるが，未発達で小さい．細胞質には少数のミトコンドリア（4）が認められる．

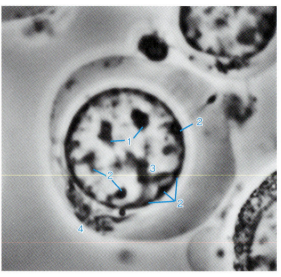

図 3-10　Heterochromatin（ヘテロクロマチン）（位相差顕微鏡写真）（塩基好性赤芽球）
核の上部に大きな核小体（1）が 2 個あり，核膜周囲と核全体にさまざまな大きさ，形の結節（ヘテロクロマチン）（2）が散在し，一部融合している．ヘテロクロマチンが発達して大きくなる，あるいは融合すると，核小体との鑑別が難しくなる（3）．細胞質の左下にはミトコンドリアが多数集簇している（4）．

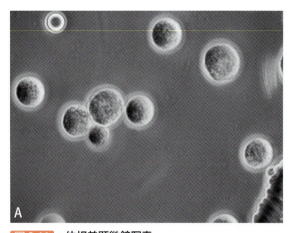

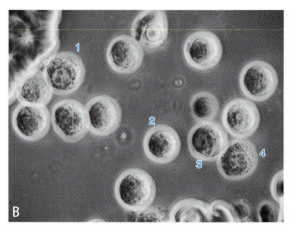

図 3-11　位相差顕微鏡写真
A：標本作製直後の細胞は円形で全体が細顆粒状に見え光り輝いていて，内部構造がよく見えない．赤血球（右下）は標本作成直後から連銭形成（rouleaux formation）像を示す（写真右下）．
B：時間経過とともに少しずつ内部構造が見えてくる．1〜4 の細胞は核と核小体が明瞭であり，1, 3, 4 ではさらに細胞内の顆粒，ミトコンドリアが観察される．

が障害され細胞内に水が流入することにあると考えられる．位相差顕微鏡では電子顕微鏡よりもミトコンドリアがよく観察され，細長い形態がよくわかり，顆粒の形態も鮮明に見える．しかし小胞体（ER）やゴルジ装置は小さすぎてよく見えず，何となくもやもやしているだけである．

血小板はきわめてデリケートな細胞で，採血から標本作製に至るまでに多くの刺激を受けて既に活性化しており，採血直後でも細胞表面は平滑ではなく短い突起のある細胞が多く，既に顆粒を放出して明るく見える細胞さえ存在する．そのまま観察していると，突起は長くなり，また縮んだり伸びたり，別の場所から新たな突起が生じるなど刻々と変化している様子がよくわかる．また一部の細胞はスライドガラスに接着して動かなくなるが，突起の形状は常に変化している 動画03 動画04 ．あるいは近くに存在する血小板どうしが突起を伸ばしあって結合し，小凝集塊を形成する過程も観察される（[図7-35C, D] 参照）．血小板の突起は時間経過とともに長くなり，採血後8〜10時間もたてば細胞本体の数倍にも達する長さの直線的な突起を形成するようになるが，これは人工的変化と考えられる．血小板のみならず全ての細胞は採血，標本作製後，長時間経過すると死細胞が増え細胞内小器官が破壊されて二次的な変化が生じ，細胞内外にゴミがたまったように汚らしく見にくくなるので，なるべく2〜3時間以内に観察を終えるようにする．

4 光学顕微鏡による細胞観察の基本

1 全体の形の観察

血液・造血細胞の外形は円形または楕円形のものが多いが，細胞表面に不規則な突起をもつものがあり，特にマクロファージではアメーバ状の不整形をとる．

2 核（nucleus）の観察

未熟な細胞の核は円形であり，分化するにつれて円形がくずれ，楕円形となったり，くびれ（undulated, convoluted），切れ込み（cleaved, indented），分葉（lobulated）や多核（polynucleated）など多彩な変化を示すようになる［図 4-1］．

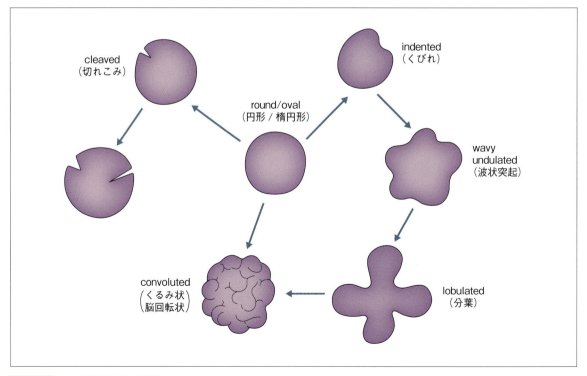

図 4-1　さまざまな核の形態

1. クロマチン（chromatin，染色質）

　クロマチン（染色質）とはWright-GiemsaあるいはMay-Giemsa法などで染色した場合に，DNAとそれに結合しているヒストンで代表される核タンパクの複合体がなす青紫に染まる構造物であり，細胞によってそれぞれ特徴がある．基本構造はさまざまな大きさの結節の集合体で，結節の形態と密度および分布様式によって決定され，さらにそれらが融合して全体として網目状の構造物を形成する．一般に未熟な細胞の核は繊細（fine, open）であり，成熟するにつれて濃縮（condensed, closed）あるいは凝集（aggregated, clumped）する．繊細（fine）とは結節が小さく分布もまばらで網目も粗い状態を表し，lacy（レース状）とも表現され，核全体が明るく見える［図4-2］．

　成熟した細胞のクロマチンの特徴である濃縮とは，クロマチンの結節分布が密で核全体が濃く染まる状態，凝集とは結節がより大きくなる状態を表すが，特にごつごつと荒い印象を与える形態は「粗剛」と表現され，成熟好中球［図4-3A］，形質細胞［図4-3B］，成熟赤芽球（正染性赤芽球とそれに近い多染性赤芽球）［図4-3C］で特徴的に見られる．それに対しリンパ球では結節が目立たず，多少のむらはあるが絵の具で塗ったようなべたっとした印象が特徴的であり［図4-3D］，未分化なリンパ芽球でもこの特徴は残っている．成熟した細胞では単球のクロマチン構造が最も繊細で，結節が小さく網目構造も疎なために核全体が比較的明るく見える［図4-3E］．

　位相差顕微鏡で見ると，未熟な細胞のクロマチンは大きな凝集塊を形成せず，もやもやとした薄い灰色の小凝集塊（euchromatin）がわずかに見られる点が特徴的で［図4-3F］，

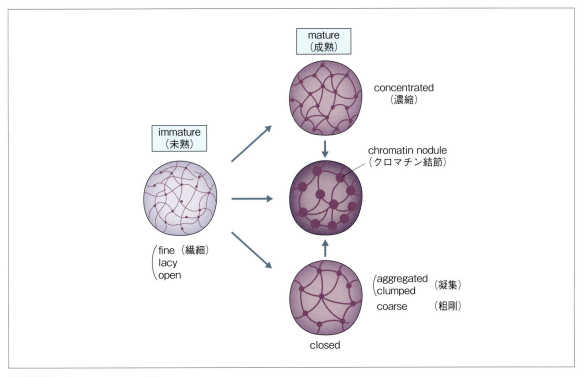

図4-2　核クロマチンの構造

成熟するにつれ核膜直下や核小体周辺にクロマチンが凝集して黒みが強くなり，その数と大きさも増すようになる（heterochromatin）．またよく見ると，ごく幼若な細胞を除いて，核には光学顕微鏡では見られなかった不規則で複雑なくびれや切れ込みが多かれ少なかれ観察される．

　骨髄細胞では造血幹細胞（hematopoietic stem cell; HSC）から一定の方向へ分化が決定された各系統の前駆細胞（progenitor），すなわち芽球（blast）が最も繊細なクロマチン構造を呈する．芽球はその形態学的特徴から前赤芽球（proerythroblast）［図 4-4A］，巨核芽球（megakaryoblast）［図 4-4B］，骨髄芽球（myeloblast）［図 4-4C］，単芽球（mono-blast）［図 4-4D］，リンパ芽球（lymphoblast）［図 4-4E］に分けられるが，単芽球のクロマチン構造が最も繊細であり，次いで骨髄芽球，巨核芽球，前赤芽球，リンパ芽球の順にクロマチンが凝集あるいは濃縮される．リンパ芽球のクロマチンは成熟リンパ球と同様べたっとした感じが残っているが，成熟リンパ球よりもやや繊細である．

2. 核小体（nucleolus）

　「核小体」とは核の中で周囲の構造物から明瞭に区別される円形あるいは楕円形の構造物を意味し，白く抜けて見えるものから青紫〜赤紫に染まるものまでさまざまな色調を呈する．生化学的にいえば核小体には ribosomal RNA とタンパクが存在している．核小体の存在は活性化した細胞の特徴であり，主として芽球など未熟な細胞で見られるが，成熟した細胞でも刺激により活性化すると出現する．骨髄芽球（myeloblast）［図 4-4C］や前骨髄球（promyelocyte）［図 4-4F］の核小体は比較的大きく円形または楕円形で，しばしば複数見られる．前赤芽球［図 4-4A，図 5-6A,B］の核小体は，核小体の辺縁部分が赤紫に濃く染まって縁取られている点が特徴的で，複数見られるが，一部が融合して不整形をなすものもある．巨核球では成熟した細胞でもピントを変えてよく観察すると小型の核小体が多数見られるが，周囲とのコントラストがきわだっていて濃い青紫に染まっている［図 4-4G］．成熟した細胞ではリンパ球や単球で核小体が見られる．比較的大きな核小体が核の中央部に 1 個明瞭に見られるリンパ球を前リンパ球（prolymphocyte）といい，核小体は抜けて明るく見える［図 4-4H］．単球［図 4-4I］の核小体は比較的小さく，しばしば複数見られ白く抜けて見える．核小体の辺縁部分にはヘテロクロマチンが存在し，位相差顕微鏡で観察すると，核小体は光学顕微鏡よりも際立っていて，未熟な細胞（芽球）［図 4-3F，4-5A］のみならず，分節核好中球［図 4-5B］，単球［図 4-5C］，リンパ球［図 4-5D］など成熟した細胞を含めほとんど全ての細胞で観察される．したがって光学顕微鏡の観察を通じて我々は漠然と「核小体のある細胞は未熟である」と考えるのは誤りであって，むしろ活性化された細胞の特徴の 1 つとして認識すべきものである．

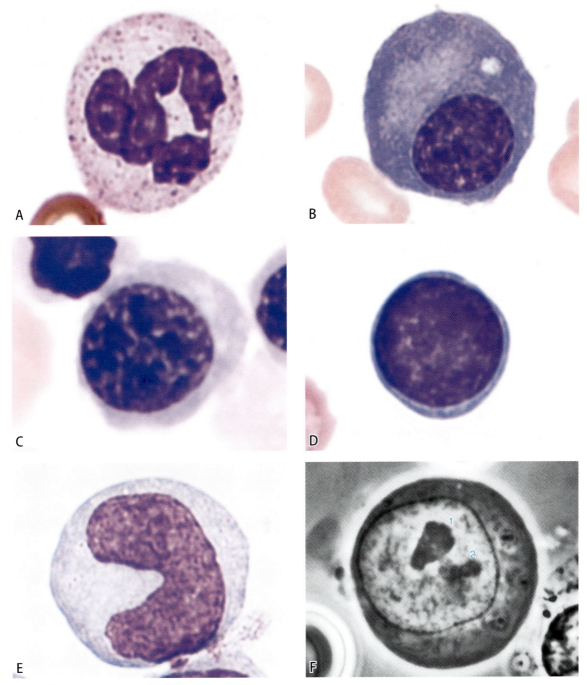

図 4-3 核クロマチンの基本構造

A：好中球．凝集し大きな結節を形成している．
B：形質細胞．凝集し粗大な結節を形成しているが，大きさはさまざまで核周（膜直下）を車軸様に縁取っている．
C：正染性赤芽球．小さな結節が凝集して大きな結節を形成している．
D：リンパ球．結節は目立たず，多少の濃淡はあるが比較的一様である．
E：単球．結節が小さく，密度も低いため核全体が明るく見える．
F：骨髄芽球のクロマチン（位相差顕微鏡），Ph 陽性急性リンパ性白血病，寛解期．ほぼ楕円形の核で中央上部に楕円形の黒い核小体（1），その下にひょうたん型で黒みがやや薄い核小体（2）が見られる．それ以外の部分は全体に白っぽく薄い灰色でもやもやとしたユークロマチンと，少数の黒みの強い小結節状のヘテロクロマチンが核膜直下とその周辺に散在している．

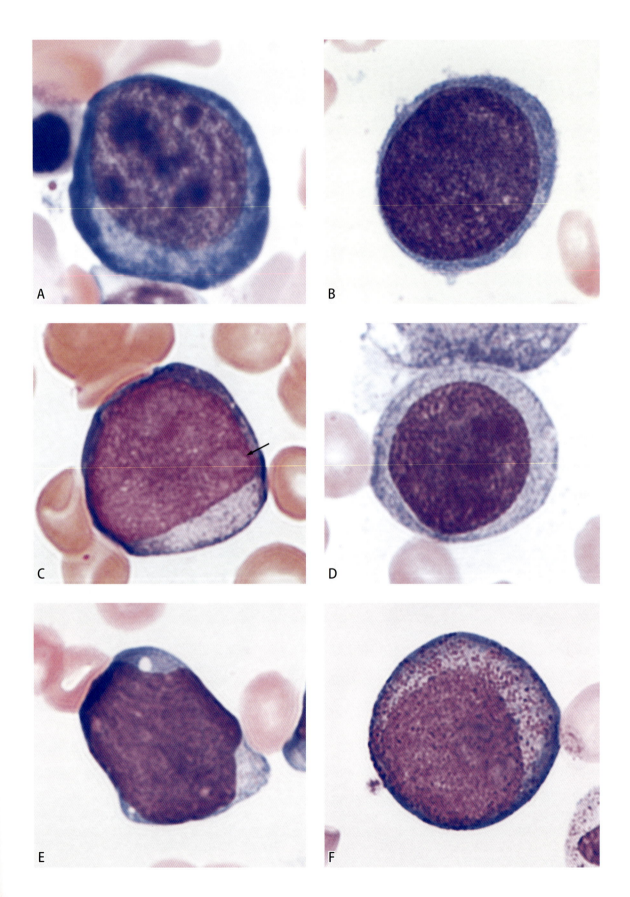

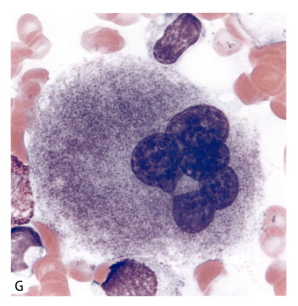
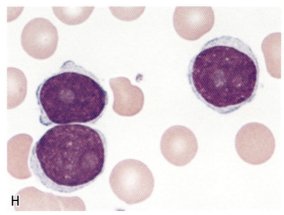

図 4-4　核クロマチンと核小体

A：前赤芽球（溶血性貧血）．細胞全体の形はいびつな楕円形，核はほぼ楕円形でクロマチン結節が小さくまばらなため，全体的に明るく見える．核小体は不整形で複雑な模様を作っており，中央部分は青みが強い．前赤芽球の特徴のひとつは細胞質にあり，独特な深い青み（群青色）を呈し，核周部分が明るく小水泡も多数存在する．

B：巨核芽球（骨髄異形成症候群）．比較的大型の細胞で非常にシンプルな形態をしている．核クロマチンは小さいが一部融合してやや粗大になっている部分がある．細胞質は狭く全体的に明るい水色で，核周辺部に一部白っぽく見える部分があり，細胞表面には細かな不整形の突起が見られる点が特徴的である．

C：骨髄芽球（特発性血小板減少性紫斑病）．核はいびつな楕円形で大きく，やや不整な楕円形の大きな核小体（矢印）が印象的である．細胞質は明るい青紫で右下に小水泡が集簇して明るくなっている．

D：単芽球（急性単芽球性白血病）．核はややいびつな円形で，核小体は小さく一部が融合して不整形となり，濃い赤紫色で縁取られている．細胞質は単球の特徴がよく出ており，明るく灰色がかった青で，細かな水泡が多数散在している．

E：リンパ芽球（急性リンパ性白血病）．丸みのある長方形の細胞で，核はやや不整形であるが，これはリンパ芽球の特徴ではない．特徴は核クロマチン構造にあり，結節の境界が不鮮明で多少の濃淡はあるが比較的一様でべたっとした印象を与える．核小体は大小さまざまな大きさのものが多数見られる．細胞質は明るく，大小さまざまな空胞が存在し，右下には繊細なアズール顆粒が少数散在している．

F：前骨髄球（悪性リンパ腫症例の末梢血造血幹細胞採取液）．骨髄芽球から一段階分化したほぼ円形の細胞で，比較的大きな核小体が融合している．細胞質は周辺部に青みが強く中央部分が明るいが，多数の顆粒が見られる．顆粒の大きさと色調はさまざまであり，一番未熟な濃い紫の顆粒が大きく，少し小さめの青紫～赤紫のアズール顆粒が豊富で，さらに成熟好中球に特徴的な色あせた肌色の二次顆粒も少数見られる．

G：成熟巨核球（赤芽球癆）．骨髄で最大の細胞で核は不規則に分葉しているが連続性がある．中心部が青く紫色で縁取られた小さな核小体が多数見られる．

H：前リンパ球（マントル細胞リンパ腫）．大きく白く抜けた円形の核小体が特徴的で，前リンパ球性白血病では中央に1個存在する細胞が典型的である．

I：単球（急性骨髄性白血病）．細胞質は豊かで空胞と不規則な突起がある．核は不整形で明るく，比較的小型で明るく抜けた核小体が多数見られる．

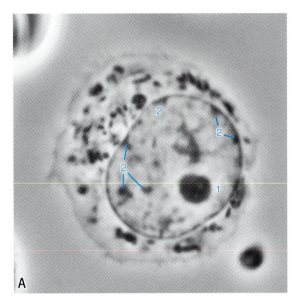
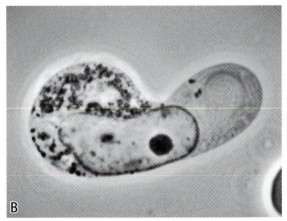
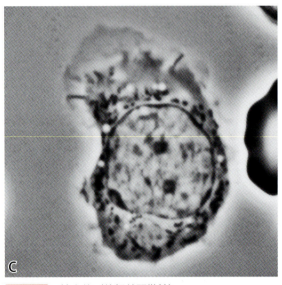
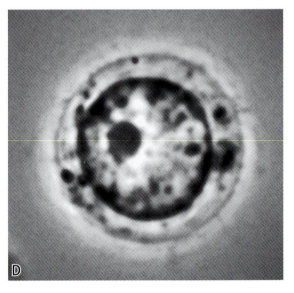

図 4-5　核小体（位相差顕微鏡）

A：骨髄芽球．大きく明るい核に明瞭な核小体（1）があり，ヘテロクロマチン（2）は比較的まばらで，大半はうすい灰色でもやもやしたユークロマチンが占めている．細胞質には粒状または細長いミトコンドリアが多数存在し，表面には毛ばだった不整形の突起が見られる．

B：好中球．右側に細胞質の突起が見られ，左半分に存在する顆粒と細長い核が右上方へ移動しようとしている．核の右側に見られる大きな円形の核小体が印象的である．光学顕微鏡では好中球の核に核小体は見られないが，位相差顕微鏡ではしばしば観察される．

C：単球．左上に細胞質がアメーバ状に大きくせり出している．核はほぼ円形で明るく見え，中央部に縦に 2 つ小型でほぼ円形の核小体が見られる．

D：リンパ球．中型のリンパ球で，核は円形で中央やや左寄りに大きな核小体が 1 個見られ，粗大なクロマチン結節（ヘテロクロマチン）が周辺部に向かって散在している．よく見ると細胞表面には短い毛状突起がある．

3 細胞質（cytoplasm）の観察

　細胞質は未熟な細胞ほど好塩基性，すなわち青みが強くあるいは深く，成熟するにつれて青みが薄れてくる．最も未熟な細胞，すなわち造血幹細胞と芽球では顆粒を欠くが，分化するにつれてさまざまな顆粒が出現し，その大きさ，色調，数は多彩である．顆粒はその色調からアズール顆粒（azurophilic granule），好酸性顆粒（eosinophilic granule），好塩基性顆粒（basophilic granule）と，いずれの色素にも染まらない好中性顆粒（neutrophilic granule）に分けられる．アズール顆粒とは塩基好性色素（メチレンブルー，アズール B）によって染色される青紫〜赤紫色に染まる顆粒を意味し，単球［図 4-6A］，リンパ球［図 4-6B］，前骨髄球［図 4-6C］，巨核球［図 4-6D］，血小板［図 4-6E］で見られる．

　成熟顆粒球は顆粒の種類により，好中球（neutrophil）［図 4-6F］，好酸球（eosinophil）［図 4-6G］，好塩基球（basophil）［図 4-6H］に分けられるが，それぞれ色あせた肌色，赤みがかった橙色，濃い青紫色を呈し，顆粒の大きさは好中球では小さく，好酸球，好塩基球ではより大きい．リンパ球でも顆粒が見られるが（granular lymphocyte，顆粒リンパ球），その大きさと数はまちまちである．特に大型のリンパ球で顆粒をもつものは大顆粒リンパ球（large granular lymphocytes; LGL）［図 4-6I］とよばれ，機能的には natural killer（NK）細胞，killer（cytotoxic）T 細胞が相当する．顆粒の他に細胞質に大小さまざまな大きさと数の空胞をもつ細胞がある．末梢血では単球［図 4-7A］，リンパ球［図 4-7B］，骨髄では骨髄芽球［図 4-7C］，前赤芽球［図 4-7D］，マクロファージ［図 4-7E, F］でしばしば観察される．

　位相差顕微鏡で見ると，未熟細胞の細胞質は細胞内小器官に乏しく，わずかに粒状，小円筒状の構造物が観察され活発にうごめいているが，これはミトコンドリアである［図 4-8A］．また成熟とともに顆粒が出現し，顆粒球では比較的小さく，黒っぽいごみのように見えるが，好酸球の顆粒は大きく，光り輝いて見える点が特徴的でひときわ目立つ［図 4-8B］．小胞体（ER）とゴルジ装置は見えない．

　血液・造血細胞の細胞表面は通常平滑であるが，単球［図 4-9A］，マクロファージ［図 4-9B〜D］では雲状〜アメーバ状の不整形，形質細胞［図 4-9E］では細長い毛状などさまざまな形の突起が見られる．白血病の一部ではその一部が不規則に突出することがあり（pseudopod，偽足），また手鏡状の突起をもつ細胞は特に手鏡細胞（hand mirror cell）［図 4-10A 〜 D］とよばれる．有毛細胞白血病（hairy cell leukemia）［図 4-11A, B］では細胞表面の一部分または全周にわたって見られる毛髪状の細長い突起が特徴的である．

　位相差顕微鏡で見ると，細胞表面が平滑な細胞はほとんどなく，よく見るとほぼ全ての細胞表面には毛状，針状，アメーバ状など不規則な突起が見られる．特に血小板では標本作製後時間の経過とともに突起が目立つようになる［図 4-11C］．

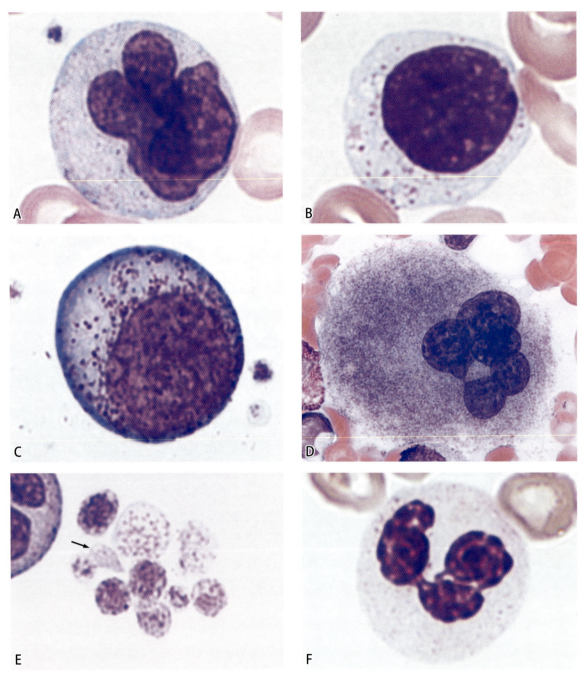

図 4-6 細胞質の顆粒

A：単球のアズール顆粒．細胞質には青みの強い少数の粗大な顆粒の他に，繊細な青紫〜赤紫のアズール顆粒が多数見られる．
B：大顆粒リンパ球（large granular lymphocyte; LGL）のアズール顆粒．細胞質に粗大な青紫〜赤紫の顆粒の他に，少し小さめでピンク〜肌色のアズール顆粒が見られる．
C：前骨髄球のアズール顆粒．細胞質は豊かで核周辺部が明るく，辺縁で青みが強い．粗大な紫色の未熟な顆粒の他に，青紫〜赤紫のアズール顆粒が多数存在する．
D：巨核球のアズール顆粒．広大な細胞質に微細な青紫〜赤紫の顆粒が充満している．
E：血小板のアズール顆粒．10個の血小板が凝集しており，細胞質にはやや大きめで青紫の顆粒の他に赤紫の顆粒が存在している．左側の涙滴状の血小板（矢印）は他と比べて顆粒が少ないが，顆粒放出後の細胞と思われる．
F：分節核好中球の顆粒．色あせた肌色の二次顆粒と紫がかって大きく見える一次顆粒が混在している．

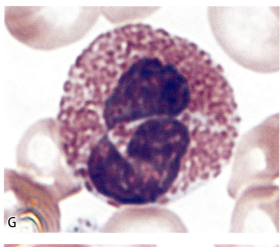
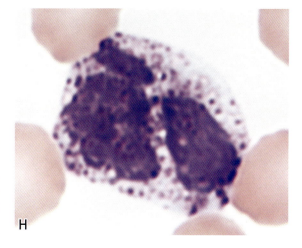
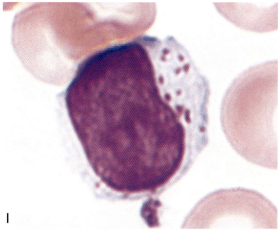

図 4-6　細胞質の顆粒（つづき）

G：好酸球の顆粒．細胞質全体に薄いオレンジ色（赤橙色）の粗大な顆粒が充満している．
H：好塩基球の顆粒．染色の過程で水溶性色素が脱色したため，白っぽく見える色あせた肌色の顆粒の他に，本来の濃紫色の大きな顆粒が散在している．
I：大顆粒リンパ球の顆粒．細胞質の右上を中心に赤紫〜青紫の粗大なアズール顆粒が見られる．

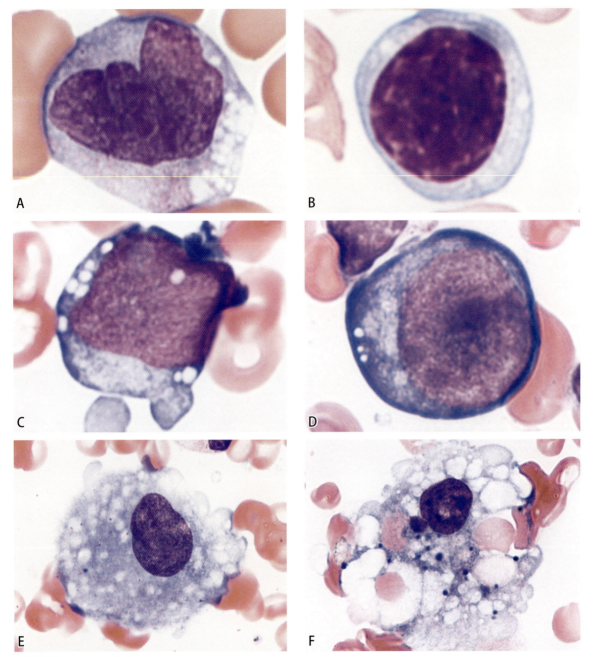

図 4-7 細胞質の空胞

A：単球．細胞質の右側に空胞が集簇し，その一部は融合している．
B：リンパ球．細胞質のほぼ全体に大小さまざまな大きさの空胞が見られる．
C：骨髄芽球（急性骨髄性白血病）．細胞質には大きな空胞の他に小さな空胞が存在し，その一部は融合していて明るく見える．
D：前赤芽球（溶血性貧血）．核の左側にごく小さな空胞が多数存在し，その一部は集簇して明量を形成している．
E：マクロファージ（急性リンパ性白血病）．細胞質全体にさまざまな大きさの空胞が散在している．
F：血球貪食マクロファージ（骨髄異形成症候群）．赤血球をさかんに貪食しているマクロファージで，細胞質は粗大な藍色の顆粒（貪食した細胞の分解産物と思われる）の他に，さまざまな大きさの空胞で充満している．

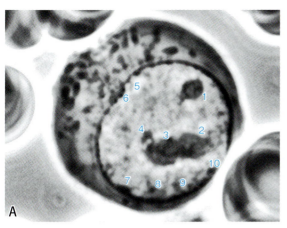
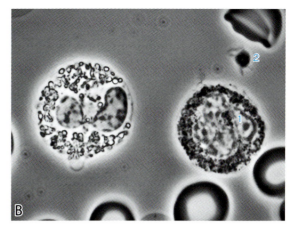

図 4-8　細胞内小器官と顆粒（位相差顕微鏡）

A：骨髄芽球の細胞質内小器官．細胞質の左上部分に多数の球状，小円筒状の黒っぽい構造物が活発にうごめいているか，これはミトコンドリアである．核小体が目立ち（1〜3），核は大きく明るく見えるが，これはユークロマチンが大半を占め，黒い粗大結節を形成するヘテロクロマチンが未発達で，核膜直下を中心にごく小さな結節が少数しか存在しないためである（4〜10）．

B：好酸球の顆粒．左の細胞が好酸球，右は好中球．小さく黒っぽく見える好中球の顆粒と比べて，好酸球の顆粒は大きく，光り輝いて見える．好酸球の核には粗大なヘテロクロマチンが散在しているが，核小体と言えるほどのものはない．いっぽう好中球には大きな核小体が少なくとも 1 個見られる（1）．右上の血小板は細胞表面から細長い突起を 4 本出しており，活性化していることがわかる（2）．

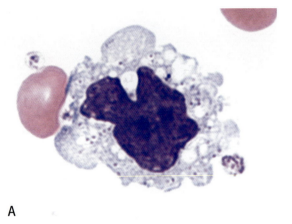
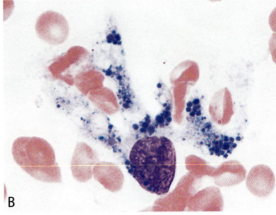
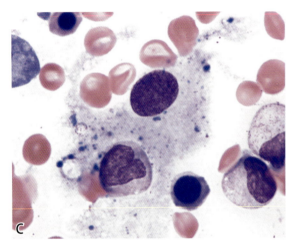
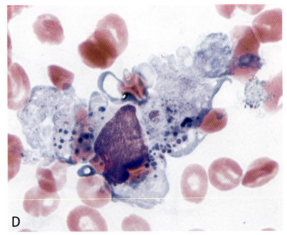

図 4-9　細胞質，細胞表面の形態

A：単球（急性リンパ性白血病）．やや青みがかった灰色の特徴的な細胞質にはアズール顆粒と空胞が存在し，表面にはさまざまな形の突起がある．左上と右下に接している細胞は血小板．

B：マクロファージ（急性単球性白血病）．赤血球を貪食しようと取り囲むように細胞質が伸びており，その中に藍色の顆粒と空胞が見える．

C：マクロファージ（急性単球性白血病）．桿状核好中球と赤血球を貪食しており，細胞質全体がアメーバ状に広がっている．

D：マクロファージ（骨髄異形成症候群）．赤血球を貪食しており，不整形の細胞質には貪食した赤血球と粗大な藍色の顆粒の他に，多数の空胞が認められる．

E：形質細胞（悪性リンパ腫）．核は偏在し，塩基好性の強い細胞質には大小さまざまな空胞の他に毛髪状の細長い突起が全周にわたって見られる．

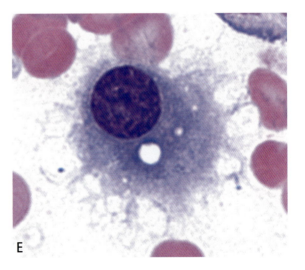

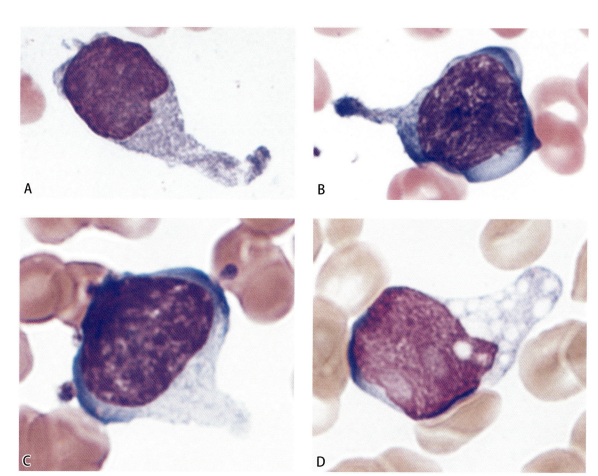

図 4-10　手鏡細胞（hand mirror cell）

A：急性骨髄性白血病寛解期．核の右側に切れ込みがあり，クロマチンは比較的繊細で核小体は楕円形の他に円形のものが複数存在する．細胞質には右下の方向に長く伸びる突起があって手鏡様であり，大小さまざまな水泡がある．未熟なマクロファージか芽球（白血病細胞）と思われる．
B：伝染性単核球症．異型リンパ球で核クロマチンが凝集しており，比較的成熟した細胞である．細胞質は塩基好性が強く濃い藍色を呈し，左に細長く伸びた突起があり，小さな水泡が充満している．
C：伝染性単核球症．大型で成熟した異型リンパ球で，右下に向かって短い突起が出ており，Bと同様に小水泡が充満して明るく見える．
D：急性骨髄性白血病寛解期．核はいびつな楕円形で不規則なくびれや突起があり，クロマチンはきわめて繊細，異常に大きな核小体が2個ある．右上方に伸びた灰色がかったうすい青紫色の細胞質はさまざまな大きさの空胞で満ちており，ごく少数の小さなアズール顆粒を認める．きわめて異型性の強い芽球で，残存する腫瘍（白血病）細胞と思われる．

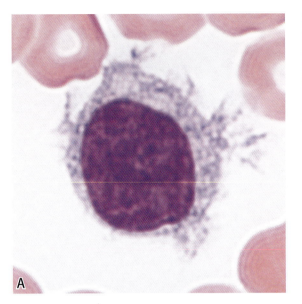
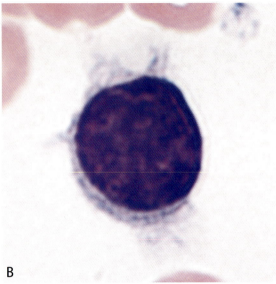
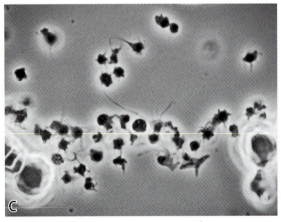

図 4-11　細胞表面の突起
A：有毛細胞白血病（hairy cell leukemia）細胞．比較的大型の成熟したリンパ球で，細胞表面に多数の針状突起が見られる．
B：有毛細胞白血病（hairy cell leukemia）細胞．中型のリンパ球で，細胞質は狭く毛羽だった針状あるいは綿状の突起が見られる．
C：活性化血小板（位相差顕微鏡）．細胞表面からさまざまな形の細長い突起を伸ばし，互いに結合して小凝集塊を形成している．

5 血球の分化

　血液細胞は造血幹細胞から分化して，赤芽球系，巨核球系，顆粒球系，単球系，リンパ球系に分かれ，最終的には赤血球，血小板，分節核顆粒球，単球，TまたはBリンパ球，ナチュラルキラー（NK）細胞，形質細胞に至る［図5-1〜5-3］．各系統について光学顕微鏡レベルで同定可能で最も幼若な細胞を芽球（blast）とよび，骨髄芽球（myeloblast），前赤芽球（proerythroblast），巨核芽球（megakaryoblast），単芽球（monoblast），リンパ芽球（lymphoblast）に分類されるが，それぞれ特徴的な形態を備えている．造血幹細胞を除き，一般に未熟な細胞ほど大きく，核は円形でクロマチンは繊細，細胞質は貧弱で塩基好性に富み顆粒を欠く．分化するにつれて形態学的にさまざまな変化が生じる．すなわち，核は円形がくずれて楕円形となり，あるいはくびれや切れ込みが生じ，クロマチンも繊細さが失われて濃縮，凝集し，核小体が目立たなくなる．細胞質は豊かになって顆粒が出現し，細胞表面も不整形となってさまざまな形状の突起が生じる．

1 造血幹細胞

　造血幹細胞（hematopoietic stem cell; HSC）の定義は「自己複製能（self renewal）と分化能（differentiation）を備えた細胞」であり，形態学（光学顕微鏡，電子顕微鏡），放射線または抗がん剤投与マウスでの移植実験，培養実験などによる検討を経て，今日ではCD34＋，38－で特定の分化抗原を欠く（Lin－）細胞として定義されている．しかし造血幹細胞の形態については詳細に記述した論文は少なく，わずかに「大リンパ球様」という記述があるだけである．きわめてあいまいでばくぜんとした表現であるが，その意味するところを詳述すると「大きさは大リンパ球程度，核は円形でクロマチン構造は繊細ではあるがリンパ球に近く，ややべたっとした感じを受ける」ということになろう．

　正常人でも末梢血，骨髄には造血幹細胞が存在しているが，その数がきわめて少ないためにこれをとらえることは至難の業である．これに対し，骨髄増殖性腫瘍（myeloprolifer-ative neoplasm; MPN）や化学療法後で造血回復期の骨髄あるいは末梢血中では造血幹細胞が増加しているため，比較的容易に観察できるであろう．そこで非腫瘍性疾患の骨髄，骨髄増殖性腫瘍や化学療法後の骨髄の他に，多発性骨髄腫，悪性リンパ腫で自己末梢血幹細胞移植用に採取された検体から作製した標本をもとに，造血幹細胞と思われる細胞を探索した．造血幹細胞の形態は最も未分化，すなわちこれといった特徴がないことが特徴と考えられ，ほぼ大リンパ球の大きさで分化傾向の見られない細胞を探した．その結果，造

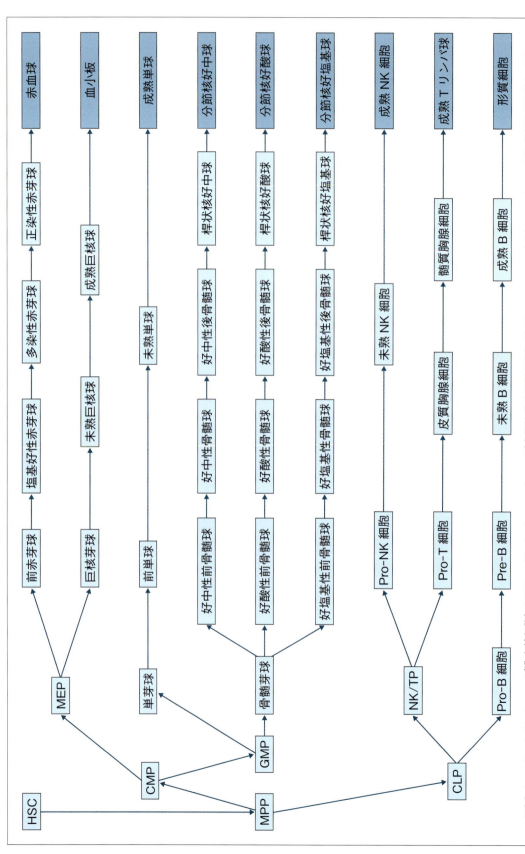

図 5-1 血液細胞の分化

HSC; hematopoietic stem cell (造血幹細胞), MPP; multipotent progenitor cell (多能性造血前駆細胞), CMP; common myeloid progenitor cell (骨髄系前駆細胞), CLP; common lymphoid progenitor cell (リンパ系前駆細胞), MEP; megakaryocyte-erythrocyte progenitor cell (巨核球・赤血球系前駆細胞), GMP; granulocyte-monocyte progenitor cell (顆粒球・単球系前駆細胞), NK/TP; NK-/T-cell progenitor cell (NK/T 細胞前駆細胞)

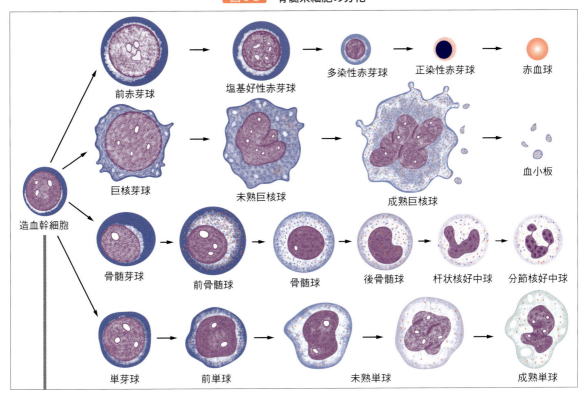

図 5-2 骨髄系細胞の分化

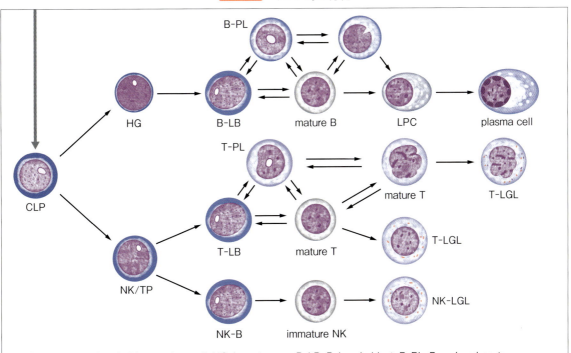

図 5-3 リンパ球の分化

CLP; common lymphoid progenitor cell, HG; hematogone, B-LB; B-lymphoblast, B-PL; B-prolymphocyte, LPC; lymphoplasmacytoid cell, NK/TP; NK-/T-cell progenitor cell, T-LB; T-lymphoblast, T-PL; T-prolymphocyte, T-LGL; T-large granular lymphocyte, NK-B; NK blast, NK-LGL; NK large granular lymphocyte

5. 血球の分化 | 045

血幹細胞あるいはそれに近いと思われる細胞が多数観察された.

　これらの細胞は大リンパ球よりやや大きく,核はほぼ円形,核クロマチンは比較的繊細であるが,骨髄芽球,単芽球ほどではなく,リンパ芽球より繊細ではあるがやや濃縮した感じがある.核小体はあるものとないものがあるが,複数のものもある.細胞質は貧弱で塩基好性を示し顆粒を欠いている.形態学的にはどの分化レベルまで造血幹細胞と称すべきか難しく,当然のことながら一定の方向に分化が決定された芽球に至るまでに連続的な変化がある.基本的には分化とともに細胞自体が大きくなり,核はくびれや切れ込みを生じ,細胞の中心からずれて偏在したり,核小体が目立つようになってその数を増すものもある［図5-4A〜G］.細胞質は分化とともに豊かになるとともにアズール顆粒が生じ,細胞表面にも変化が現れて不規則な突起が見られるようになる.

　位相差顕微鏡で造血幹細胞を見つけるのは難しいが,やはり最も特徴が少なくシンプルな形態を示す細胞が相当すると思われる［図5-4H〜J］.ただし位相差顕微鏡ではごく未熟な細胞でも細胞内小器官,特にミトコンドリアが数多く観察できるため,細胞質は貧弱であるが比較的暗く,一見分化した細胞のように見える.また核はユークロマチンがまばらに散在して明るく見えるが,大きな核小体が1〜3個観察される.

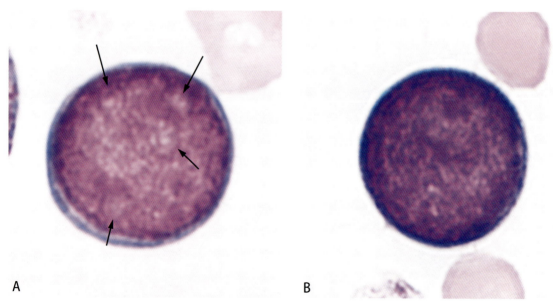

図5-4　造血幹細胞と思われる細胞（末梢血造血幹細胞採取液）
A：多発性骨髄腫.赤血球の約2倍の大きさの細胞で,核は円形で右上にわずかなくぼみがある.クロマチンはきわめて繊細で,白っぽい大きな核小体を4個認める（矢印）.細胞質はごくわずかで薄い青であるが,核周囲は明るい.
B：多発性骨髄腫.Aよりもクロマチンが凝集しており,より成熟した細胞であることを示している.細胞質は塩基好性が強く,Aよりもさらに少なくほとんど裸核に近い.

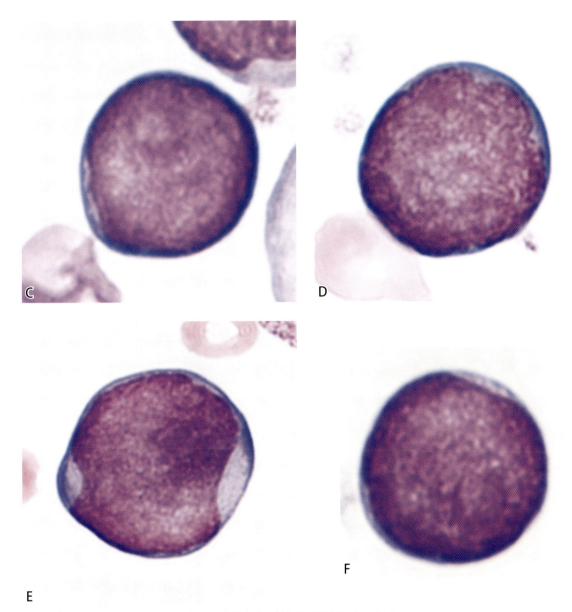

図 5-4　造血幹細胞と思われる細胞（末梢血造血幹細胞採取液）（つづき）

C：悪性リンパ腫．核の左側がわずかに波打っており左上に大きな核小体がある．
D：悪性リンパ腫．核の右上部分に大きな凹凸がある．
E：悪性リンパ腫．核の円形がさらにくずれ左右が大きくへこんでいる．細胞質は左右が広くなっている．
F：骨髄異形成症候群/骨髄増殖性腫瘍（MDS/MPN）（骨髄液）．核はほぼ円形であるが，右上と左下部分にへこみがあり，細胞質は貧弱で，この部分にごくわずか見られる．

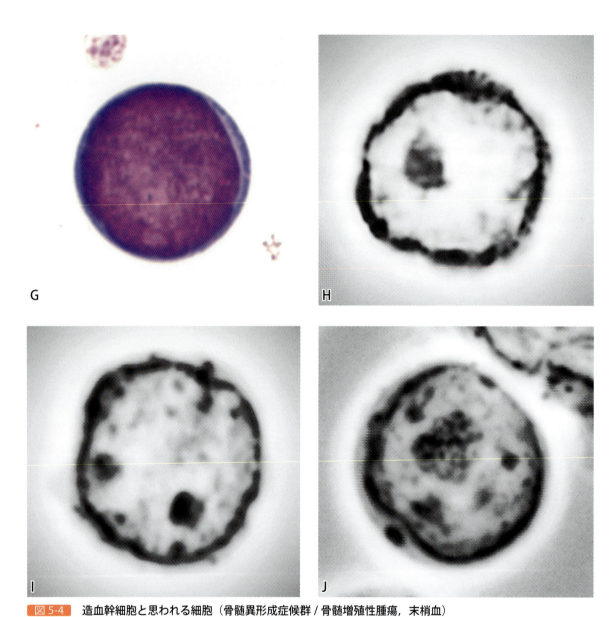

図 5-4 造血幹細胞と思われる細胞（骨髄異形成症候群/骨髄増殖性腫瘍，末梢血）
G〜J：（H〜Jは位相差顕微鏡）．いずれもほぼ円形の細胞で細胞質は狭く，黒く見えるのはミトコンドリアである．核はほぼ円形であるが不規則な凸凹があり，クロマチンは核膜近くを中心にわずかに見られ，大きな核小体がある．

2 赤芽球の分化 [図 5-2]

　核のある赤血球前駆細胞を一括して赤芽球（erythroblast）とよぶ．一番幼若な赤芽球は前赤芽球（proerythroblast）であり，次いで塩基好性赤芽球（basophilic erythroblast），多染性赤芽球（polychromatic erythroblast），正染性赤芽球（orthochromatic erythroblast）の順に分化し，最終的に脱核して赤血球（red blood cell, erythrocyte）となる．核の大きさ，細胞質の量はこの順に少なくなるが，ヘモグロビン含有量は増加する．

　溶血性貧血あるいは化学療法後などで造血が亢進している時の骨髄では，さまざまな分化段階の赤芽球がしばしば集塊を形成するが，弱拡大で島状に見えることから赤芽球島（erythroblast island）[図 5-5] とよばれ，まれに中央部にマクロファージが観察される（nurse cell）．この細胞は赤芽球の分化，増殖に必要な鉄をはじめとする資材を供給している．

　前赤芽球 [図 5-6A, B] は最も幼若な赤芽球で，核はほぼ円形，クロマチン構造が繊細である点は他の芽球と同様であるが，核小体に最大の特徴がある．すなわち複数存在し，円形〜楕円形の他にこれらが融合して不整形となることがしばしばあり，核小体辺縁に濃い青紫の縁取りがある．細胞質は独特の深い青紫を呈し顆粒を欠いているが，しばしば小さな空胞が見られる．また核の全周にわたって周囲に白く抜けて見える部分があるが，これはミトコンドリアが存在する領域である．

　分化するにつれて赤芽球は小さくなり，クロマチンは徐々に凝縮して大きな結節を形成するようになる．一見，形質細胞の核と似ているが，形質細胞のように核膜周辺に結節が集中する（車軸様核）ことはなく核全体に散在している．細胞質も徐々に乏しくなるが，その色調はヘモグロビン合成が進むにつれ青紫（前赤芽球，塩基好性赤芽球 [図 5-6A 〜 D]）から次第に赤みを増し（多染性赤芽球）[図 5-6E 〜 H]，最終的に成熟赤血球と同様，橙色〜肌色の色調を示す正染性赤芽球に至る [図 5-6F 〜 J]．正染性赤芽球から核が脱出すると赤血球になるが，しばしば核脱出の最中または直後の赤芽球が観察される．脱出した核は脱核した赤芽球の近くに観察されることが多いが，構造物は見られず，ただべったりとした暗紫色を呈している [図 5-6I, J]．多染性赤芽球の大きさ，クロマチン構造，細胞質の色調の幅は広い．

　赤芽球のもう 1 つの特徴は細胞分裂が頻繁に見られることで，染色体分裂前後のさまざまなステージにある細胞が観察される [図 5-7A 〜 J]．この点は骨髄細胞の染色体分析をする際に，腫瘍細胞を除いて分析可能な細胞が最も多く得られる細胞が赤芽球であることを反映している．また M 期の終わりに（telophase）2 つの細胞に分かれようとする細胞間に，餅をひっぱったように細長く伸びた糸状の構造物，すなわち細胞質橋（cytoplasmic bridge）[図 5-7D 〜 J] もよく観察される．

　位相差顕微鏡で見ると，赤芽球は集簇して存在し，他の造血細胞と比べて細胞内小器官

に乏しく，細胞質全体がやや暗く見える点が特徴的である．前赤芽球や塩基好性赤芽球など未熟な細胞ほど，ミトコンドリアが豊富で細胞質も暗く見える［図 5-8］．

赤血球の機能は組織に酸素を運搬することであるが，その役割を担っているヘモグロビンの合成に欠かせないものが鉄である．したがって鉄染色を施すと赤血球と赤芽球の鉄の含有量とその分布状態，骨髄ではマクロファージ細胞質内の貯蔵鉄の状況がよくわかる．骨髄では赤芽球がマクロファージから鉄をはじめとする栄養素，金属元素などの供給を受けて成熟し最終的に赤血球となる．したがって前赤芽球，塩基性赤芽球では鉄顆粒に乏しく，多染性赤芽球，正染性赤芽球になるにつれて細胞質に微細な顆粒が 1 〜 3 個程度見られるようになり鉄芽球（sideroblast）とよばれる．赤血球で鉄顆粒を認められるものを鉄血球（siderocyte）というが，頻度は少なく顆粒も 1 〜 3 個程度見られるにすぎない（2．標本作成 3．染色法 2．特殊染色 e）鉄染色の項参照）．

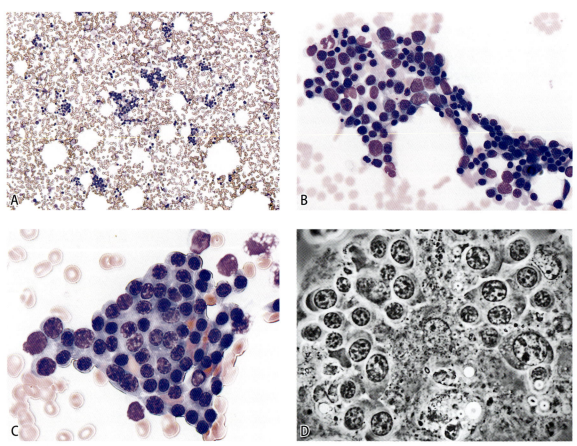

> 図 5-5　赤芽球島
A, B：急性リンパ性白血病寛解期．弱拡大（A）では 10 〜 40 個の赤芽球の集団が島状に散在しており，強拡大（B）では各成熟段階の赤芽球が多数集簇しているのがわかる．
C：骨髄異形成症候群．約 70 個の多染性赤芽球が集簇している．
D：赤芽球島（位相差顕微鏡）．中央にある不整形のマクロファージ（nurse cell）を取り囲んで多数の赤芽球が集簇している．

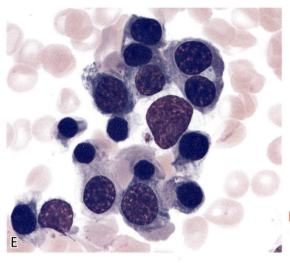

図 5-5 　赤芽球島（つづき）
E：中央の大きな核を持つマクロファージ（nurse cell）を多数の多染性赤芽球がとり囲んでいる．

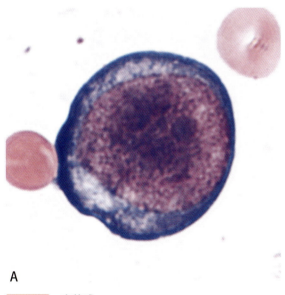
A

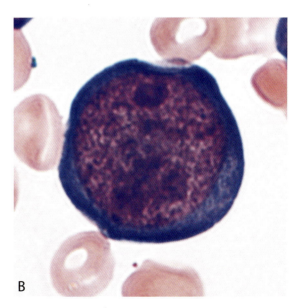
B

図 5-6 　赤芽球
A：前赤芽球（自己免疫性溶血性貧血）．核はいびつな円形，クロマチンはきわめて繊細で，中央部に融合した不整形の核小体を複数認める．細胞質は強い塩基好性を示し，上部から左下にかけて核周に明暈がある．
B：前赤芽球（急性リンパ性白血病寛解期）．核はほぼ円形，クロマチンは A よりも凝集しやや粗大な結節を形成していて分化が進んでいることを示している．不整形の核小体を多数認める．

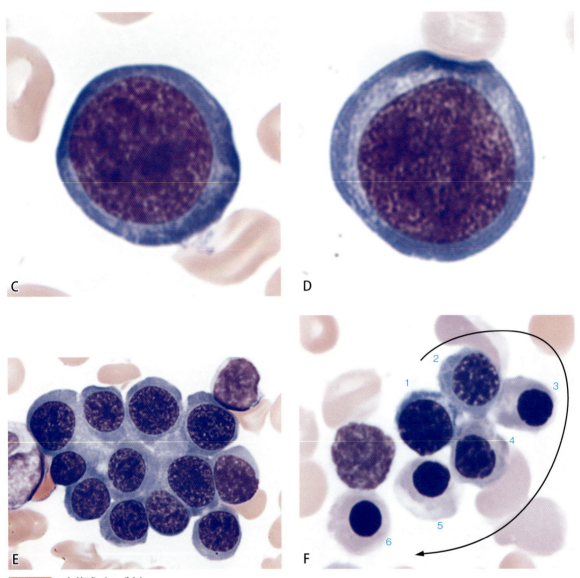

図 5-6 赤芽球（つづき）

C：塩基好性赤芽球（急性骨髄性白血病寛解期）．クロマチン結節はさらに大きくなり，核小体は一部融合し複数見られる．細胞質は塩基好性が強く，まだ赤みは見られない．核周の下半分がうっすらと白く抜けて見える．

D：塩基好性赤芽球（急性リンパ性白血病寛解期）．クロマチン結節はCより若干小さめであるが，細胞質の青みが薄れてきており，核周上半分の明量がきわだっている．

E：多染性赤芽球（急性前骨髄性白血病寛解期）．クロマチンはさらに凝集し，細胞質は塩基好性赤芽球よりも青みが薄れ，赤血球よりやや大きめの赤芽球が集簇している．

F：多染性および正染性赤芽球（自己免疫性溶血性貧血）．上にある2個のやや大きめの多染性赤芽球（細胞分裂終期：1, 2）の細胞質の青みが薄れ，その右下にある多染性赤芽球（細胞分裂終期：3, 4）から左下に向かって徐々に赤みが増してゆき，最終的に左下2個の正染性赤芽球（細胞分裂直後：5, 6）に至る過程がよくわかる．

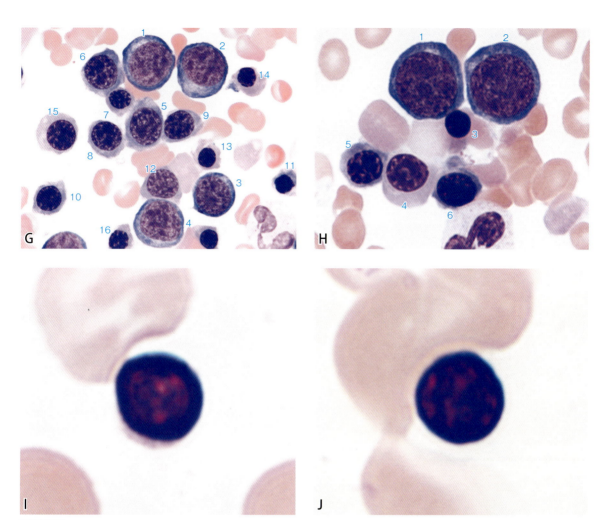

図 5-6 赤芽球（つづき）

G：塩基好性, 多染性, 正染性赤芽球（自己免疫性溶血性貧血）. 大きさと細胞質の色の異なる塩基好性（1〜4）, 多染性（5〜11）, 正染性赤芽球（12〜16）が集簇している.

H：塩基好性, 多染性, 正染性赤芽球（顆粒球肉腫；myeloid sarcoma）. 上2つの大きな細胞が塩基好性赤芽球（1, 2）（細胞分裂直後）, 中央とその左下に赤血球とほぼ同じ色調の正染性赤芽球（3, 4）があり, それを挟んで多染性赤芽球（5, 6）がある.

I：脱核直後の正染性赤芽球（骨髄異形成症候群）. 脱核直後の正染性赤芽球で, 核左下の部分にわずかに細胞質が認められる.

J：脱核直後の正染性赤芽球（悪性リンパ腫）. 核はほぼ一様に濃い紫色に染まっている.

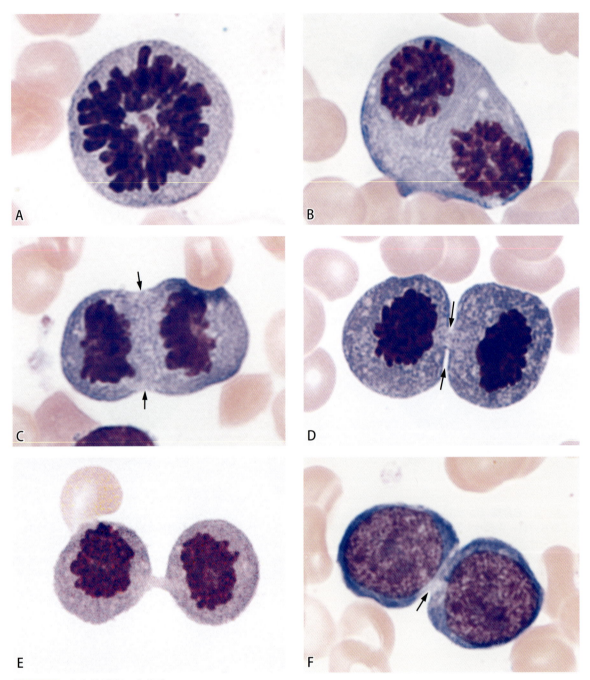

図 5-7　有糸分裂期の赤芽球

A：分裂中期の赤芽球（急性リンパ性白血病寛解期）．中心部をとり囲んで細胞質全体に染色体が並んでいる．
B：分裂後期の赤芽球（特発性血小板減少性紫斑病）．娘染色体が 2 極に分かれている．
C：分裂終期の赤芽球（急性リンパ性白血病寛解期）．娘染色体が 2 極に分かれ密集し，それぞれの境界が不鮮明になっている．細胞質も収縮環（矢印）によって絞り込まれ 2 つに分かれようとしている．
D：分裂終期の赤芽球（マクログロブリン血症）．娘染色体が 2 極に分かれて凝集し，境界がさらに不鮮明になっている．細胞質も収縮環（矢印）によって絞り込まれ 2 つに分かれようとしている．
E：分裂終期の赤芽球（骨髄異形成症候群）．娘染色体は凝集して一塊となり，細胞質も絞り込まれて分裂溝が狭くなっている．
F：分裂終期の塩基好性赤芽球（悪性リンパ腫）．染色体はもはや見えなくなり，核膜が形成され 2 つの核に分かれて間期（interphase）となり，細胞質分裂もほぼ終了しわずかに細胞質橋（cytoplasmic bridge）（矢印）を残している．

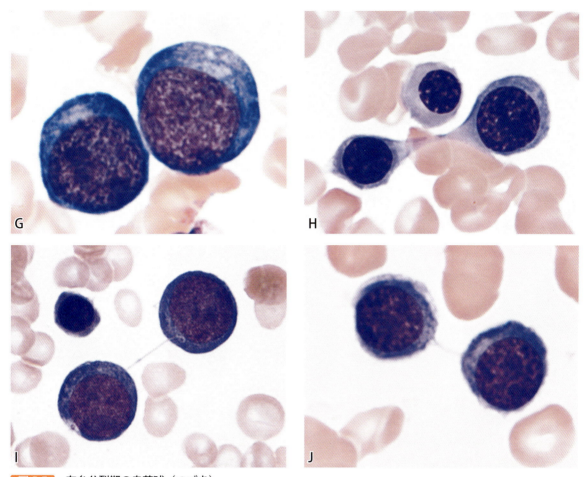

図 5-7 有糸分裂期の赤芽球（つづき）

G：分裂終期の塩基好性赤芽球（慢性骨髄性白血病）．細胞質橋はさらに狭くなり，2つの細胞の境界が鮮明になっている．

H：分裂終期の多染性赤芽球（急性リンパ性白血病寛解期）．細胞質橋が細長く伸びて，あたかも餅を引っぱっているように見える．

I, J：分裂終期の塩基好性赤芽球．細胞質橋が糸状に延びており，今にも切れそうである．

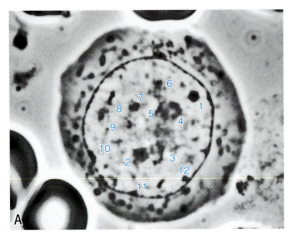
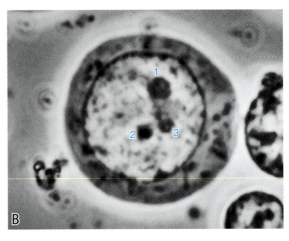
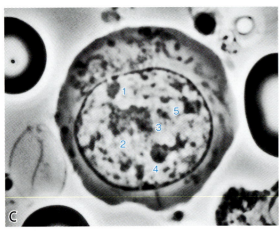
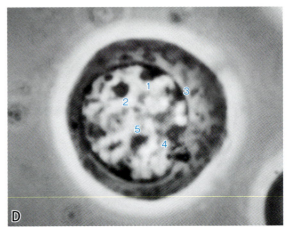

図 5-8 赤芽球（位相差顕微鏡）
A：前赤芽球．小さな核小体が2個（1, 2）あり，ヘテロクロマチン（3〜12）は小さくまばらなため核全体が明るく見える．細胞質全体に粒状または糸状のミトコンドリアが多数散在している．
B：前赤芽球．大きく明瞭な核小体が3個あり（1〜3），ヘテロクロマチンは核膜を裏打ちするように多数並んでいて，Aよりも大きいことから，より分化した細胞であることがわかる．
C：塩基好性赤芽球．前赤芽球に近い細胞であるが，大きな核小体が5個（1〜5）あり，2と3は融合しているように見える．小結節状のヘテロクロマチンも多数散在し，一部は融合している．細胞質にはミトコンドリアが豊富で，かなり長いものもある．
D：塩基好性赤芽球．大きな核小体が少なくとも5個あり（1〜5），ヘテロクロマチンは核膜直下とその近傍を中心に多数存在する．核の右側はミトコンドリアが少なく明るく見えるが，ゴルジ装置が存在していると考えられる．

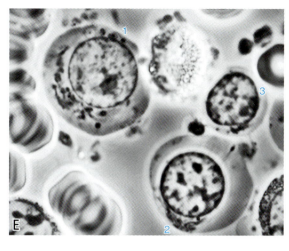
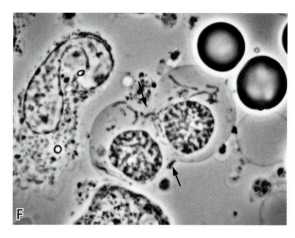
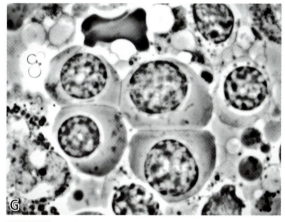
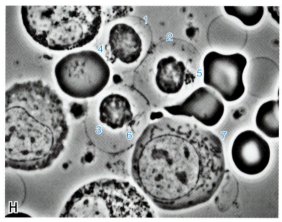

図 5-8 赤芽球（位相差顕微鏡）（つづき）

E：塩基好性赤芽球．左上（1）と右下（2）にほぼ同じ大きさの塩基好性赤芽球が並んでいる．核を見ると1はユークロマチンが主体で，ヘテロクロマチンは小型のものが少数しか存在しないのに対し，2では粗大なヘテロクロマチンが見られ，1より成熟した細胞であることがわかる．細胞質は豊かで多数のミトコンドリアが見られるが，2では左下の部分に局在している．3は多染性赤芽球．

F：多染性赤芽球有糸分裂終期．核膜が形成されて2つの核に分かれているが，核の内部には娘染色体がまだ細長く見えている．収縮環（矢印）が形成されて細胞質が分かれようとしており，上部に細長いミトコンドリアが見られる．

G：多染性赤芽球．細胞分裂終期の細胞が縦方向に並んでいる．細胞はより小さくなって，核クロマチンは粗大な結節を形成し，ミトコンドリアは少なくなっている．

H：正染性赤芽球．中央に3個の正染性赤芽球（1〜3）があり，2, 3は細胞分裂終期の細胞で細胞質の境界線が見える．いずれも核クロマチンが濃縮し，一部に結節状に黒い部分があり中央部分が白っぽいが，全体的には一様でべたっとしている．細胞質には少数のミトコンドリアが見られ，部分的に集簇している（4〜6）．右下の大きな細胞（7）は前赤芽球で，大きな核小体と細胞質のミトコンドリアが目立つ．

3 巨核球の分化 [図 5-2]

　細胞分裂の観点からすると，巨核球の特徴は，細胞周期に沿って 2N → 4N → 8N → 16N → 32N と DNA 量が倍加していっても，通常の細胞と異なり核と細胞質が分裂しない点にある（endomitosis，核内分裂）．したがって核は連続したさまざまなくびれや分葉を示し，細胞質も広大な巨細胞となる．最も幼若な細胞は巨核芽球（megakaryoblast）であるが，その形態学的同定には熟練を要する．すなわち，特徴としては前赤芽球に似ているがやや大きいこと，細胞質が豊かで塩基好性が強いこと以外にはこれといった特徴がない [図 5-9]．したがってその同定には血小板と巨核球に特異的な細胞抗原 CD41（フィブリノゲンレセプターであるインテグリン $\alpha_{IIb}\beta_3$ 複合体のうち，巨核球，血小板に特異的な α_{IIb} サブユニット）が陽性であることを証明することが必要である．巨核芽球が少し分化すると細胞辺縁部に不規則な波状突起（bleb）が観察される．

　巨核芽球の核クロマチンはきわめて繊細であるが，成熟するにつれて結節が目立ち次第に大きくなってごつごつとした印象を与えるようになる．ピントを変えてよく観察すると，濃い青紫色の比較的小さな核小体が複数見られる．巨核芽球の細胞質は深い青紫色を呈し顆粒を欠くが，成熟するにつれて細胞質の青みが薄れて豊かになり，微細なアズール顆粒が出現し次第にその数を増すようになる [図 5-10, 5-11A 〜 F]．

　巨核球は血小板を産生し放出するが，その機序については「proplatelet model」「cytoplasmic fragmentation model」の他に，筆者の提唱する「flower bud model」（第 76 回日本血液学会学術集会，2014 年）があって，現在のところ決着がついていない．血小板を放出し終わった巨核球は，しばしば核だけとなって骨髄標本中に観察される [図 5-11G]．位相差顕微鏡で巨核球を直接観察すると，最初に大きな球状の構造物が細胞表面に形成された後，顆粒状物質がその中に入り込み，次第に凝集して数個の小さな凝集塊を形成する．次にそれぞれの凝集塊が薄い被膜に包まれた後，小さな球が形成され（幼若な血小板）細胞表面から放出される [図 5-12]．このような形態変化はよく見ると May/Wright-Giemsa 染色標本でも観察される [図 5-11A, F]．また巨核球では他の細胞が巨核球の細胞質に侵入し通り抜ける途中の現象 "emperiporesis" がしばしば観察される [図 5-13]．

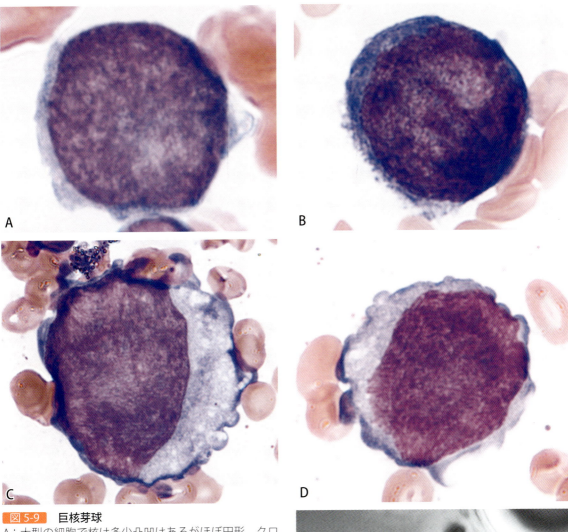

図 5-9　巨核芽球

A：大型の細胞で核は多少凸凹はあるがほぼ円形，クロマチンはきわめて繊細で特に右下部分は明るくもやもやしている．薄い水色の細胞質は貧弱で，部分的にゆるやかな波状の小突起が見られる．

B：赤芽球癆．核はほぼ円形，クロマチンは繊細で，中央部が白っぽく抜け，辺縁が濃い紫色で縁取られた小さな核小体が多数ある．細胞質は塩基好性が強く濃い藍色を示し，左下半分には細かな突起が見られる．

C：急性骨髄性白血病寛解期．核は楕円形，細胞質は少し豊かになり塩基好性が薄れやや明るくなっており，空胞が見られるが，アズール顆粒はまだ出現していない．細胞表面には，ほぼ全周にわたってさまざまな大きさの球状または波状の突起が見られる．

D：急性骨髄性白血病寛解期．核はほぼ楕円形で不規則な凸凹があり，クロマチンはCよりもやや凝集し結節も見られる．薄い藍色の細胞質には空胞があるが，アズール顆粒は見られない．Cと同様細胞表面には不規則な波状突起が見られる．

E：位相差顕微鏡．巨大なほぼ円形の細胞で核も大きく，明瞭な核小体があり（1～4），ヘテロクロマチンは核膜直下および全体に散在しており（5～9）核全体が明るく見える．細胞質は黒っぽく，ミトコンドリアが散在している．表面には球状または杆状の突起がほぼ均等な間隔で並んで見られる．

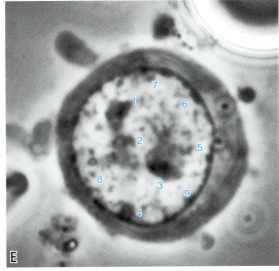

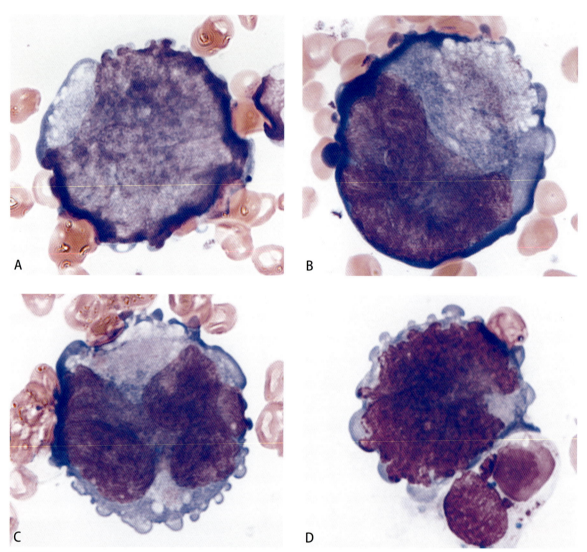

図 5-10　未熟巨核球

A：急性リンパ性白血病寛解期．核には不規則な球状あるいは波状の突起があり，核クロマチンはきわめて繊細で核全体が透けて見える．また濃い紫で縁どられた多数の小さな核小体が散在している．アズール顆粒は見られない．
B：本態性血小板血症．核には分葉傾向が見られ，細胞質はまだ塩基好性が強いが，一部（右上部分）に空胞とともにアズール顆粒が出現している．
C：汎血球減少症．核には分葉し，細胞質には部分的（上と下の部分）にアズール顆粒が出現している．細胞質は塩基好性が強く，表面には不規則な小突起が見られる．
D：汎血球減少症．核には不規則なくびれや凸凹が生じているが，細胞質にはまだアズール顆粒がない．細胞表面には不規則な小突起が見られ，波打っている．多数のクロマチンも凝集して小型核小体が見られる．

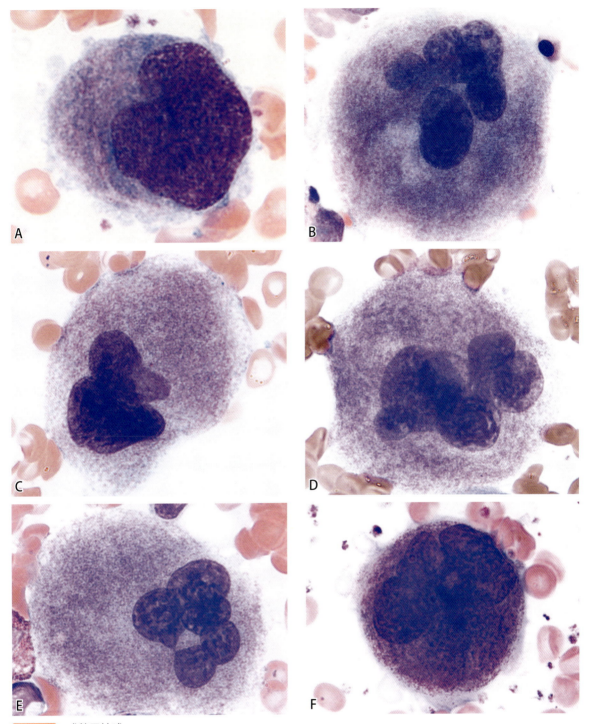

図 5-11　成熟巨核球

A：核クロマチンは小結節を形成して成熟傾向を示し，細胞質には一部塩基好性を示す部分が残っているがアズール顆粒が豊富で，細胞表面には血小板産生，放出像が見られる．
B：鉄欠乏性貧血．核は不規則に分葉し，細胞質は豊かでアズール顆粒が充満している．
C：特発性血小板減少性紫斑病．核は分葉し，細胞質にはアズール顆粒が豊富であるが，細胞表面は比較的平滑である．特発性血小板減少性紫斑病では，細胞表面が平滑な巨核球がしばしば見られる．
D：多発性骨髄腫．核は大型で不規則にくびれており，クロマチンも凝集して粗大な結節が見られる．細胞質も豊かでアズール顆粒が豊富である．
E：赤芽球癆．核はくびれが強く，円形あるいは楕円形核が連なったような形を示し，粗大なクロマチン結節を形成している．細胞質の背景はやや青みが残っているが，微細なアズール顆粒が充満している．
F：急性骨髄性白血病寛解期．細胞表面には不規則な小突起が見られ，盛んに血小板を産生，放出している．

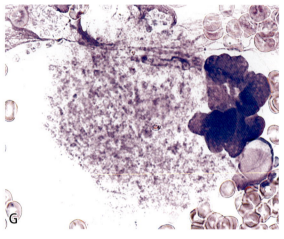

図 5-11　成熟巨核球（つづき）
G：非ホジキンリンパ腫．細胞膜が破壊された脱核直後の巨核球で，右側に一様に紫色に染まった核がある．細胞質はアズール顆粒で充満しているが，部分的に凝集し血小板が産生されつつあるように見える．このような巨核球はしばしば観察され，血小板産生のメカニズムの1つとして提唱されている「cytoplasmic fragmentation model」に相当するものである．

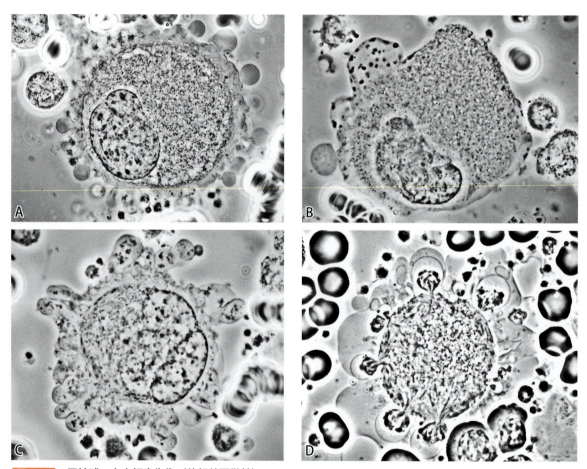

図 5-12　巨核球，血小板産生像（位相差顕微鏡）
A：急性骨髄性白血病寛解期．巨核球表面には多数の球状突起が形成され，その中に顆粒が入り込んで血小板の原型が形成され，細胞表面から血小板が放出されている．
B：左上に大きな細胞質の突起があり，その中には血小板の原型が多数観察される．
C：細胞表面にある多数の球状突起の中に顆粒が凝集し，血小板が産生されていく様子がわかる．
D：分裂中期の巨核球で，細胞表面に花のつぼみのような大きな球体が形成され，その中に顆粒が入り込んで血小板の原型が形成された後，放出される（flower bud model）．よく見ると，核の中央部から細胞表面の球状部分に向かって走る数条の線状構造物がある．これは微小管（microtubule）の束で，血小板産生に必要な顆粒などの成分がこれに沿って運ばれると考えられる．

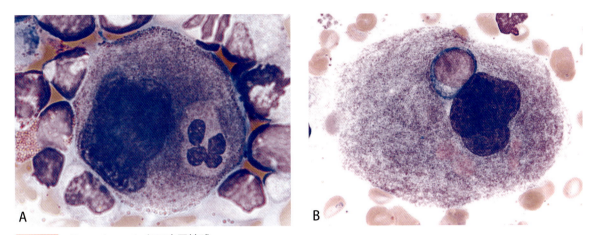

図 5-13　Emperiporesis を示す巨核球
A：慢性骨髄性白血病．細胞質の右側に好中球が入り込んでいる．
B：乳がん．核の左上の細胞質にリンパ球が入り込んでいる．

4 顆粒球の分化 ［図 5-2］

　顆粒球は成熟細胞の細胞質に存在する顆粒の色調により，色あせた肌色の好中球，好酸性色素であるエオジンによく染まる赤橙色の好酸球，メチレンブルー，アズールなどの塩基好性色素によく染まる暗い青紫色の好塩基球に分類される．

　好中球は骨髄芽球（myeloblast）→前骨髄球（promyelocyte）→骨髄球（myelocyte）→後骨髄球（metamyelocyte）→桿状核（stab/band）→分節核（segment）の順で分化する．この中で前骨髄球は最も大きな細胞で芽球よりも大きく，骨髄球以降は次第に小さくなる．

　骨髄芽球［図 5-14A, B］は顆粒球系細胞に分化が決定された前駆細胞であり，造血幹細胞よりも大きく，細胞質は塩基好性で顆粒を欠いている．ただし FAB 分類では顆粒のないタイプ 1 の芽球と繊細なアズール顆粒がごく少数見られるタイプ 2 の芽球の 2 つに分けられている．

　核クロマチン構造は骨髄芽球では繊細で結節は目立たないが，成熟するにつれて結節が明瞭となり，その大きさが増しごつごつとした印象を与えるようになる．前骨髄球の核は基本的には芽球と同様であるが細胞の中心からずれて偏在するようになり，細胞質も塩基好性を呈するが，アズール（一次）顆粒を含む点で異なる［図 5-14C, D］．顆粒球は分化に伴って核の形が大きく変化する点が特徴的であり，芽球，前骨髄球，骨髄球［図 5-14E ～ G］は円形であるが，後骨髄球［図 5-14H, I］では楕円形となってくびれが生じ，次第に細長くなって桿状核［図 5-14J, K］，最終的には分節核［図 5-14L, M］に至る．分節核では核全体が 3 ～ 5 個程度の太い円筒状部分とそれを連結する細い糸状部分に分かれ，全体として一連となって細胞質の中でさまざまな形状にたたみこまれている．

　顆粒球系細胞で最初に出現する顆粒，すなわち前骨髄球の段階で見られる顆粒は小さな青紫～赤紫色のアズール顆粒（一次顆粒）であるが，分化とともに減少し，酸性色素にも塩基性色素にも染まらず，色あせた肌色調を呈しより大きな二次（特殊）顆粒が増加する．背景となる細胞質の色調も骨髄芽球，前骨髄球で見られる強い塩基好性の藍色～青紫色から，成熟するにつれて灰色がかった肌色まで変化する．

　位相差顕微鏡で見ても，顆粒球系細胞は，ほぼ光学顕微鏡と同様の分化による形態変化が見られるが，位相差顕微鏡では芽球［図 5-15A, B］や前骨髄球［図 5-15C］の細胞質にはミトコンドリアが活発にうごめいていること，最終分化を遂げた分節核に至るまで核小体がしばしば観察されることが特徴的である［図 5-15D ～ J］．また一部の好中球は片時もじっとせず動いていて，核や細胞質の形が刻々と変化し，まるでアメーバを見ているようである．よく見るとこれから動こうとする方向に最初に細胞質が円～楕円形の波状の突起（laminopodia, phillopodia）を出した後，顆粒とミトコンドリアがその中に入り込み，最後に核が変形して移動して落ち着く［図 5-15F ～ J］ 動画 05 動画 06 動画 07 動画 08 ．

骨髄で見られる好酸球のほとんどは桿状核［図 5-16G, H］や分節核［図 5-16I, J］で，前骨髄球［図 5-16A］，骨髄球［図 5-16B, C］，後骨髄球［図 5-16D ～ F］に相当する細胞を見ることはまれであるが，慢性骨髄性白血病（chronic myeloid leukemia; CML）や好酸球増加症候群（hypereosinophilic syndrome; HES）ではしばしば観察される．好酸球の顆粒は好中球の顆粒より大きく，未熟な細胞では青紫であるが，成熟するにつれて明るくやや赤みが強い橙色となり，途中の分化段階では両方の，あるいは中間色の顆粒が混在する．核の分葉についてみると，好酸球では，骨髄異形成症候群（myelodysplastic syndrome; MDS）や骨髄増殖性腫瘍（myeloproliferative neoplasm; MPN）の好中球で見られる 2 個の楕円形の分葉核が糸状部分でつながった pseudo-Pelger-Huët 様の核が頻繁に見られる点が特徴的である［図 5-16J］．位相差顕微鏡では好酸球の顆粒は大きく光り輝いているため，ひときわ目立つ［図 5-16K, L］．

　好塩基球の顆粒も好酸球と同様に大きく，未熟な細胞ではやや赤みが強い紫色を呈するが，成熟するにつれて青みを増し，最終的には暗い青紫色となるとともに顆粒の数が増加して細胞質を覆いつくし，核がよく見えなくなることもある［図 5-17F ～ H］．しばしば顆粒の中央部分が抜けて白っぽく見えるが，これは染色過程で水溶性色素が脱色するためである．好酸球と同様，好塩基球でも骨髄で前骨髄球［図 5-17A］，骨髄球［図 5-17B, C］，後骨髄球［図 5-17D, E］を見ることはきわめてまれであるが，慢性骨髄性白血病などでまれに観察される．好塩基球の核は好中球，好酸球と異なり，クロマチン結節が目立たず，リンパ球のように比較的一様に濃縮した印象を受ける．

　骨髄では好塩基球の他に，好塩基球と同系統の肥満細胞（mast cell）［図 5-17I, J］が観察されるが，顆粒がより大きく細胞質全体に密に分布して桑実状となるため，円～楕円形の核が見えにくくなる．

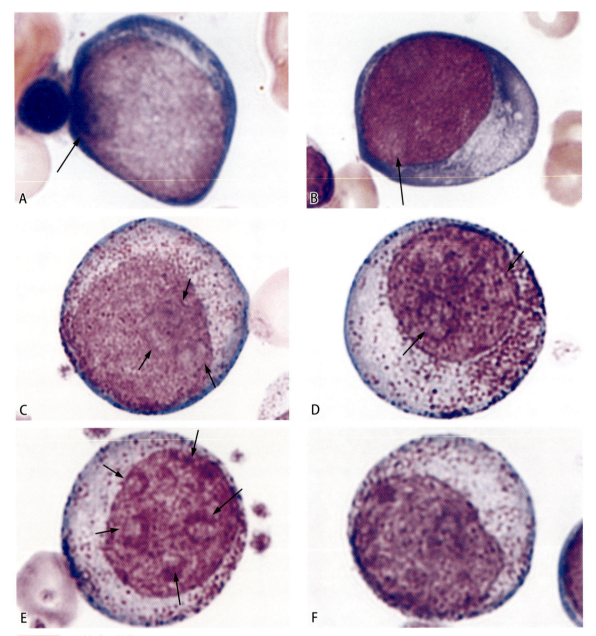

図 5-14　顆粒球の分化

A：骨髄芽球（特発性血小板減少性紫斑病）．核は楕円形で，クロマチンはきわめて繊細，左隅に大きな核小体（矢印）がある．細胞質は狭く薄い藍色を示し，核の上部は空胞が集簇し明るく見える．

B：骨髄芽球（悪性リンパ腫）．核はほぼ楕円形で偏在し，クロマチンはAよりもやや凝集していて核全体が暗く見え，より分化が進んだ細胞であることがわかる．左下に大きな核小体が認められる．細胞質は比較的豊かで右側に突出しており，多数の空胞が集簇し明暈を形成している．

C：前骨髄球（悪性リンパ腫，末梢血造血幹細胞採取液）．核はいびつな円形，クロマチンは繊細で複数の大きな核小体（矢印）をもち，細胞質には辺縁を除いて白っぽく，青紫～紫～赤紫のさまざまな色調のアズール顆粒を多数認める．

D：前骨髄球．Cよりクロマチンが凝集し，大きな核小体（矢印）を2個認める．アズール顆粒はやや粗大なものが多い．

E：未熟骨髄球（悪性リンパ腫，末梢血造血幹細胞採取液）．クロマチンはさらに凝集し，明瞭な核小体（矢印）を5個認める．細胞質は辺縁部に一部青みが残っているが，アズール顆粒（一次顆粒）の他に，色あせた薄い紫あるいは肌色の二次顆粒が出現している．

F：骨髄球（悪性リンパ腫，末梢血造血幹細胞採取液）．核は楕円形となり，クロマチンが凝集して，ところどころ大きな結節を作っている．アズール顆粒が一部残存しているが，二次顆粒が多くなってきている．

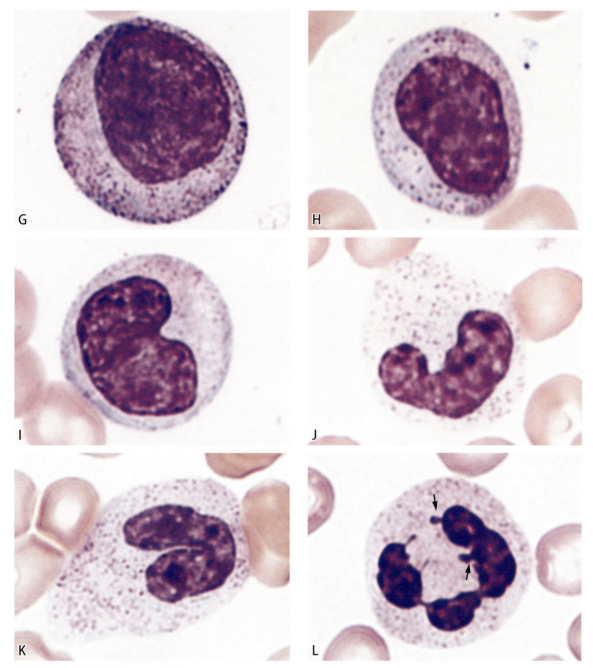

図 5-14 顆粒球の分化（つづき）

G：骨髄球（悪性リンパ腫，末梢血造血幹細胞採取液）．クロマチンはさらに凝集し，核全体が暗い印象を受ける．細胞質は青みが薄れ，アズール顆粒は少なくなり，大半は二次顆粒が占めている．

H：後骨髄球（薬剤性血小板減少症）．核は楕円形となりくびれが見られ，クロマチンも大きな結節を形成している．細胞質は左側にやや青みが残っているが，顆粒の大半は二次顆粒である．

I：後骨髄球（薬剤性血小板減少症）．核に大きな湾入が見られ，クロマチンは粗大な結節を形成している．顆粒はほぼ二次顆粒で置き換わっている．

J：桿状核好中球（本態性血小板血症）．核はやや伸びて細長くなり，一部にくびれや湾入が見られ，クロマチンは粗大な結節を形成している．

K：桿状核好中球（本態性血小板血症）．核はさらに細長くなっているが，細い糸状部分は見られない．顆粒のほとんどは二次顆粒であるが，薄紫のアズール顆粒も少し残っている．

L：分節核好中球（鉄欠乏性貧血）．クロマチンは大きな結節を形成し，核は5分葉して細い糸状部分でつながっている．女性の症例で，核の表面から先端がふくらんだ小突起（太鼓のばち，drum stick）（矢印）が見られる．

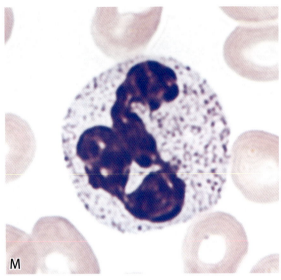

図 5-14 顆粒球の分化（つづき）
M: 分節核好中球．核は4分葉し，クロマチンは粗大な結節を形成してごつごつとした印象を与える．顆粒の多くは色あせた肌色の二次顆粒であるが，アズール顆粒も認められる．

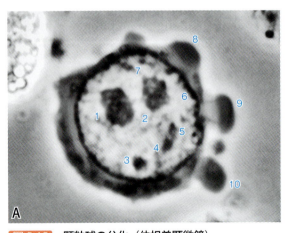 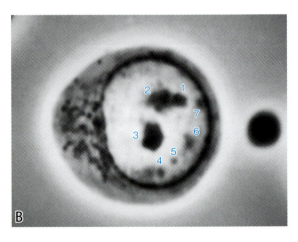

図 5-15 顆粒球の分化（位相差顕微鏡）
A：骨髄芽球（急性リンパ性白血病寛解期）．核はほぼ円形で大きな核小体が2個（1，2）見られるが，ヘテロクロマチン（3〜7）がまばらなために核全体が明るく見える．細胞質に散在している黒っぽい構造物はミトコンドリアであり，右側の細胞表面には短いきのこ状の突起（8〜10）が見られる．
B：骨髄芽球．核はほぼ円形で偏在し，Aよりも分化が進んだ細胞であることを示している．中央に大きな核小体が3個（1〜3）あり，もやもやとしたヘテロクロマチン（4〜7）が右側に少しあるだけで，核全体が明るく見える．細胞質の左側にある粒状あるいは管状の構造物はミトコンドリアである．

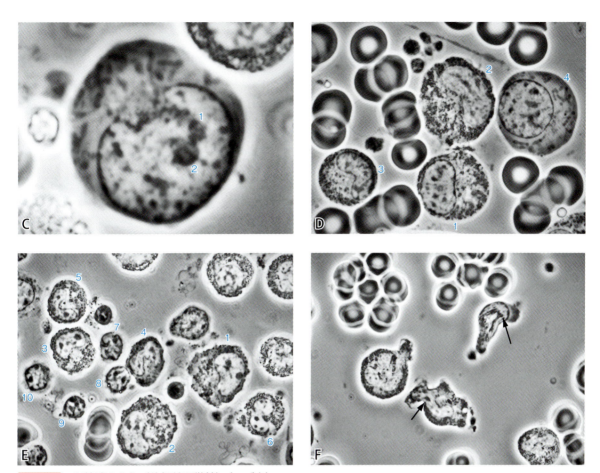

図 5-15 顆粒球の分化（位相差顕微鏡）（つづき）

C：前骨髄球．慢性リンパ性白血病．核は楕円形で全体的にまだ明るいが，大きな核小体（1, 2）の他に結節状あるいは不整形のヘテロクロマチンが多数散在している．細胞質にはミトコンドリアの他に顆粒が出現している．

D：骨髄球，後骨髄球．中央下の細胞（1）は核が楕円形で後骨髄球に移行しつつある骨髄球（核の短径が長径の1/2以上），その上は後骨髄球（2），左下は桿状核（3）（核の短径が長径の1/3以下）に近い後骨髄球で，細胞質には核の陥凹部周辺を除いて黒っぽい粗大な顆粒が充満している．中央右の細胞は前赤芽球（4）．

E：後骨髄球，桿状核好中球．比較的大型の3個の細胞は後骨髄球（1〜3），中央と左上，右下の中型の大きさの細胞は桿状核好中球（4〜6），左にある小型で不規則なくびれを示す核をもつ4個の細胞はリンパ球（7〜10）．後骨髄球，桿状核骨髄球の核には大型の核小体が複数個見られる．

F：好中球．急性リンパ性白血病寛解期．3個の好中球が激しくうごめいており，核，細胞質の形態が刻々と変化している．右上と下の細胞では核小体（矢印）が明瞭である．

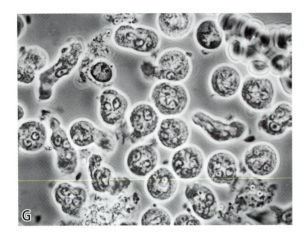
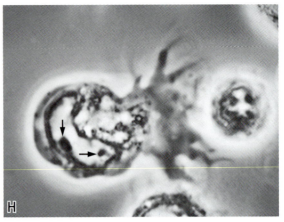
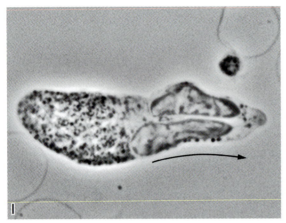
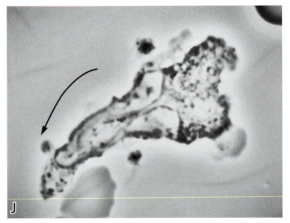

図 5-15 顆粒球の分化（位相差顕微鏡）（つづき）
G：好中球（自己免疫性溶血性貧血）．多数の好中球が活発にうごめいているが，いずれの分葉核も核小体が大きく明瞭で，細胞が活性化していることを示している．
H：好中球（悪性リンパ腫）．好中球が右側のリンパ球に向かって細胞質を伸ばしているが，あたかもこれから貪食しようとしているように見える．核小体（矢印）が明瞭である．
I：好中球．正常女性．核細胞質ともに平べったくなっており，これから右方向へ動こうとしている（矢印）．
J：好中球．正常女性．左下方向に動いている好中球で，核，細胞質ともにその方向に平たくなっている（矢印）．

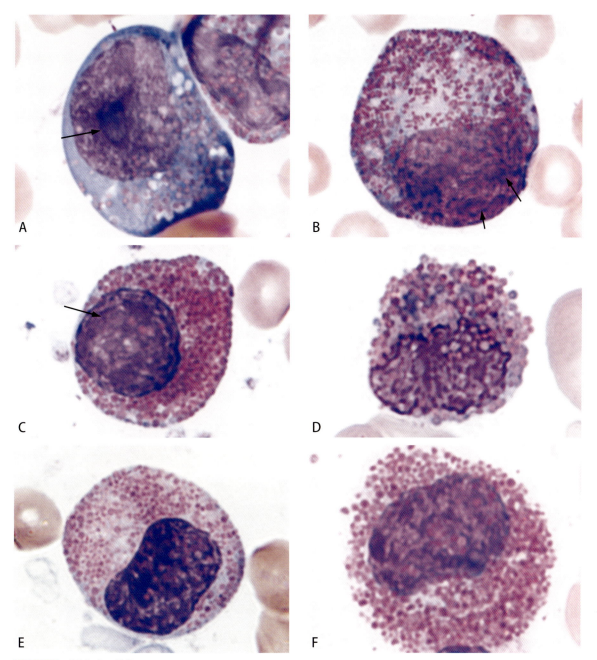

図 5-16　好酸球の分化

A：好酸性前骨髄球（好酸球増加症候群；hypereosinophilic syndrome）．核はいびつな楕円形で，クロマチンは比較的繊細で大きな核小体（矢印）を認める．細胞質は塩基好性が強く，未熟な濃紫色の粗大顆粒の他に，薄い橙色の顆粒（好酸性顆粒）が認められる．

B：好酸性未熟骨髄球（好酸球増加症候群；hypereosinophilic syndrome）．核の一部にくびれが見られ，クロマチンはやや繊細で大きな核小体（矢印）を認める．細胞質は塩基好性が強く空胞を認め，顆粒のほとんどは好酸性顆粒である．

C：好酸性骨髄球（好酸球増加症候群；hypereosinophilic syndrome）．核はほぼ楕円形で，クロマチンは凝集して結節を形成し，左上に大きな核小体（矢印）がある．細胞質はまだ青みが残っており，多数の好酸性顆粒が認められる．

D：好酸性後骨髄球（悪性リンパ腫）．核は楕円形でクロマチンは凝集し融合している．細胞膜が破壊された直後で，細胞質は青紫から橙色に至るまで，さまざまな色相の顆粒で充満しているのがよくわかる．

E：好酸性後骨髄球（悪性リンパ腫）．核が楕円形となりわずかなくびれが見られる．

F：好酸性後骨髄球（特発性血小板減少性紫斑病）．細胞膜が破壊された直後で，核はほぼ楕円形でEより長くなっている．顆粒のほとんどは好酸性顆粒に置き換わっている．

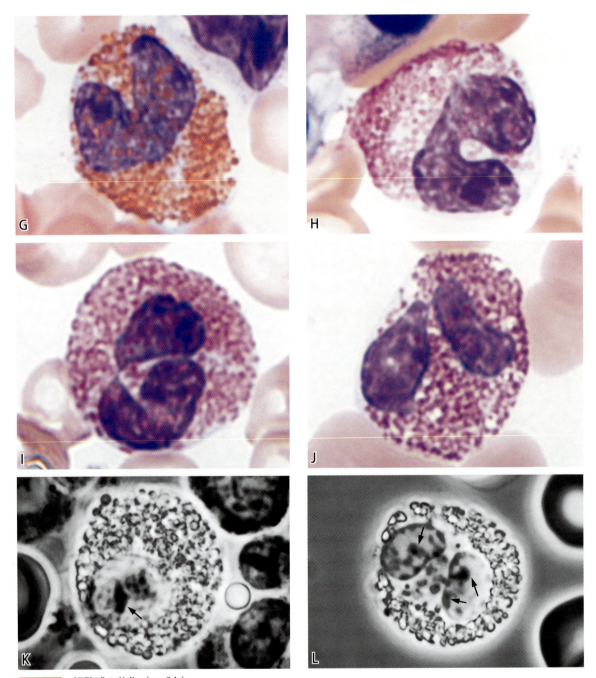

図 5-16 好酸球の分化（つづき）

G：桿状核好酸球．核が伸びて折れ曲がっており，細胞質には明るいオレンジ色の粗大顆粒が充満している．
H：桿状核好酸球（慢性骨髄性白血病）．Gよりも核が細長くなり折れ曲がっているが，中央部分は糸状に細くはなっていない．
I：分節核好酸球（鉄欠乏性貧血）．核は2つに分葉し，細い糸状部分でつながっている．
J：分節核好酸球（悪性リンパ腫）．2分葉核酸球で，骨髄異形成症候群で見られる異型好中球の偽 Pelger-Huët anomaly 様の分葉を示している．
K：好酸性骨髄球（位相差顕微鏡）．核は円形で中央に大きな核小体（矢印）が見える．細胞質は光り輝く大きな顆粒が充満している．
L：分節核好酸球．特発性好酸球増加症候群（hypereosinophilic syndrome; HES）（位相差顕微鏡）．偽 Pelger-Huët anomaly 様の分葉を示す分節核好酸球で，核小体（矢印）を認める．細胞質の顆粒は粗大で光り輝いている．

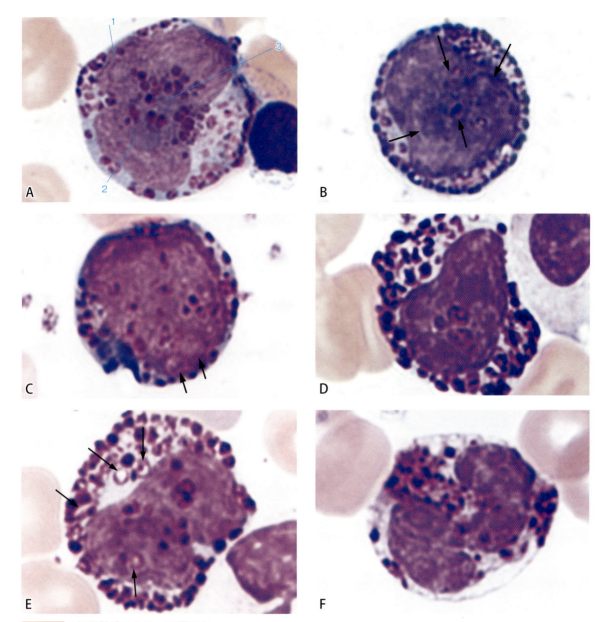

図 5-17　好塩基球の分化，肥満細胞

A：好塩基性前骨髄球．前骨髄球から骨髄球へ分化を示す細胞で，核はそら豆あるいは腎臓のような形でくびれがあり，クロマチンは比較的繊細で，赤紫の縁取りがある大きな核小体が複数見られる（1～3）．細胞質は特に周辺部で塩基好性が強く青みが残っており，好酸球の顆粒より大きい濃紫色の粗大顆粒の他に脱色した赤紫の顆粒が認められる．

B：好塩基性骨髄球（悪性リンパ腫）．核はいびつな楕円形でクロマチンは凝集，濃縮してきている．不整形の核小体（矢印）があり，細胞質には暗紫色の顆粒の他に，白く抜けた顆粒が見られる．

C：好塩基性骨髄球（急性骨髄性白血病寛解期）．核はほぼ円形でわずかなくびれが認められ，クロマチンは濃縮してほぼ一様に染まっており，右下に2つ大きな核小体（矢印）がある．細胞質には大きな暗紫の円形の顆粒が散在しているが，一部楕円形のものもある．

D：好塩基性後骨髄球（急性骨髄性白血病寛解期）．核はほぼ一様に染まり，くびれてひょうたんのような形をしている．細胞質は大きな暗紫色の顆粒が目立つが，辺縁部分が赤紫色に縁取られているように見える．

E：好塩基性後骨髄球．核は楕円形に伸び，くびれが見られる．顆粒の一部は脱色して白く抜けていて赤紫色で縁取られた空胞状になっている（矢印）．

F：桿状核好塩基球（骨髄異形成症候群/骨髄増殖性腫瘍）．核は細長くS状にうねっており，核クロマチンは凝集して粗大な結節を形成し一部融合している．細胞質の背景は白っぽく，暗紫色の大きな顆粒が目立つ．

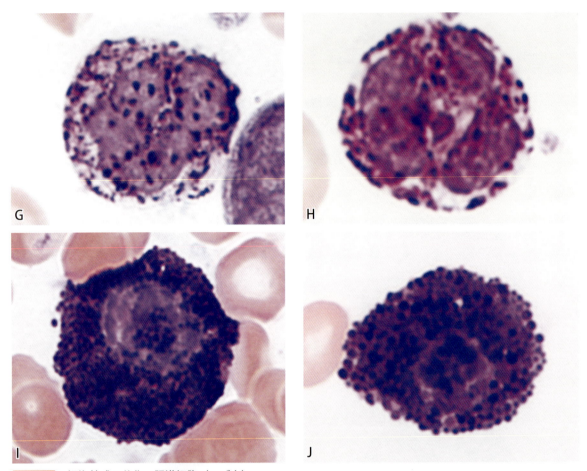

図 5-17 好塩基球の分化，肥満細胞（つづき）
G：分節核好塩基球（特発性血小板減少性紫斑病）．核は3または4分葉していると思われ，細胞質には暗紫色の大きな顆粒と，薄い青紫または赤紫のやや小さい顆粒が混在している．
H：分節核好塩基球（骨髄異形成症候群／骨髄増殖性腫瘍）．核は3または4分葉し，細い糸状部分で連結している．細胞質には暗紫色の粗大な顆粒の他に，赤紫の顆粒も見られる．
I：肥満細胞（本態性血小板血症）．細胞質全体が粗大な濃い紫色の顆粒でおおわれ，かろうじて円形の核が見える．
J：肥満細胞（急性骨髄性白血病）．細胞質全体がさまざまな大きさの濃い紫色の粗大顆粒でうめつくされており，核は下のほうにかろうじてその一部が見える．

5 単球の分化 [図 5-2]

単球系細胞は，幼若な細胞から順に単芽球（monoblast），前単球（promonocyte），未熟単球（immature monocyte），（成熟）単球（monocyte）に分類されているが，正常骨髄で単芽球，前単球を見ることはきわめて少なく，これらの細胞がよく見られるのは急性単球性白血病，特に未分化（単芽球）型である．2009 年にフランスの Goasguen らが単球とその前駆細胞，未熟細胞の形態学的特徴を記載して 4 種に分類し，WHO 分類はそれをそのまま踏襲している [表 5-1]．しかし彼らの記載する内容と提示している細胞は必ずしも一致せず，ちぐはぐで疑問が残る点がある．特に「前単球」の定義が問題で，いわゆる「未熟単球」との鑑別があいまいである．この点は切実な問題を包含している．すなわち WHO 分類では「芽球」が末梢血あるいは骨髄で 20 ％を超えると急性白血病として扱う約束になっているが，単球系では単芽球と前単球を広義の「芽球」としてカウントすることを明言している．しかし彼らの定義では特に前単球と未熟単球の境界が不鮮明なため，急性白血病とすべきか，あるいは慢性骨髄単球性白血病（chronic myelomonocytic leukemia; CMML）とすべきか，判断に迷う症例が少なからずある．

単芽球 [図 5-18A] はほぼ円形の細胞であり，核も円形で陥入やくびれは目立たない．クロマチンはきわめて繊細で核小体があり，細胞質は成熟単球とは異って塩基好性が強く顆粒を欠いている．次の分化段階の前単球 [図 5-18B, C] では，核に若干の陥入やくびれが見られ，細胞質は単芽球と同様で青紫色を呈するが，繊細なアズール顆粒が少数出現するようになる．核のくびれが少ない前単球は前骨髄球との鑑別が難しく，形態学的にはエステラーゼ染色により，特異的エステラーゼ（naphthol AS-D chloroacetate esterase）が染まれば前骨髄球，非特異的エステラーゼ（α - naphtyl butyrate esterase）が染まれば前単球として区別される．

前単球から成熟単球の間の分化段階にある細胞は一括して未熟単球 [図 5-18D, E] として分類されるが，核は円形から楕円形，次いで不規則なくびれや分葉傾向が現れ，次第にその程度が強くなり，最終的には全く不規則なアメーバ状の形態をとるようになる．クロ

表 5-1　単芽球，前単球，未熟単球，成熟単球の鑑別 （Goasguen JE. Haematologica. 2009; 94: 994-7）

	核の形	クロマチン	核小体	細胞質の色	アズール顆粒	コメント
単芽球	円形 / 楕円形	繊細 / レース様	明瞭	塩基好性	まれ	大きい（20 〜 30 μm）
前単球	くびれ，切れ込みあり	繊細 / レース様	明瞭	さまざまな程度の塩基好性	さまざま	核の形以外は単芽球様
未熟単球	くびれ，切れ込みあり	より濃縮	まれ	単芽球，前単球と成熟単球の中間		成熟単球に似ているが，より未熟で小さい
成熟単球	分葉，切れ込みあり	濃縮	なし[*1]	グレー	時々あり[*2]	大きい（20 〜 25 μm）しばしば空胞あり

[*1] 明らかな誤りで，比較的小型のものが多いが核小体を認めることは珍しくなく，複数もつ細胞もある．
[*2] 誤りで，アズール顆粒のサイズが小さいため目立たない細胞もあるが，決してまれではない．

マチンの繊細さは基本的には成熟単球までほぼ保たれているが，成熟単球［図 5-18F ～ I］では小さな結節が見られ，次第に大きさを増すとともに網目を形成する糸も若干太くなる．単芽球や前単球ではやや青みがかったやや大きめの核小体が見られるが，成熟単球では比較的小さく，白く空胞状の核小体が複数見られることが多い．

　細胞質は単芽球，前単球では深い青紫を呈するが，成熟単球ではやや青みが薄れ，青みがかった灰色（greyish blue），いわゆる「曇り空（cloudy sky）」様の色彩が特徴的である．単芽球では顆粒を欠くが，前単球からは微細なアズール顆粒が見られ，次第にその数を増すようになる．成熟単球では大小さまざまな空胞の他に細胞表面にはアメーバ状の不規則な突起，偽足がしばしば見られる．

　位相差顕微鏡で見る単球の最大の特徴は，周囲の細胞よりも明るく見える点にある．その理由は不整形を呈する核が大きく，クロマチン結節も小さく比較的まばらであることに加え，細胞質が広く顆粒が少ないことにある［図 5-19］．一部の細胞は好中球と同様に動いているが，その動きは好中球に比べきわめて緩慢であり，細胞表面には不規則な波状突起があって刻々と変化している 動画 09 動画 10 ．

　骨髄では単球の他に，起源は同じであるが骨髄の環境で分化して異なる形態を示すに至ったマクロファージがあり，その大きさ，形状，細胞質の性状はきわめて多彩で［図 5-20A ～ D］，しばしば他の血球を貪食している姿が観察される［図 5-20B ～ E］．細胞質が濃い青～紺色に染まる顆粒で充満しているマクロファージは「sea-blue histiocyte」とよばれる［図 5-20F, G］．

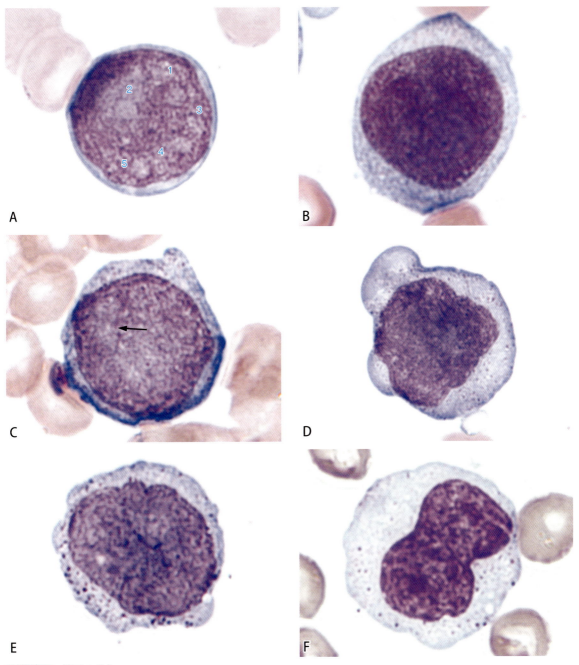

図 5-18　単球の分化

A：単芽球（急性単球性白血病）．核は円形がくずれてややいびつになっている．クロマチン構造はきわめて繊細で，大きめの核小体（1〜5）を複数認める．細胞質は塩基好性が強く，顆粒を欠いている．
B：前単球（急性単球性白血病）．ほぼ円形の核でクロマチンは繊細，中央に不整形の核小体を認め，細胞質は塩基好性で薄い藍色を呈し，ごくわずかにアズール顆粒を認める．上方が白く抜けて明るく見える．
C：前単球（急性単球性白血病）．核は角ばったところがあり，クロマチン構造は繊細で，左上方に大きな核小体（矢印）を認める．細胞質は塩基好性が強く，微細なアズール顆粒を少数認める．
D：未熟単球（多発性骨髄腫）．核クロマチンは凝集して結節を形成しており，白く抜けた核小体がある．細胞質は青みが残っており，やや粗大なアズール顆粒が散在している．
E：未熟単球（骨髄異形成症候群）．核はいびつな楕円形で，クロマチンは凝集傾向を示し，中央に不整形の核小体がある．細胞質は周辺部に青みが強く，前単球よりもアズール顆粒が増えている．
F：成熟単球（本態性血小板血症）．一見，後骨髄球様であるが，よく見ると核は複雑にくびれこんでおり，クロマチンは E よりも凝集している．細胞質は広く，青みがかった灰色を呈し，アズール顆粒を多数認める．

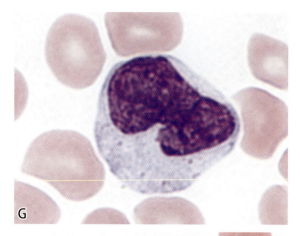
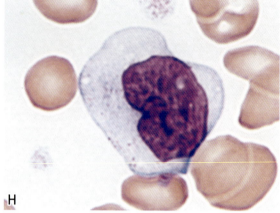
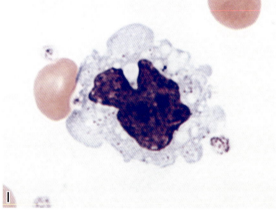

図 5-18　単球の分化（つづき）

G：成熟単球（正常男性）．核はFよりも細長いが両端が折れ曲がっており，小さな空胞状の核小体が多数存在する．細胞質には色あせた青紫でやや粗大な顆粒と赤紫の小さな顆粒が混在している．

H：成熟単球（本態性血小板血症）．核はいびつな腎臓形であるが複雑にくびれこんでおり，粗大なクロマチン結節が見られる．細胞質は辺縁部に一部青みが残っており，微細な赤紫のアズール顆粒が多数存在する．

I：成熟単球（急性リンパ性白血病）．核は不規則な分葉を示し，一部の粗大結節を除いて比較的一様に染まって見える．広い細胞質はやや青みのある灰色で，辺縁が不規則に波打ち，微細なアズール顆粒の他さまざまな大きさの空胞が目立つ．

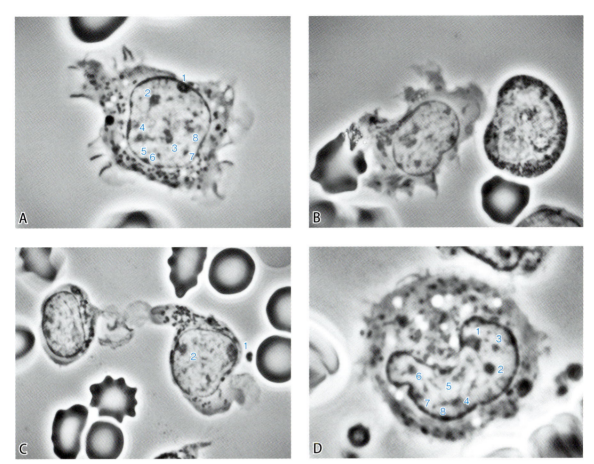

図 5-19 単球(位相差顕微鏡)
A：正常女性．小さな核小体(1～3)が観察されヘテロクロマチン(4～8)が未発達なので，ほぼ円形の核全体が明るく見える．細胞表面は不規則な突起を有し，エイのひれのような緩やかな動きを見せ，細胞質には顆粒，ミトコンドリア，空胞が見られる．
B：正常女性．左が単球，右は好中球．核はほぼ楕円形で，細胞質は不規則な突起を出している．核の左側にミトコンドリアが集簇している．
C：正常女性．右が単球，左はリンパ球．核の左右両端に2個核小体(1, 2)がある．細胞質は左上と右下に細長い突起を出しており，左上の突起はリンパ球の突起と接しているように見える．
D：真性赤血球増加症．核は彎曲して長くなり，明瞭な核小体を2個認め(1, 2)小さなヘテロクロマチン(3～8)が散在している．細胞質には空胞が目立ち，細胞表面は毛ばだっている．

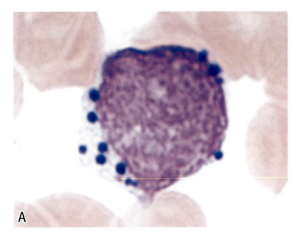
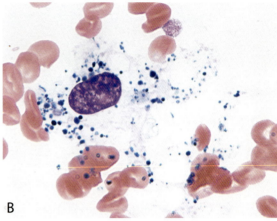
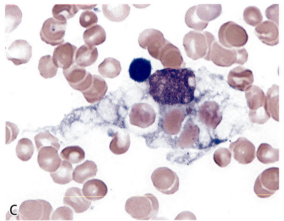
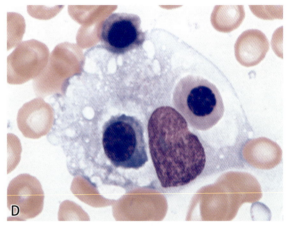

図 5-20 マクロファージ

A：急性骨髄性白血病．核はいびつな円形で篩状のクロマチン構造を呈する．細胞質はアメーバ状で不整形に広がり，さまざまな大きさの青緑色の顆粒が多数認められる．
B：赤芽球瘻．細胞質は不規則に広がり，紺または暗緑色の顆粒が充満しており，赤血球を貪食しようとしている．
C：Aggressive NK cell leukemia．細胞質は横に細長く広がり，赤血球を貪食している．
D：赤芽球を 2 個貪食し，さらにもう 1 個貪食しようとしている．
E：位相差顕微鏡．中央最下部に大きな核（矢印）があり，左上に向って広がる細胞質にはリンパ球，赤芽球，血小板の他に，核の分解産物とさまざまな形状の顆粒状物質が充満している．

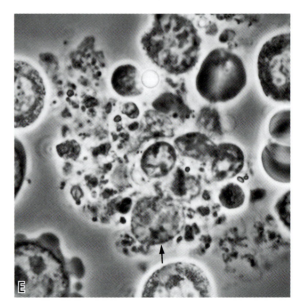

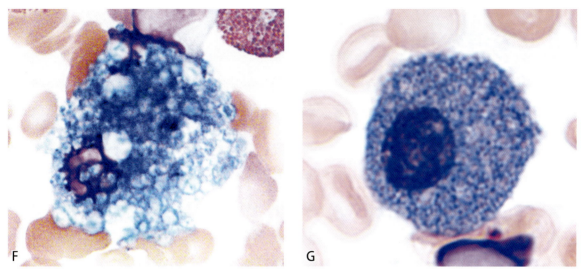

図 5-20　マクロファージ（つづき）
F：Sea-blue histiocyte（慢性骨髄性白血病）．細胞質内に大小さまざまな大きさの空胞と青緑色の顆粒が多数認められる．
G：Sea-blue histiocyte（マントル細胞リンパ腫）．細胞質内に鮮やかな青い顆粒が充満している．

6 リンパ球の分化 [図 5-3]

　分化の観点からすると，リンパ球は他系統の細胞と異なり，成熟した細胞でも刺激を受けると再び幼若な形態をとる（blastic transformation）点がきわだった特徴である．正常骨髄，末梢血でリンパ芽球 [図 5-21] を見ることはきわめてまれで，急性リンパ性白血病や悪性リンパ腫で見られる．リンパ芽球は他の芽球より小さく，細胞質が貧弱である．核は円形で核クロマチンは成熟リンパ球よりは繊細であるが，リンパ球の特徴，すなわち絵の具を塗ったようなべたっとした印象は芽球でも備わっており，しばしば核小体が見られる．細胞質はやや濃い青紫色で顆粒はない．リンパ球の大きさはさまざまであるが，大，中，小の 3 型に分けられる [図 5-22 〜 5-24]．光学顕微鏡では核小体が明瞭なリンパ球はきわめて少なく，区別して前リンパ球（prolymphocyte）[図 5-25] とよばれる．しかし位相差顕微鏡では多くのリンパ球で核小体がはっきりと確認でき [図 5-26A, B]，blastic transformation 後のリンパ球でも核小体が見られることから，「前リンパ球」という細胞は分化とは無関係であって，刺激を受け活性化したリンパ球の形態を示しているに過ぎない．

　末梢血では T 細胞はリンパ球全体の 90% 以上を占め，B 細胞と NK 細胞は数% に過ぎない．光学顕微鏡で観察すると，いずれも核の大半は円形または楕円形を呈し，複雑なくびれや切れ込みをもつ細胞は少ない．しかし位相差顕微鏡では核が完全に平滑で球状を呈するリンパ球はまれであって，多かれ少なかれ切れ込みやくびれを示し [図 5-26B 〜 D]，核と細胞質の形態が刻々と変化する細胞もしばしば観察される．よく見ると，細胞表面も平滑ではなく，毛髪状，波状のさまざまな突起を示す細胞が多い [図 5-26C, D]．

1. B 細胞の分化 [図 5-27]

　リンパ芽球から一歩 B 細胞へと分化した成熟 B 細胞の前駆細胞である「hematogone」は，正常人，特に若年者の骨髄でしばしば見られるが，急性リンパ性白血病，悪性リンパ腫，多発性骨髄腫などの B 細胞系腫瘍や特発性血小板減少性紫斑病（immune/ idiopathic thrombocytopenia purpura; ITP），関節リウマチなどの自己免疫性疾患でも観察される．Hematogone は N/C 比が大きな点が特徴であり，細胞質が極端に少ないものではほとんど裸核に見える [図 5-28]．核クロマチンについてはこれまで具体的には記載されていないが，リンパ芽球と同様やや繊細なものから，濃縮して成熟リンパ球と変わらずべたっとしたものまでさまざまである．

　B リンパ球は成熟するにつれて細胞質が豊かになり，核にはしばしば特徴的な鋭角的切れ込み（cleavage）が生じ，偏在して核周囲の一部に明るく抜けて見える部分（perinuclear hallo，核周明量: ゴルジ体が存在する領域）が見られるようになり，次いで形質細胞に近い形態を示すようになる（形質細胞様リンパ球, plasmacytoid lymphocyte）[図 5-29]．

B 細胞の最終分化段階である形質細胞の形態学的特徴は，核が偏在し，核クロマチンは粗大結節状でごつごつとした印象を与え，核辺縁部に集まること（車軸様核），細胞質は豊かで偏在する広い核周明庭をもつことである［図 5-30A ～ C］．形質細胞のもう 1 つの特徴は多彩な形態を示すことで，典型的な形質細胞とは著しく異なる形態を示すために一見して形質細胞と判別できない細胞もあり，その一部は特有な名前が付けられている．すなわち，核や細胞質にさまざまな形の封入体が見られたり［図 5-31］，細胞質の形態から，泡沫状細胞［図 5-32］，ぶどう細胞（grape cell）［図 5-33］，赤紫の Russell body，細胞辺縁が赤く染まり炎のように見える火炎細胞（flame cell）［図 5-34］の他，さまざまな形状の突起をもつ細胞もある［図 5-35］．ただし，これらの細胞は必ずしも多発性骨髄腫に特異的ではなく，非腫瘍性疾患でも見られるので注意が必要である．

2. T 細胞，ナチュラルキラー（NK）細胞の分化 ［図 5-36，表 5-2］

T 細胞と NK 細胞は共通の前駆細胞から分化することが知られているが，未熟細胞から成熟細胞に至るまでの一連の形態学的変化については明らかではない．末梢血では T 細胞はリンパ球全体の 90％以上を占めるが，B 細胞と NK 細胞である顆粒リンパ球は数％に過ぎない．光学顕微鏡では，いずれも核の大半は円形を呈し複雑なくびれや切れ込みをもつ細胞は少ないが，位相差顕微鏡でよく見ると不規則な切れ込みやくびれを示す核が多く見られる．

免疫学的形質の観点からは，T 細胞は B 細胞と並んでその成熟過程の詳細が明らかにされているが，T 細胞の幼若細胞の形態学的同定は B 細胞に比べて難しい．光学顕微鏡で観察可能な T 細胞の形態学的特徴は，悪性リンパ腫の病理組織標本でいう核の脳回転状あるいはクルミのような 3 次元的で複雑なくびれ（convolution）にあるが［図 5-37］，これがなければ形態学的に T 細胞と同定することはできない．したがって B 細胞の hematogone に対応する T 細胞の前駆細胞は形態学的には明らかではない．

リンパ球の細胞質には顆粒のあるものとないものがあるが，大型のリンパ球でアズール顆粒をもつ細胞は大顆粒リンパ球（large granular lymphocytes; LGL）とよばれ，機能的には細胞障害性（cytotoxic）T 細胞または NK 細胞に相当するものである．細胞の大きさ，顆粒の大きさと数はさまざまであり［図 5-38A, B］，よく見ると大型リンパ球に限らず，数は少ないが中型［図 5-38C, D］，小型リンパ球［図 5-38E, F］でも顆粒をもつ細胞がある．一般に LGL は「15μM 以上の大きさでアズール顆粒を 3 個以上もつリンパ球」と定義されているが，中型，小型の顆粒リンパ球について記載した報告がないために，機能的には LGL と同様に細胞障害性 T 細胞や NK 細胞のもつ生物学的活性をもつのか，あるいは全く別の機能をもつのか明らかではない．

表 5-2　NK 細胞の分化

	c-kit	CD56	CD16	CD57	KIR[*1]	CXCR4[*2]	末梢血（%）	機能
未熟 NK 細胞	＋	bright	－／＋	－	－	－	〜10	サイトカイン, ケモカイン分泌
成熟 NK 細胞	－	dim	＋＋＋	＋	＋＋＋	＋＋	85〜90	細胞障害性

[*1] killer-cell immunoglobulin-like receptor, [*2] C-X-C chemokine receptor type 4

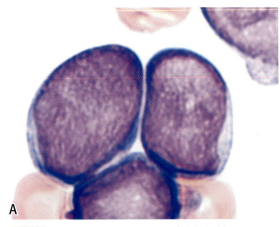 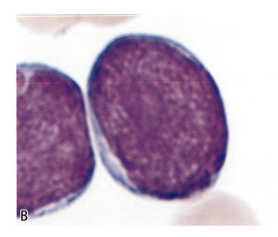

図 5-21　リンパ芽球（急性リンパ性白血病）
A：核はほぼ楕円形，クロマチンは比較的繊細で大きな核小体を認める．細胞質は狭くやや青みを帯びている．
B：核は楕円形，クロマチンは A より凝集し，結節が見られる．中央に不整形の核小体を認める．細胞質は狭く辺縁部が青みを帯びている．

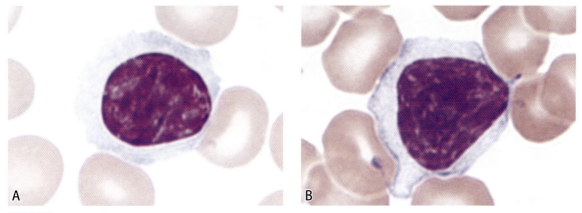

図 5-22　大リンパ球
核は円〜楕円形で大きく，クロマチンは濃縮し比較的一様に染まっている．細胞質は豊かでやや青みを帯びた灰色を呈している．

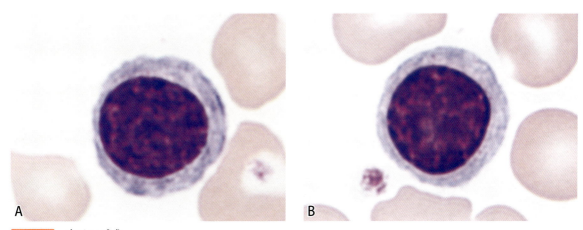

図 5-23　中リンパ球
核はほぼ円形で大リンパ球より小さく，クロマチンが濃縮して一様に染まっている．細胞質はやや青みを帯びており，大リンパ球よりも狭くなっている．

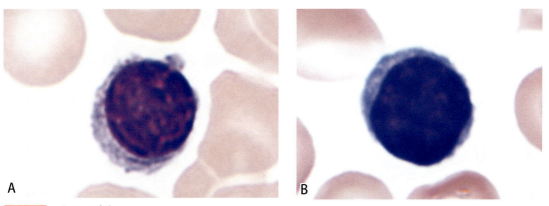

図 5-24　小リンパ球
核はさらに小さくなり，クロマチンは濃縮して核全体が暗く見える．細胞質もさらに乏しくなっている．

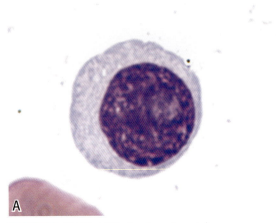
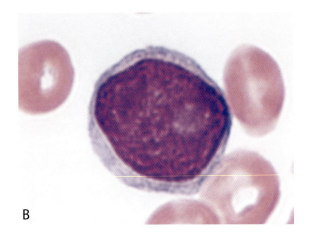

図 5-25　前リンパ球（prolymphocyte）
A：悪性リンパ腫．円形核が右寄りに偏在しており，大きな核小体がある．
B：慢性リンパ性白血病．ややいびつな楕円形核に大きな楕円形の核小体がある．

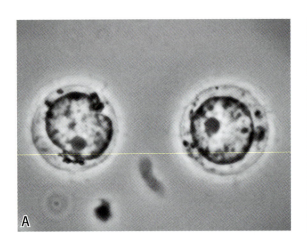
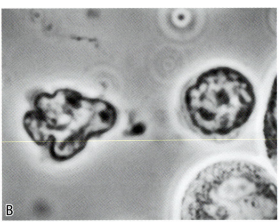
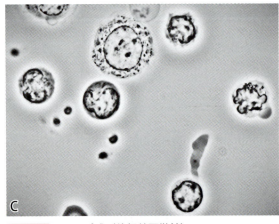
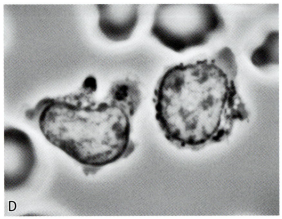

図 5-26　リンパ球（位相差顕微鏡）
A：ほぼ円形の核で明瞭な核小体が1個認められ，細胞質にはミトコンドリアが少数散在している．
B：右側の細胞の核はほぼ円形，左の細胞の核には不規則なくびれが見られるが，それぞれ核小体が2個見られる．
C：悪性リンパ腫．大型の細胞（骨髄球と思われる）の他に5個のリンパ球があるが，核に不規則なくびれが見られる．右下の細胞は細長い突起を伸ばしている．
D：急性リンパ性白血病寛解期．細胞質表面に不規則な突起があり，波打っている．

	Stem cell →	Early Pro-B →	Late Pro-B →	Large Pre-B →	Small Pre-B →	Immature B →	Mature B →	Plasma cell
H鎖 遺伝子再構成		DJ	VDJ	VDJ	VDJ	VDJ	VDJ	VDJ
L鎖 遺伝子再構成					VJ	VJ	VJ	VJ
免疫グロブ リン蛋白	−	−	−	Cyμ sμ (一過性)	Cyμ	sIgM	sIgD/IgM	CyIgG,A,M,D,E
TdT								
Kit								
CD34								
CD10								
CD19								
CD20								
CD25								
CD79A								
CD38								

Cy; cytoplasmic, s; surface

図 5-27　B細胞の分化

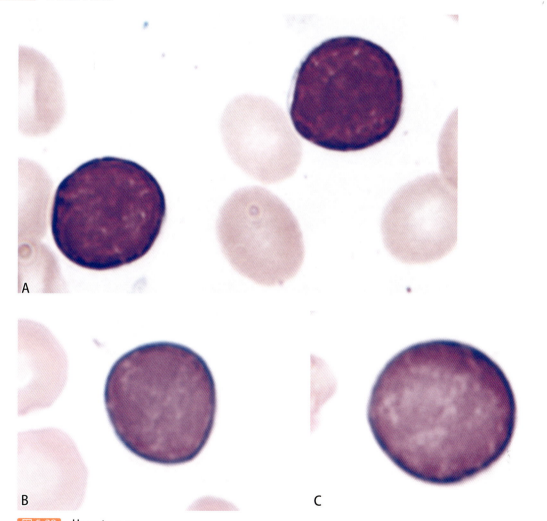

図 5-28　Hematogone
A：好中球減少症，B：悪性リンパ腫，C：骨髄異形成症候群．一様に染まった裸核のように見えるが，よく見ると核の辺縁に細胞質がごくわずかに認められる．

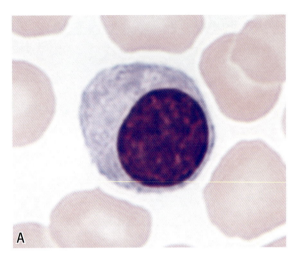
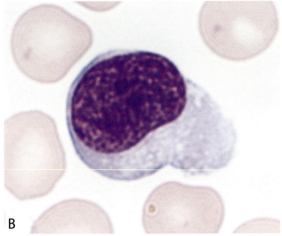
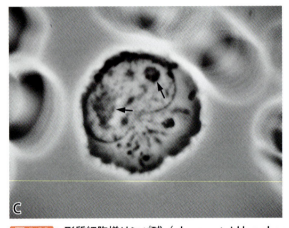

図 5-29 形質細胞様リンパ球（plasmacytoid lymphocyte）
A, B：May-Hegglin 異常．円～楕円形の核が偏在し，核周の一部が明るく見える（核周明庭，明暈）．
C：位相差顕微鏡．楕円形の核が偏在し，大きな核小体（矢印）が 2 個認められる．細胞質にある小粒状，円筒状の構造物はミトコンドリアである．

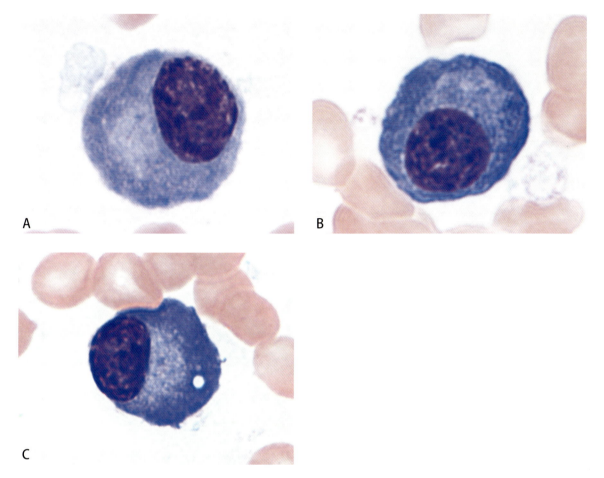
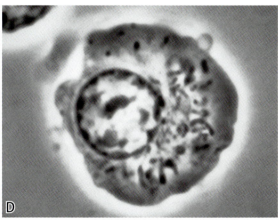
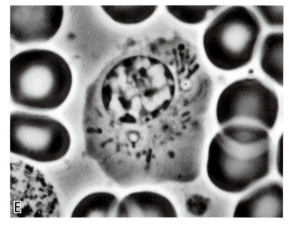

図 5-30 形質細胞

A, B：骨髄異形成症候群，C：悪性リンパ腫．円〜楕円形の核は偏在し，粗大結節状のクロマチンが核全体及び核膜に沿って認められる（車軸様核）．細胞質は豊かで薄い紺色に染まり，核周明庭（明暈）が広がっている．

D：急性リンパ性白血病寛解期（位相差顕微鏡）．核が左側に偏在し中央に楕円形の大きな核小体がある．核膜は扁平なヘテロクロマチンで裏打ちされている．細胞質には多数のミトコンドリアが見られる．

E：位相差顕微鏡．核膜が粗大なヘテロクロマチンで裏打ちされ，車軸様構造がよくわかる．核周明暈に相当する領域にはゴルジ装置が発達しているが，位相差顕微鏡ではもやもやしていてよくわからない．周辺部にはよく発達したミトコンドリアが見られる．

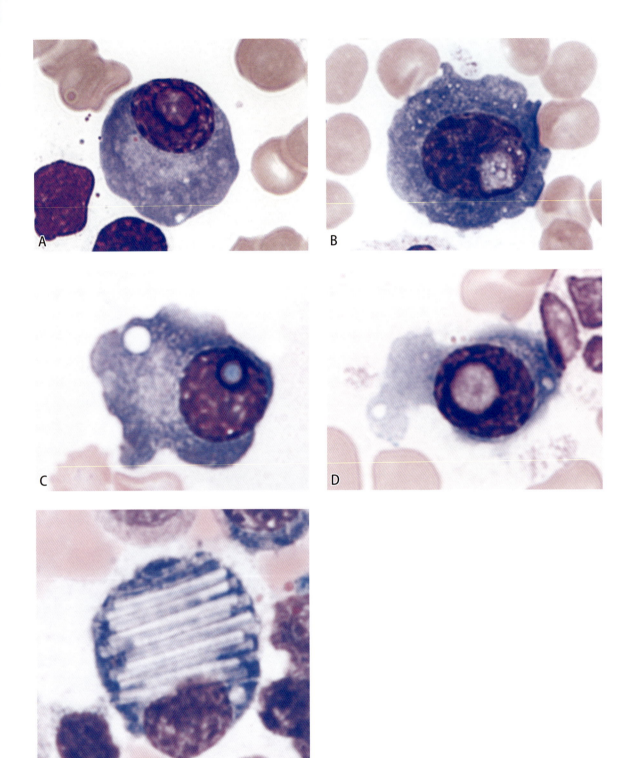

図 5-31 形質細胞
A：好酸球増加症，B, C：悪性リンパ腫，D：骨髄増殖性腫瘍．核内に大きな円形の封入体が見られ，C では薄い青緑に染まっている．
E：細胞質に白く抜けた棒状の封入体が充満している．

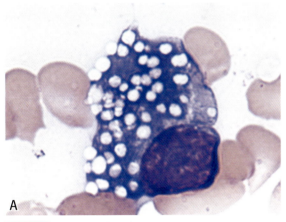

図 5-32　泡沫状形質細胞
好中球減少症．細胞質内に多数の空胞が見られる．

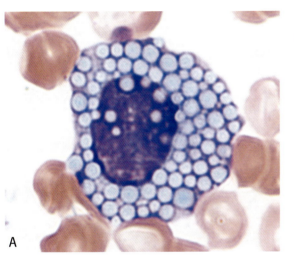

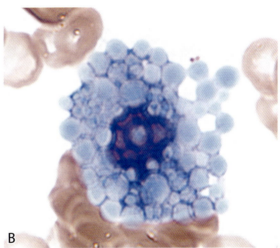

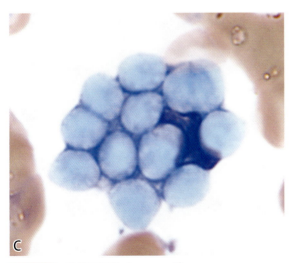

図 5-33　ぶどう細胞（grape cell）
A：急性リンパ性白血病，B：慢性肝炎，C：急性骨髄性白血病．細胞質内に淡青色の空胞が充満している．

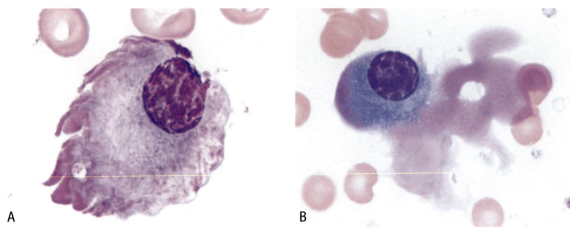
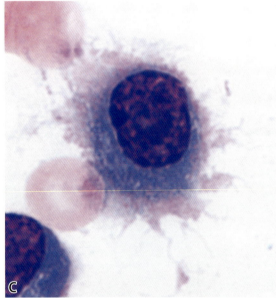

図 5-34　火炎細胞（flame cell）（骨髄異形成症候群）
形質細胞であるが，細胞表面に桃色の不規則な突起が見られ，あたかも炎のように見える．

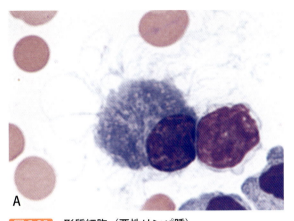
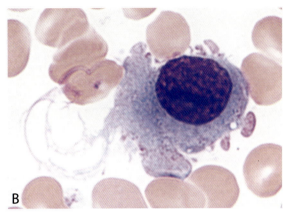

図 5-35　形質細胞（悪性リンパ腫）
細胞表面に毛髪状など不規則な突起が見られる.

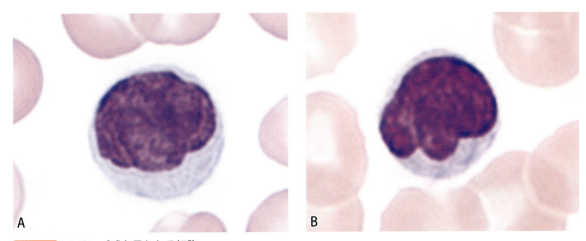

図 5-36　T細胞の分化

図 5-37　Tリンパ球と思われる細胞
A：鉄芽球性貧血，B：May-Hegglin 異常．核はほぼ一様に染まり，不規則なくびれ，分葉傾向が見られる．

5. 血球の分化 | 093

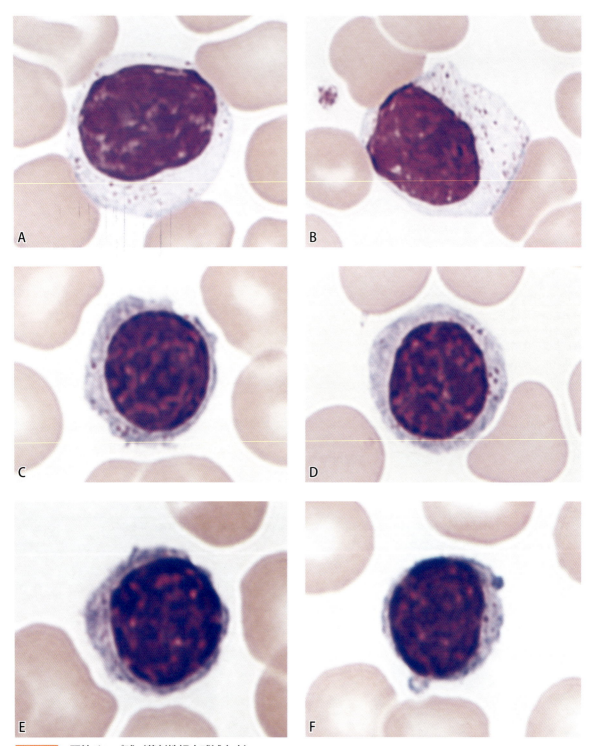

図 5-38 顆粒リンパ球（薬剤性好中球減少症）

A, B：大顆粒リンパ球（large granular lymphocyte; LGL）．大型のリンパ球で，細胞質に微細なアズール顆粒が多数存在する．
C, D：中型の顆粒リンパ球．細胞質にアズール顆粒が散在している．
E, F：小型の顆粒リンパ球．細胞質にアズール顆粒を少数認める．

6 非造血細胞

　正常骨髄で見られる非造血細胞には，大きな円形の脂肪細胞（fat cell, adipocyte），細長い紡錘形の血管内皮細胞（vascular endothelial cell）や線維芽細胞（fibroblast），線維細胞（fibrocyte），大きな楕円形の骨芽細胞（osteoblast），楕円形の多核巨細胞となる破骨細胞（osteoclast）がある．

1 脂肪細胞

　脂肪細胞は細胞質が風船状に大きくふくらんでいる点が特徴的である［図6-1A, B］．しばしば集合体をなし，毛細血管に沿って房状に連なっている［図6-1C, D］．脂肪細胞は骨髄の細胞密度を判定するうえで重要であり，造血細胞と脂肪細胞の割合が同等の場合は正形成，造血細胞が多い場合は過形成，脂肪細胞が多い場合を低形成とする．一般に年齢とともに脂肪細胞の割合が増加し，高齢者では低形成を示す．

2 血管内皮細胞

　骨髄標本を観察すると，骨髄の小組織片が見られ，脂肪細胞，マクロファージ，造血細胞が一塊となっているが，これらの細胞集団の中を錯綜する線状の構造物がしばしば観察される［図6-1C, D, 6-2］．よく見るとこれは毛細血管であり，扁平の核をもつ細長い細胞（血管内皮細胞）によって管状構造物が形成され，その中に赤血球が見られる［図6-3, 6-4］．血管内皮細胞の細胞質は膜状に薄く，長く伸びて隣接する血管内皮細胞につながっている．

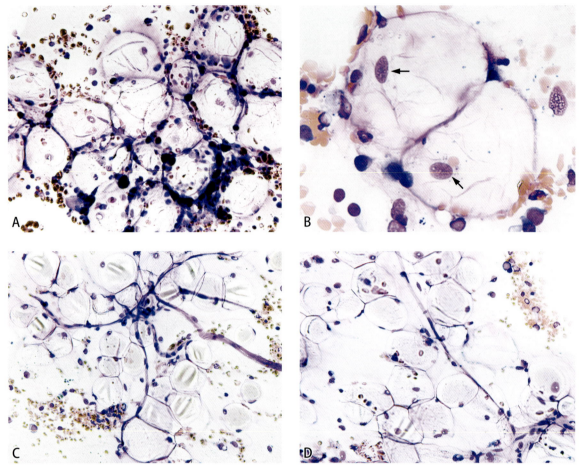

図6-1 脂肪細胞
A：骨髄異形成症候群．細胞質が大きく球状にふくらんだ細胞が集簇している．
B：悪性貧血．核は楕円形で篩状のクロマチン構造を示し（矢印），細胞質は球状にふくらみ白く抜けている．
C, D：骨髄異形性症候群．血管に沿って多数の脂肪細胞が房状に連なっている．

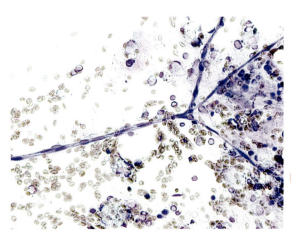

図6-2 毛細血管
急性リンパ性白血病寛解期．扁平な核をもつ血管内皮細胞に裏打ちされた樹枝状の血管が伸び，右側で3分岐している．

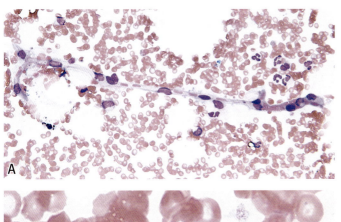
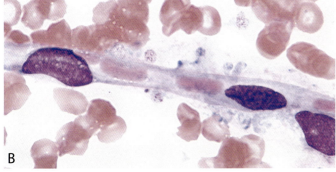
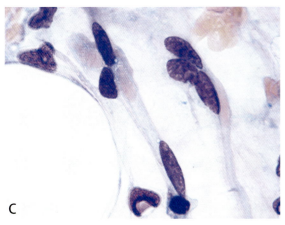

図 6-3 血管内皮細胞
特発性血小板減少性紫斑病．細長い扁平な核をもち，細胞質が線状に延びて内腔を形成しており，内腔には赤血球が見られる．

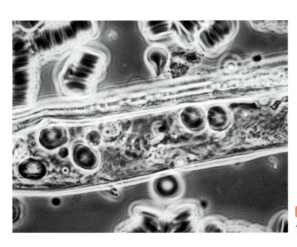

図 6-4 毛細血管
位相差顕微鏡．内腔に赤血球が見られる．

3 線維芽細胞，線維細胞

　血管，脂肪細胞とからまるか，あるいはその近傍に存在し，一見マクロファージに似ているが，核は細長く扁平で，細胞質は顆粒を欠いている．核クロマチンは線維芽細胞（fibroblast）では結節が小さくまばらで明るく見えるのに対し［図 6-5］，成熟した線維細胞（fibrocyte）では濃縮して結節が目立たない［図 6-6］．

4 破骨細胞

　大型の細胞で，しばしば集塊をなしているため目立つ．核は円形で多核のものが多く，核クロマチン結節は比較的小さく全体に散在して篩（ふるい）状に見える［図 6-7］．小さな核小体をもつものもある．細胞質は広大でやや赤みがかった肌色を呈し，多数の微細なアズール顆粒が見られる．

5 骨芽細胞

　破骨細胞同様，大型の細胞でしばしば集塊を形成し，細胞質の塩基好性が強いために，一見腫瘍細胞と見間違えるほどである．核は円形で大きく，形質細胞のように偏在しているが，核クロマチンはやや繊細なものから濃縮，凝集が目立つものまで幅広く，核小体をもつものもある．細胞質は豊かで塩基好性が強く顆粒を欠く［図 6-8］．

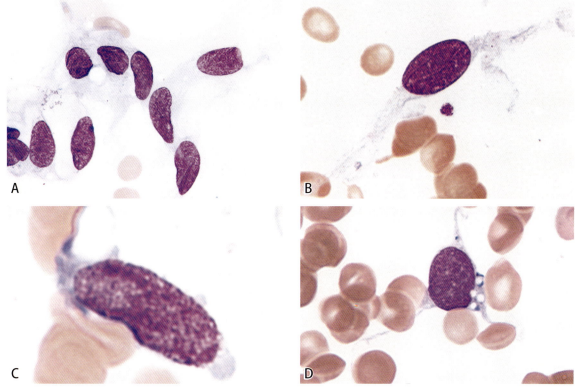

図 6-5　線維芽細胞
A, B：多発性骨髄腫, C：急性白血病. 核は楕円形でクロマチン構造は篩状である. B, C の細胞質は核の長軸に沿って伸びているが, D は 3 方向に長い突起を出し空胞が目立つ.

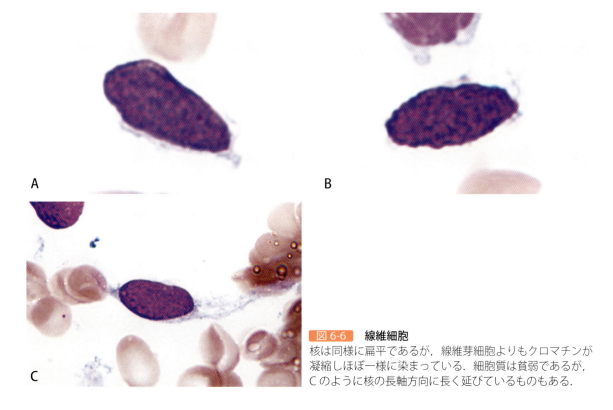

図 6-6　線維細胞
核は同様に扁平であるが, 線維芽細胞よりもクロマチンが凝縮しほぼ一様に染まっている. 細胞質は貧弱であるが, C のように核の長軸方向に長く延びているものもある.

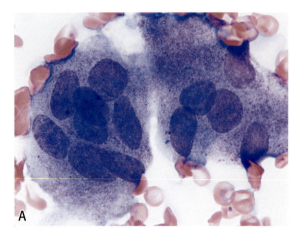
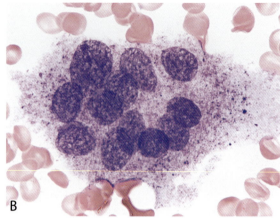
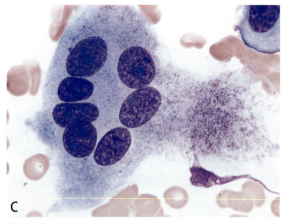

図 6-7　破骨細胞（osteoclast）

多発性骨髄腫．大型の多核細胞で，核はいびつな楕円形，クロマチンは凝集して小結節を形成しており，A，C では濃い青紫色で縁どられた小型の核小体が見られ，一部は融合している．細胞質は豊かで微細なアズール顆粒が多数認められる．

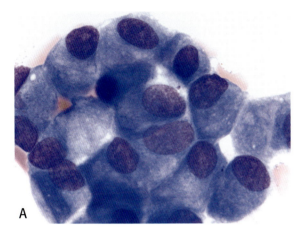
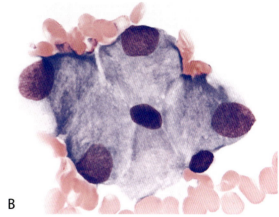
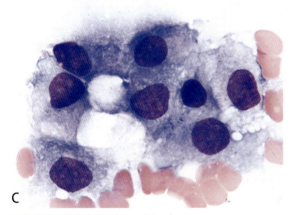

図 6-8 　骨芽細胞（osteoblast）

多発性骨髄腫．大型で塩基好性の強い細胞質をもつ細胞が集塊を形成しており，一見がん細胞のように見える．核は円形～楕円形で偏在し，クロマチンはところどころ凝集しており，A，C では塩基好性の強い核小体が複数見られる．

7 正常末梢血細胞とその異常

1 正常赤血球とその異常

　正常赤血球 ［図 7-1］ はほぼ円形で，大きさに多少不揃いはあるが，直径 6 〜 9 μM の範囲にある．色調は一見一様に見えるが，よく見ると中央部が陥凹しているために薄く白っぽく見える部分がある（central pallor）．しかし central pallor が全体の半分以上の面積を超えることはない．多数の赤血球を観察するとヘモグロビン，リボソーム，RNA の含有量により色調にはグラデーションが見られ，成熟した赤血球は若干赤みのある肌色を呈するが，幼若な細胞ほど青みが強く，特に骨髄から放出された直後の網赤血球が最も青みが強い ［図 7-2A］．これは成熟赤血球に比べてリボソーム，RNA の含量が多いためであり，ニューメチレンブルーで染色すると細顆粒状の青い斑点が網目状に見える ［図 7-2B］．

　赤血球の異常には円形を逸脱した形の異常と染色性（色調）の異常があり，全体として大きさが不揃いな場合は大小不同症（anisocytosis），異常な形態を示す細胞が目立つ場合を奇形赤血球症（poikilocytosis），両方見られる場合，大小不同奇形赤血球症（anisopoikilocytosis）という．

　形の異常を示す赤血球にはさまざまな名称がつけられ，central pallor を欠き細胞全体が一様に濃く染まる球状赤血球（spherocytes，遺伝性球状赤血球症や溶血性貧血で溶血の強い時に見られ，溶血活性が強い時には小球状赤血球〔microspherocytes〕が目立つ）［図 7-3］，楕円形または卵円形の楕円赤血球（elliptocytes，典型例は遺伝性楕円赤血球症で見られる）［図 7-4］，細長く彎曲し鎌のように見える鎌状赤血球（sickle cell: 鎌状赤血球症〔sickle cell anemia〕で特異的に見られる）［図 7-5］，表面に短い金平糖状の突起をもつウニ状（有棘）赤血球（echinocytes）［図 7-6］，不規則でさまざまな長さの突起のある有棘赤血球（acanthocytes, spur cell）［図 7-7］，涙のしずく様の涙滴赤血球（tear drop cell）［図 7-8］，中央部と辺縁部が濃く染まり，中間部分が白っぽく抜けるため射的の的のように見える標的赤血球（target cell）［図 7-9］，中央部に楕円形〜長方形の白く抜けて見える細長い部分が唇のように見える有口赤血球（stomatocyte）［図 7-10］，また物理的にちぎれたような不規則でさまざまな形態異常を示す赤血球を一括して奇形赤血球（poikilocyte）あるいは破砕赤血球（red cell fragmentation）［図 7-11］といい，播種性血管内凝固（disseminated intravascular coagulation; DIC），血栓性血小板減少性紫斑病（thrombotic thrombocytopenic purpura; TTP），がんの骨髄転移，骨髄線維症などで見ら

れる.

染色性の異常としてはまず central pallor が広がった菲薄赤血球（leptocyte, planocyte）があり，鉄欠乏性貧血［図 7-12A, B］や鉄芽球性貧血（sideroblastic anemia）［図 7-12C］で見られ，貧血の重症度に比例してその面積は広がり，最終的には細胞表面直下まで達するようになる．またヘモグロビン濃度が低下しているため，全体的に赤みに乏しく灰色がかって見える．鉄芽球性貧血ではヘモグロビン濃度が正常でほぼ正常の赤みを示す赤血球と，ヘモグロビン濃度が低く赤みの薄い赤血球が同時に見られる点が特徴的である（二相性，dimorphism）．溶血性貧血などで網赤血球が増加している場合に青みの強い赤血球が目立つ場合，多染性赤血球症（polychromasia）［図 7-13］という.

細胞質の異常には，青紫色の小さな斑点，すなわち塩基好性斑点（basophilic stippling，骨髄異形成症候群，鉄過剰症，鉛中毒などで見られる）［図 7-14］，大きさはさまざまであるが，濃い青紫色の 1 個の点状の核遺残物で脾摘後などに見られる Howell-Jolly 小体［図 7-15］，細い輪状の構造物で紡錘糸の遺残とされている Cabbot ring［図 7-16］がある．またマラリアでは感染したマラリア原虫の種類と生活環上のステージによって，虫体が形成するさまざまな構造物が見られる［図 7-17］.

赤血球は互いにくっついてさまざまな大きさの凝集塊を見ることがあるが，一列に赤血球がつながる連銭形成（rouleaux formation）［図 7-18］は高ガンマグロブリン血症のために生じ，多発性骨髄腫，意義不明の単クローン性高ガンマグロブリン血症（monoclonal gammopathy of unknown significance; MGUS）でよく見られる．寒冷凝集素症（cold agglutinin disease）でも，さまざまな大きさの赤血球凝集塊が見られるが［図 7-19］，これは採血後，標本作製に至るまでの時間に温度が低下し寒冷凝集素（IgM）によって赤血球が凝集するために生じる.

通常，正常末梢血中に赤芽球は出現しないが，溶血性貧血で赤血球造血が著しく亢進している時や，がん細胞の骨髄転移，骨髄線維症，骨髄異形成症候群，急性赤白血病で見られる［図 7-20］．赤芽球に加えて幼若顆粒球も同時に出現する場合，すなわち白赤芽球症（leukoerythroblastosis, leukoerythroblastic change）は，がん細胞の骨髄転移，骨髄線維症，骨髄異形成症候群で見られる.

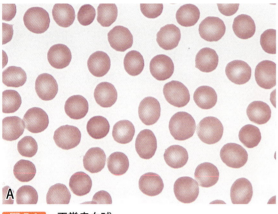
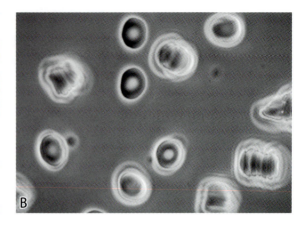

図 7-1　正常赤血球
A：正常男性．ほぼ円形で中央部分が陥凹しているため白く抜けて見える（central pallor）．
B：正常男性（位相差顕微鏡）．中央の陥凹部分がより明瞭である．

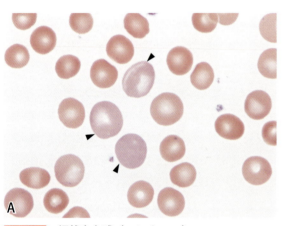
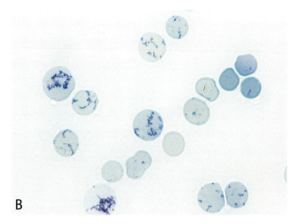

図 7-2　網状赤血球（reticulocyte）
A：溶血性貧血．中央にある大きめの 3 個の赤血球（►）は他の赤血球よりも若干青みがかっており，網状赤血球に相当する．
B：溶血性貧血（ニューメチレンブルー染色）．リボソーム RNA が青い顆粒状に染まり，一部融合して網目状に見える．

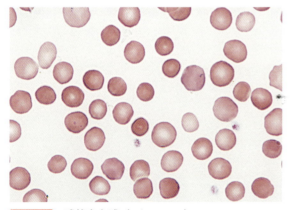
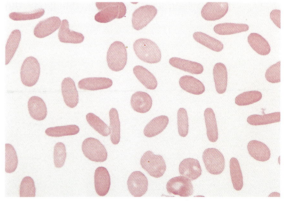

図 7-3　球状赤血球（spherocyte）
遺伝性球状赤血球症．中央が陥凹していない赤血球（球状赤血球）が目立つ．小型のものは microspherocyte とよばれ，溶血が強くなると多く出現する．

図 7-4　楕円赤血球（elliptocyte）
遺伝性楕円赤血球症．細長い楕円形あるいは棒状の赤血球が目立つ．

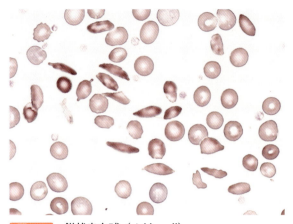

図 7-5　鎌状赤血球（sickle cell）
鎌状赤血球症．両端がとがった鎌状の赤血球が特徴的である．

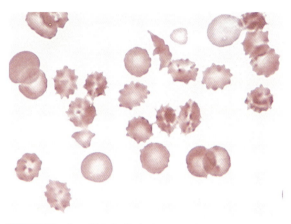

図 7-6　ウニ状赤血球（echinocyte）
赤血球表面に短い不規則なウニ状あるいは金平糖状の突起が見られる．

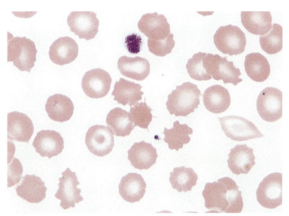

図 7-7　有棘赤血球（acanthocyte, spur cell）
細胞表面に不規則な突起が見られる．

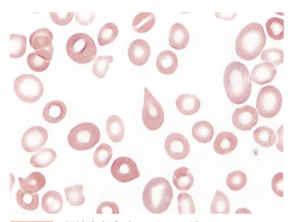

図 7-8　涙滴赤血球（tear drop cell）
汎血球減少症．奇形赤血球の一種で中央部分に涙のしずく状の赤血球が見られる．

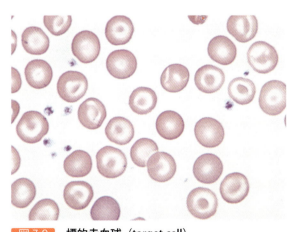

図 7-9　標的赤血球（target cell）
肝がん．中央部分に赤い部分が残存し，それを取り囲んで白く抜けた部分があって標的のように見える．

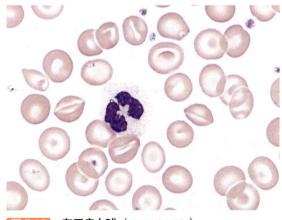

図 7-10　有口赤血球（stomatocyte）
肝がん．中央から左にかけて唇のような形をした赤血球が目立つ．

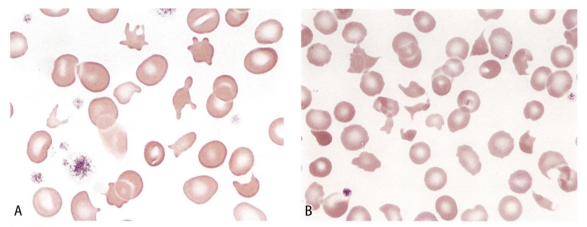

図 7-11　奇形赤血球（poikilocyte）
A：本態性血小板血症，B：乳がんに合併した血栓性血小板減少性紫斑病．ちぎれたような不規則な形をした赤血球が多数見られる．

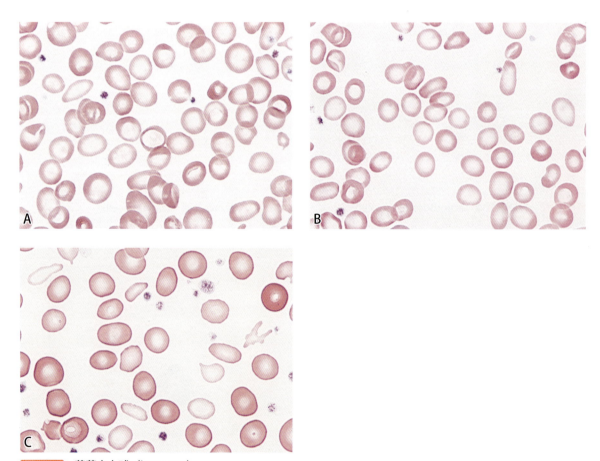

図 7-12　菲薄赤血球（leptocyte）
A, B：鉄欠乏性貧血．中央陥凹部分が広がった細胞が目立ち，細胞全体が白っぽく見える．一部奇形赤血球も混在している．
C：鉄芽球性貧血．白っぽい非薄赤血球と赤みのある正常赤血球が混在しており（二相性，dimorphism），鉄芽球性貧血に特徴的な所見である．楕円形や不整形の奇形赤血球も目立つ．

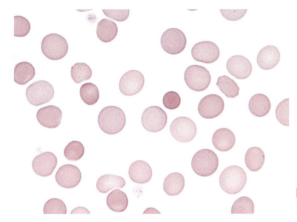

図 7-13 多染性赤血球症（polychromasia）
遺伝性球状赤血球症．青みがかった網赤血球が目立つ．

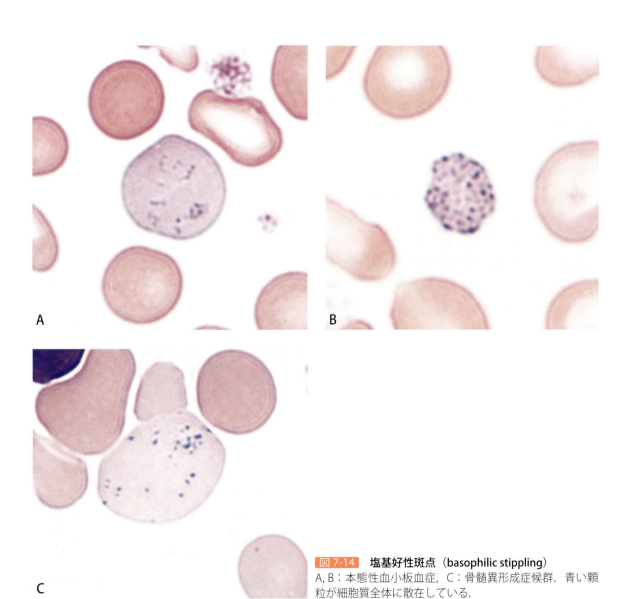

図 7-14 塩基好性斑点（basophilic stippling）
A, B：本態性血小板血症，C：骨髄異形成症候群．青い顆粒が細胞質全体に散在している．

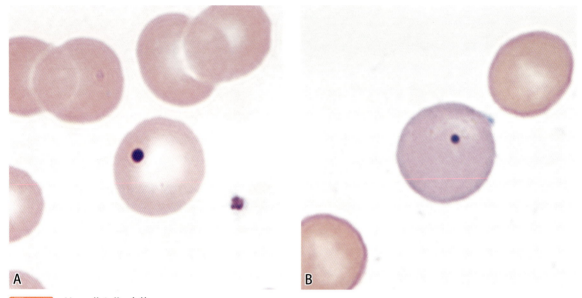

図 7-15 Howell-Jolly 小体
骨髄異形成症候群．濃い青紫の比較的大きな顆粒が 1 個見られる．

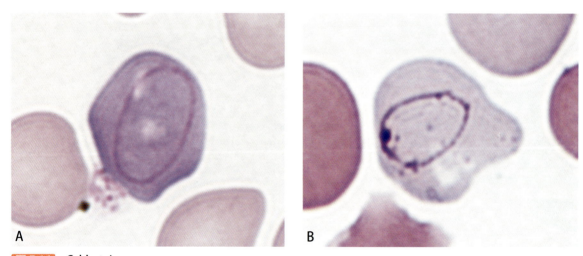

図 7-16 Cabbot ring
A：網赤血球の中に赤紫に染まるループ状の構造物が見られる．その本体は紡錘糸の遺残で microtubule と考えられている．
B：骨髄異形成症候群．小結節が数珠状につながってループを形成している．

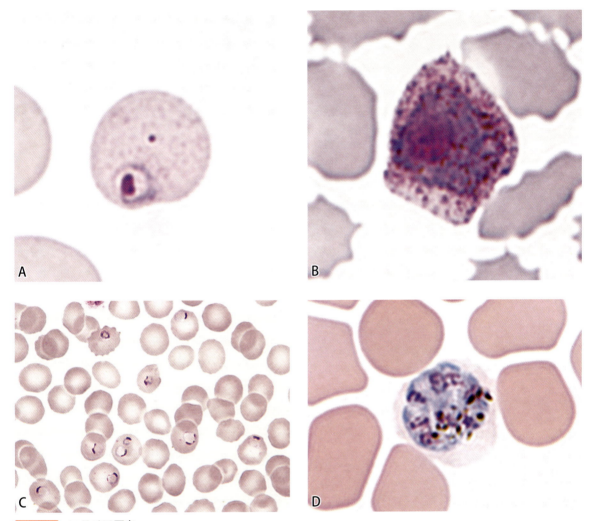

図 7-17　マラリア原虫

A：3 日熱マラリア原虫（輪状体，*Plasmodium vivax*, ring form）．左下に赤紫の楕円形核と，それを取り囲み辺縁が青紫に染まっている原形質からなる虫体（輪状体）があり，赤血球全体に小さな色あせた赤紫色の Schüffner 斑点が多数見られる．

B：3 日熱マラリア原虫（雄性生殖母体，microgametocyte）．赤紫に染まった大きな円形核と，それを取り巻く薄い青紫の原形質からなる大型の虫体（雄性生殖母体）で，赤血球全体に黄褐色のマラリア色素が散在している．

C：熱帯熱マラリア原虫（輪状体，*Plasmodium falciparum*）．輪状体が存在する赤血球が多数観察され，2 個の輪状体をもつ細胞もある．

D：卵型マラリア原虫（分裂体，*Plasmodium ovale*, schizont）．円形の青い原形質の中に紫色に染まった 8 個のメロゾイト（merozoite）が見られ，黒褐色のマラリア色素が散在している．

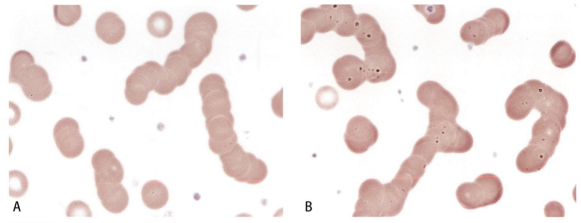

A　　　　　　　　　　　　　B

図 7-18　赤血球連銭形成（rouleaux formation）
多発性骨髄腫．赤血球が一定方向に凝集し，あたかもつながったコインのように見える．高ガンマグロブリン血症で見られる特徴的所見である．

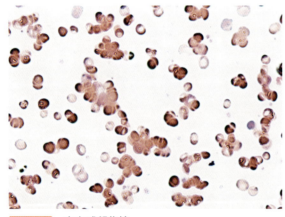

図 7-19　赤血球凝集塊
寒冷凝集素症．採血後標本作製までに温度が低下することによって赤血球が凝集し，さまざまな大きさの凝集塊を形成している．

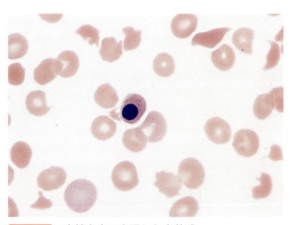

図 7-20　末梢血中に出現した赤芽球
血栓性血小板減少性紫斑病．中央に正染性赤芽球があり，細胞質には細かな塩基好性斑点が見られる．

2 正常白血球とその異常

　正常末梢血で見られる白血球は，桿状核および分節核顆粒球，リンパ球，単球の3種類であり，白血球の異常はそれぞれ数的異常（減少症と増加症）と質的・形態的異常に分けられる．

1. 顆粒球の異常

　顆粒球の量的異常として，顆粒（好中）球減少症（granulocytopenia/neutropenia，1.0×10^9/L 未満），重症の場合は無顆粒球症（agranulocytosis，0.5×10^9/L 未満）と，顆粒（好中）球増加症（granulocytosis/neutrophilia 7 ～ 8 $\times 10^9$/L 以上）があるが，顆粒球減少症は薬剤，ウイルス感染症で多く見られ，増加症は感染，炎症，悪性腫瘍で見られる．

　重篤な感染症などでは細胞質に幼若でやや大きめの一次顆粒（中毒顆粒，toxic granule）［図 7-21］や青みがかった細い棒状の封入体である Döhle body［図 7-22］が見られる．同様の封入体は遺伝性巨大血小板減少症のひとつである May-Hegglin 異常でも見られるが，その大きさ，染色性の強さ，形状はさまざまであり，微かで注意して観察しないと見逃すほどのものもある．

　正常好中球の核の分葉は通常 5 ～ 6 個を超えることはなく，それ以上の分葉を過分葉（hypersegmentation）［図 7-23］といい，ビタミン B_{12} または葉酸欠乏症，骨髄異形成症候群（MDS）で見られる．一方，分葉が少ない低分葉（hypolobulation）も見られ，典型的には丸みを帯びた 2 分葉の pseudo-Pelger-Huët anomaly［図 7-24］があり，2 個の円筒形分葉核が糸状の連結部分でつながった鉄アレイ状の形態をなし，骨髄異形成症候群で見られる．悪性貧血，ビタミン B_{12}，葉酸欠乏症では細胞全体が大きく，核が太長く明るく見える巨大桿状核好中球（giant stab/band）［図 7-25］が，骨髄ではさらに巨大後骨髄球（giant metamyelocyte）［図 7-26］が特徴的に見られる． また骨髄異形成症候群，骨髄増殖性疾患ではまれに核が濃縮，断片化した好中球のアポトーシス像が観察される［図 7-27］．

　女性ではしばしば紡錘形の核小片が細い糸状構造物で分節核本体につながっている drum stick（太鼓のばち）が観察される［図 7-28］．

　顆粒球系細胞の形態異常については，第 1 章 8. 異形成の項で詳述する．

　通常，正常末梢血中に桿状核，分節核以前の幼若な顆粒球が出現することはなく，それ以前の幼若な顆粒球の出現（核の左方移動）は病的であって，重篤な感染症の他には腫瘍性疾患で見ることが多い．重篤な感染症で見られる幼若な細胞はせいぜい骨髄球止まりで芽球や前骨髄球を見ることはまずないが，骨髄線維症や悪性腫瘍の骨髄転移ではしばしば出現する．芽球から分節核に至るまでの全ての分化段階の顆粒球が増加し，同時に好酸球，好塩基球の増加を伴っていたら，まず慢性骨髄性白血病と考えて間違いはない．また

芽球が20%以上見られたら，WHOの定義では急性白血病と診断される．骨髄線維症，骨髄異形成症候群，骨髄増殖性疾患でも幼若な顆粒球が出現するが，芽球や前骨髄球の増加を見ることは少なく，これらの幼若細胞は病期の進展とともに増加し，逆に成熟した桿状核，分節核は減少する．

2. リンパ球の異常

　リンパ球増加症をきたす非腫瘍性疾患にはウイルス感染症があるが，腫瘍性疾患ではリンパ芽球が増加する急性リンパ性白血病と成熟リンパ球が増加する慢性リンパ性白血病がある．リンパ球減少症は比較的珍しく，臨床的にはステロイドなど薬剤によるものが多く，他に一部の感染症でも見られる．

　伝染性単核球症（infectious mononucleosis, mononucleosis syndrome）で代表されるウイルス感染症では，しばしば正常では見られないような形態を示すリンパ球，すなわち異型リンパ球（atypical lymphocyte）が出現する．この場合の「異型」（atypia）とは腫瘍細胞を示す「異形成」（dysplasia）とは意味が異なるが，ウイルス感染症ではしばしば腫瘍性疾患で見られるような形態異常，すなわち異形成が見られ，その境界が不鮮明である．異型リンパ球の形態はさまざまであるが，核クロマチンが比較的繊細なリンパ芽球様細胞［図7-29］，核が偏在し核周明庭が見られる形質細胞様細胞［図7-30］，単球に似た形態，すなわち核に不規則なくびれが見られ，核クロマチンがやや繊細な単球様細胞［図7-31］の他に核に不規則なくびれや分葉が見られる細胞［図7-32A, B］，核小体が大きくて目立つ前リンパ球（prolymphocyte）様細胞［図7-32C］がある．いずれにしても細胞質が強い好塩基性を示す点が共通して見られる．

3. 単球の異常

　単球の増加する非腫瘍性疾患には感染症その他の炎症があり，腫瘍性疾患では急性単球性白血病（acute monocytic leukemia），急性骨髄単球性白血病（acute myelomonocytic leukemia），慢性骨髄単球性白血病（chronic myelomonocytic leukemia）がある．逆に単球が減少する疾患には有毛細胞白血病（hairy cell leukemia）がある．

　末梢血で単球の形態異常を見ることは少ないが，細胞全体の異常な大きさ，核の形（異常な分葉，輪状核），異常な核クロマチン構造，核小体（異常に大きい，いびつな形，塩基好性が強い），細胞質の色（塩基好性が強い），空胞（大きい，数が多い），細胞表面の異常（突起が長いなど）などがある（第1章8-8. 単球系細胞の異形成の項参照）．このような異形成を示す単球は感染症，悪性貧血，ビタミンB_{12}欠乏症などの非腫瘍性疾患でもしばしば見られるが，骨髄異形成症候群，単球性白血病のほうが頻度的には多い．非腫瘍性（反応性）疾患で単芽球や前単球を見ることは少なく，幼若な細胞を見ることがあっても前単球と成熟単球の中間に存在するいわゆる「未熟単球」であり，核のクロマチン構造がより繊細で，核小体が大きい，あるいは細胞質の塩基好性が強いなどの特徴がある．

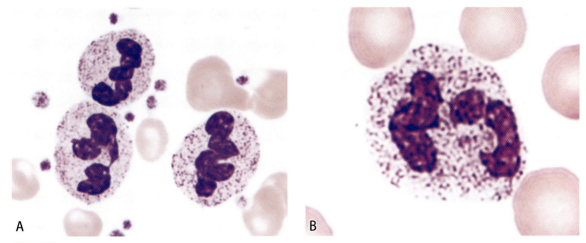

図 7-21 **中毒顆粒（toxic granule）**
A：顆粒球コロニー産生因子（G-CSF）産生大腸がん，B：aggressive NK cell leukemia．色あせた肌色の好中性顆粒（二次顆粒）に交じって，粗大な青紫の一次顆粒（中毒顆粒）が見られる．

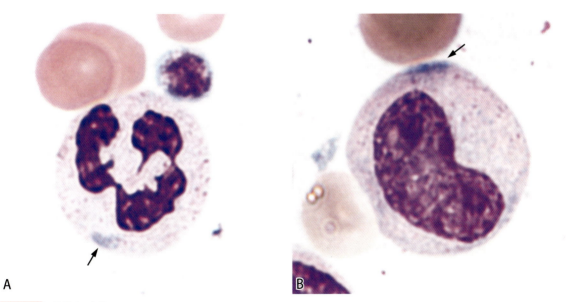

図 7-22 **Döhle 小体**
A：May-Hegglin 異常．分節核好中球で，細胞質左下の辺縁部に薄く青く染まった斑状構造物（矢印）が見られる．
B：急性骨髄性白血病寛解期．後骨髄球であるが，細胞質の上部辺縁部に青い紡錘形の構造物（矢印）が見られる．

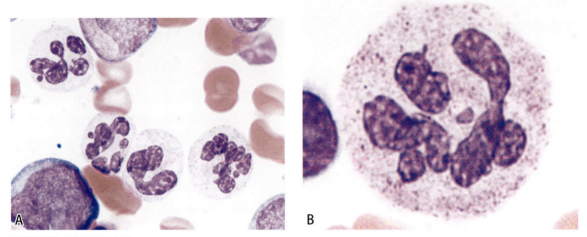

図 7-23　過分葉好中球
悪性貧血．分節核好中球であるが，核が過剰に分葉している．B ではクロマチン結節がまばらで核全体が明るく見える．

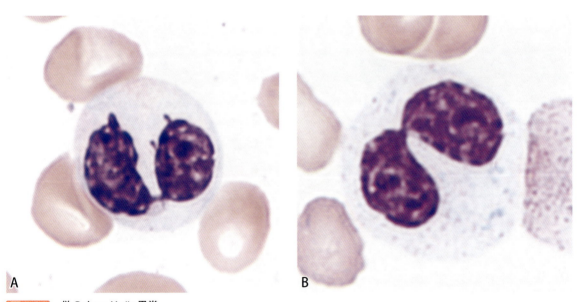

図 7-24　偽 Pelger-Huët 異常
A：骨髄異形成症候群，B：本態性血小板血症．大きな楕円形の 2 分葉核が中央部の細い部分で結ばれている．A の細胞質は顆粒に乏しい（脱顆粒）．

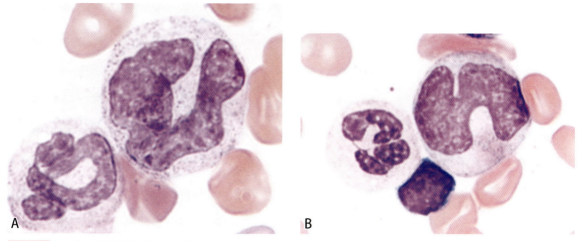

図 7-25　巨大桿状核好中球（悪性貧血）
A：左下は分節核，右上の細胞は桿状核好中球であるが，細胞全体が大きく，核も太く長い（特に右上の細胞）．
B：左側の正常の分節核好中球に比べて，右側の桿状核好中球は細胞全体が大きく，核も太く長い．

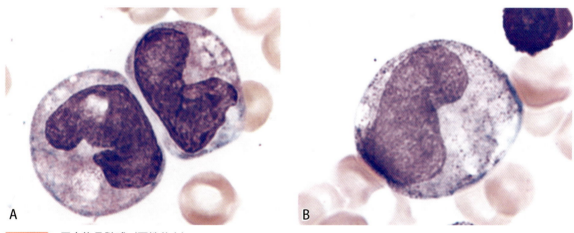

図 7-26　巨大後骨髄球（悪性貧血）
細胞全体が大きく，核は膨化しクロマチン結節が小さくまばらなため比較的繊細に見える．この症例では細胞質に空胞が目立ち，部分的に青みの強い部分がある．

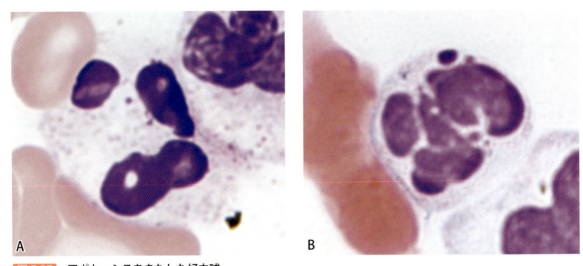

図 7-27　アポトーシスをきたした好中球
A：本態性血小板血症，B：骨髄異形成症候群．核は断片化し，クロマチンが一様に凝縮している．

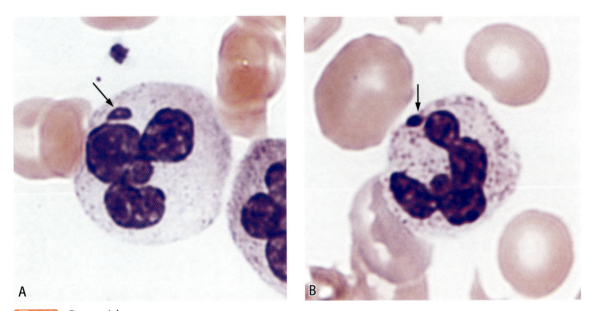

図 7-28　Drum stick
女性の好中球に特異的に認められ，紡錘形の核断片が細い糸状部分で核本体に結合していて太鼓のばちのように見える（矢印）．

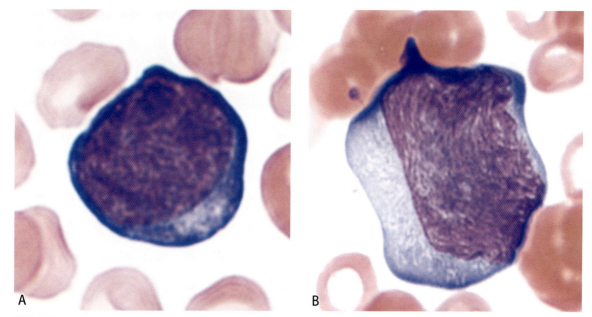

図 7-29　異型リンパ球（リンパ芽球様）
A：成人 Still 病，B：伝染性単核球症．比較的繊細なクロマチン構造を示し，核小体が目立つ．細胞質は強い塩基好性を示して濃い藍色に染まり，核周の一部には明量が見られる．

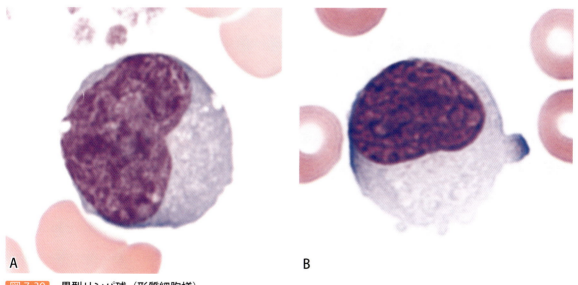

図 7-30　異型リンパ球（形質細胞様）
伝染性単核球症．核は腎臓型で偏在し，核周明庭がある．

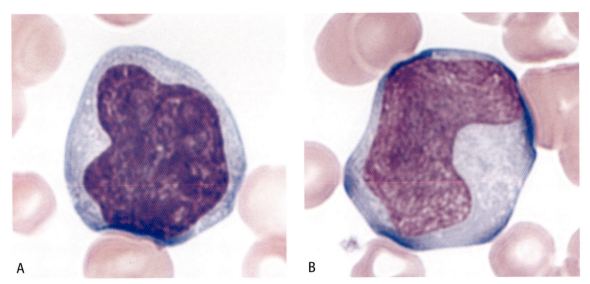

図 7-31　異型リンパ球（単球様）
伝染性単核球症．核にゆるやかなくびれが見られ，細胞質も豊かで一見単球様であるが，クロマチンが濃縮して比較的一様に染まっている．

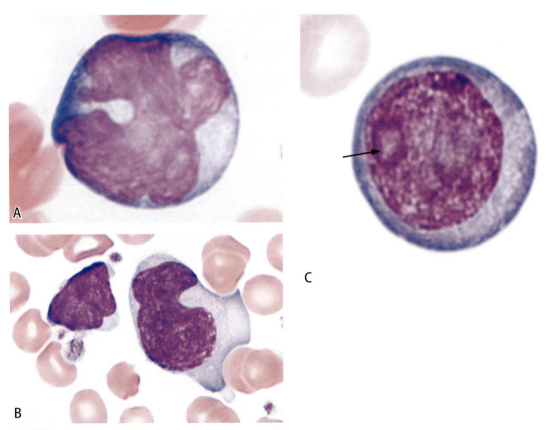

図 7-32　異型リンパ球
伝染性単核球症．A, B ともに核に不規則なくびれや切れ込みが見られるが，A の細胞は一見単球様でもある．C はほぼ円形の核でクロマチンが凝集して一部大きな結節を形成し，左側には大きな核小体（矢印）がある．細胞質は塩基好性が強く，核の右側に明暈が見られる．

3 正常血小板とその異常

　血小板はきわめてデリケートな細胞で，ちょっとした物理的，化学的刺激により瞬時に活性化し，まず形態変化が生じ，次いで顆粒が放出され，最終的に血小板凝集塊を形成するに至る．静止状態にある血小板は表面が平滑な円形〜楕円形で細胞質には細かなアズール顆粒が存在するが［図 7-33］，活性化すると不整形の波状あるいは針状の突起や顆粒放出後の明るい淡青色の細胞質をもつ細胞［図 7-34］，少数の血小板からなる凝集塊を見ることもある［図 7-35］．正常人の 0.2％程度に EDTA による血小板凝集を見ることがあり，偽性血小板凝集症の 1 つである［図 7-36］．

　位相差顕微鏡で見ると血小板は片時もじっとせず，チンダル現象のように激しくうごめいており，細胞の中央部分が暗く見えるが　動画 01　動画 02，これは細胞内小器官，すなわち微小細管系，さまざまな顆粒，小胞体，少数のミトコンドリアが存在することによる．またスライドガラスに粘着した血小板はさまざまな方向に細長い突起を出し，それらが伸縮し，あるいは方向を変えて常にうごめいている　動画 03　動画 04．

　正常血小板のサイズにはばらつきがあり（2 〜 5 μM），未熟な細胞ほど大きく，成熟するにつれて小さくなるが，10 μM を超えるものは少ない．大型の血小板は赤血球でいえば網赤血球に相当し，特別な染色をすれば網状血小板として認識される．正常では赤血球を超える大きさの血小板はきわめてまれであり，それより大きなものを巨大血小板（giant platelet，大きさについて明確な定義はされていない）とすると［図 7-37］，巨大血小板が数多く出現する疾患は，特発性血小板減少性紫斑病（idiopathic/immune thrombocytopenic purpura; ITP），骨髄異形成症候群（MDS），骨髄増殖性腫瘍（myeloproliferative neoplasm; MPN），先天性巨大血小板減少症（congenital macrothrombocytopenia）である．細胞質の異常では顆粒の乏しい Chédiak-Higashi 症候群，gray platelet syndrome などがある．

　数的異常についてみると，血小板増加症（thrombocytosis）は感染，炎症，悪性腫瘍などの他に，慢性骨髄性白血病（chromic myelocytic leukemia），真性赤血球増加症（多血症）（polycythemia vera），本態性血小板血症（essential thrombocythemia），骨髄線維症（myelofibrosis）などの骨髄増殖性腫瘍で見られる．一方，血小板減少症はさまざまな遺伝性疾患の他に，ウイルス感染症による血小板減少症，薬剤性血小板減少症，特発性血小板減少性紫斑病（ITP），血栓性血小板減少性紫斑病（TTP），ヘパリン惹起性血小板減少症（heparin-induced thrombocytopenia; HIT），抗リン脂質抗体症候群（antiphospholipid syndrome; APS），播種性血管内凝固（DIC）がある．血小板数が 2 万〜 3 万以下になると通常出血傾向をきたすが，APS，HIT では血栓症，TTP，DIC では出血傾向と血栓症の両方が見られる特異な病態を示す．

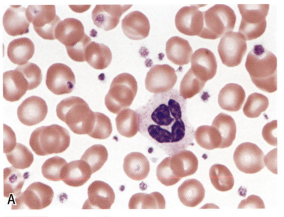
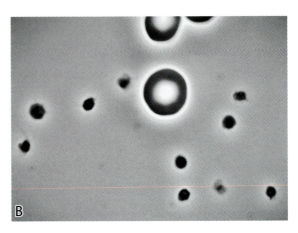

図 7-33 正常血小板
A：非活性化状態の血小板はほぼ円形で細胞表面は平滑である．細胞質には多数のアズール顆粒を認める．
B：位相差顕微鏡．非活性化状態の血小板は円形〜楕円形で細胞表面はほぼ平滑であるが，活性化した血小板では短い突起が見られる．細胞質は暗く見える．

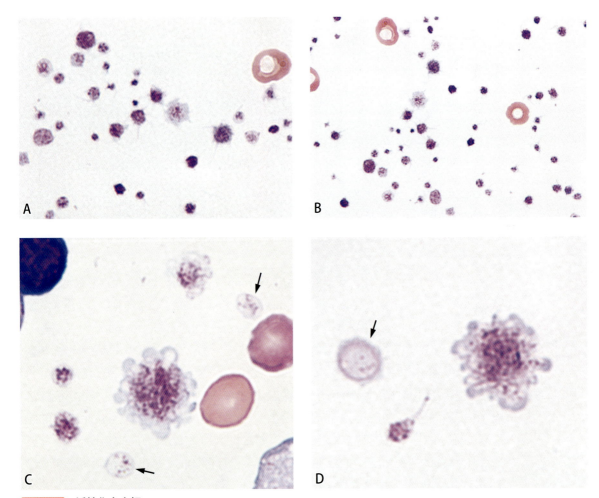

図 7-34 活性化血小板
A〜E：血小板は活性化すると細胞表面に不規則な突起を生じる．顆粒を放出して細胞質内のアズール顆粒の乏しい細胞もある（矢印）．

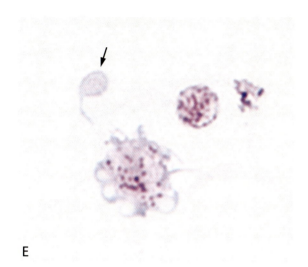

E

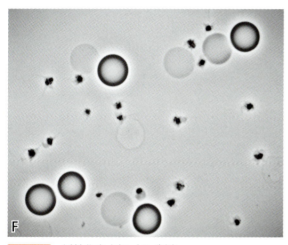

F

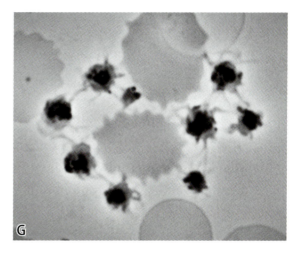

G

図 7-34　活性化血小板（つづき）

F, G：位相差顕微鏡．細胞表面に不規則な突起を生じ，針状に長い突起をもつものもある．G では赤血球を取り囲み，細胞表面の細長い突起で血小板どうしが結合しているように見える．

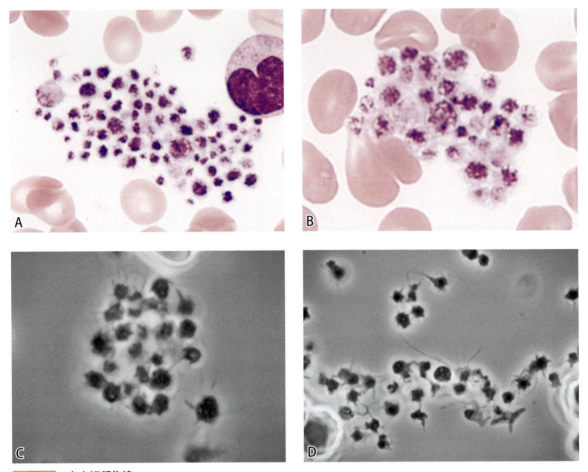

図 7-35　血小板凝集塊
A, B：活性化した血小板どうしが結合して凝集塊を形成している．
C, D：位相差顕微鏡．活性化した血小板の細長い突起がよくわかる．

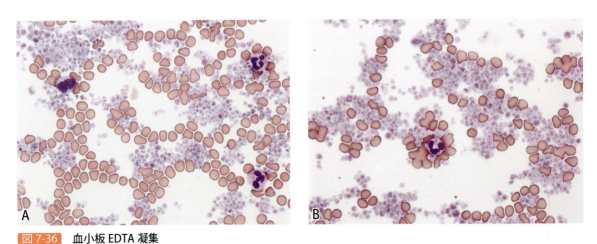

図 7-36　血小板 EDTA 凝集
標本の引き終わりに多数の血小板凝集塊が認められる．偽性血小板減少症の原因として多い．

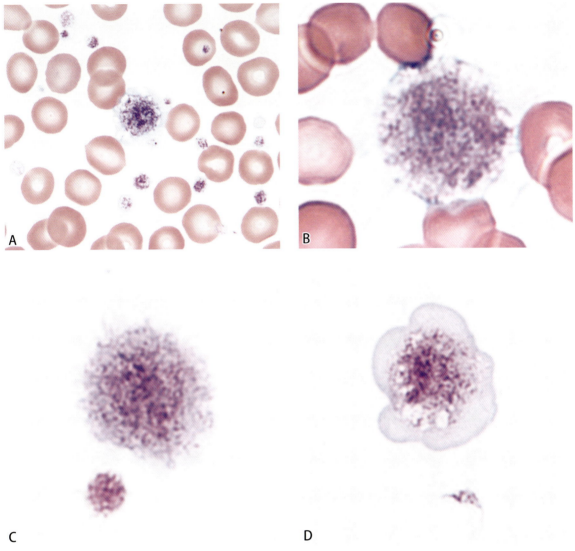

図7-37 巨大血小板
A：正常人．中央にひときわ大きな血小板があり，赤血球よりやや大きい．正常人でもごく少数見ることがある．
B：遺伝性球状赤血球症．赤血球の約2倍の大きさの血小板で，細胞表面には不整形の突起が見られ，活性化していることを示している．
C, D：多発性骨髄腫．Cの左下が正常の大きさの血小板で，その上の巨大血小板の長径は正常血小板の3倍以上ある．細胞表面はCでは毛髪状，Dでは不整形の波状突出が見られる．

8 異形成 [表8-1]

異形成（dysplasia; abnormality of development）とは何か？　一言で言えば正常を逸脱した形態の異常ということになるが，臨床的には腫瘍性変化を強く意識した用語である．しかし形態的には簡単な問題ではなく，異常が多様，多彩であるので，形態学的には最も判断が難しく，その見極めには長年の経験を要する．すなわち異形成の診断能力は各人の形態学の実力にかかっており，血液形態学の集大成とも言える．したがって骨髄異形成症候群（myelodysplastic syndrome; MDS）を正しく診断できれば，形態学の面では血液内科医として一人前と言える [表8-1]．

異形成は1個1個の細胞の大きさ，全体の形，核の異常，細胞質および細胞表面の異常に分けて考えることができるが，最も重要なものは核の形態である．染色法としてWright-Giemsa染色，May-Giemsa染色が基本であるが，異形成を特徴とする代表的疾患であるMDSの診断には赤芽球の異形成を見るうえで鉄染色が不可欠であり，さらにペルオキシダーゼ染色とアルカリホスファターゼ染色も，顆粒球系細胞の異形成を判断する補助的染色法として有用である．鉄染色は担鉄赤血球（siderocyte），鉄芽球（sideroblast）

表8-1　**異形成の形態**（WHO, 2008年）

赤芽球の異形成
　核の異形成
　　分芽（budding）
　　核間架橋（internuclear bridging）
　　核崩壊（karyorrhexis/nucleus fragmenting）
　　多核（multinuclearity）
　　過分葉（hyperlobation/hypersegmentation）
　　巨赤芽球性変化（megaloblastic change）
　細胞質の異形成
　　環状鉄芽球（ring sideroblast）
　　空胞形成（vacuolization）
　　PAS陽性

顆粒球の異形成
　小型化，異常な大型化
　低分葉核（hypolobulation）（pseudo-Pelger-Huët; pelgeroid）
　不規則な過分葉核（irregular hypersegmentation）
　顆粒減少，無顆粒
　偽Chediak-Higashi顆粒
　Auer小体

巨核球の異形成
　小型巨核球（micromegakaryocyte）
　低分葉核
　多核（正常巨核球は分葉単核）

124 | 第1章　総論

の数と細胞質内の鉄顆粒の大きさと数，分布，特に環状鉄芽球（ring sideroblast）の観察に必要である．また MDS では骨髄芽球から分節核好中球に至るまで，ペルオキシダーゼ染色またはアルカリホスファターゼ染色が陰性となる細胞集団がしばしば観察されるが，これも広義の異形成に含まれよう．

異形成は MDS，骨髄増殖性腫瘍に限らず，高齢者では決して珍しいものではなく年齢とともに多くなる傾向があるが，正常と異常との鑑別には境界を設定する必要がある．WHO 分類では MDS の診断にあたって，各系統について異形成を示す細胞が 10％ に満たなければ有意な所見とはとらないと規定している．

1 核の異形成

核の異形成はその大きさ，形，核小体の異常に分けて考える必要があるが，最も重要なものはクロマチン構造の異常，すなわち結節の大きさと形，密度，核内での分布，結節を結ぶ糸の太さと網目構造である．結節はきわめて小さなものから異常に大きいものまで幅広く，通常円形〜楕円形であるが，辺縁が鋭く棘のように毛羽立って見えるものもある［図 8-1A, B］．形の異常にはくびれ（indentation）［図 8-1C, D］，切れ込み（cleavage）［図 8-1E, F］，不規則な波状の変化（undulation）［図 8-1G, H］，分葉（lobulation）［図 8-1I, J］，異常な膨化（swelling：全体的に丸みを帯び膨らんだ感じ）［図 8-1K］，過分葉（hypersegmentation）［図 8-1L］，低分葉（hyposegmentation）［図 8-1M］，代表的なものは楕円形の 2 核が細い糸状部分で結ばれた鉄アレイ状の偽ペルゲル-フェット核異常（pseudo-Pelger-Huët anomaly），奇怪な分葉［図 8-1N, O］や多核（multinuclear/multinucleate）［図 8-1P, Q］，断片化（fragmentation）［図 8-1R, S］，輪状核［図 8-1T］がある．核小体の異常は，数の多さ，円〜楕円形を逸脱した不整形，融合，縁取りの色，濃さ，中心部の色（塩基好性が強い青紫，白っぽく抜けて見える色）あるいは空胞状の形態である［図 8-1U 〜 W］．

2 細胞質の異形成

細胞質の色とむら［図 8-2A］，顆粒の大きさ，形，色と数［図 8-2B, C］，分布の異常（顆粒のあるところとないところがある）［図 8-2D］，空胞の大小と数［図 8-2E］，細胞表面の異常な突起，舌状，足状（偽足，pseudopods），手鏡状（hand mirror cell），毛髪状（hairy）突起，短い凹凸などである［図 8-2F 〜 H］．また急性骨髄性白血病や骨髄異形成症候群では青紫の針状あるいは棒状の結晶状封入体である Auer body が見られる［図 8-2I］．

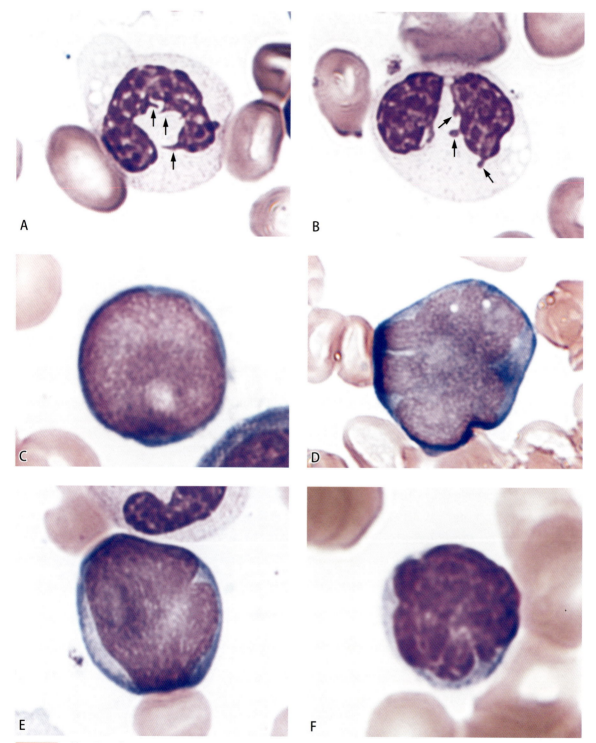

図 8-1　核の異形成

A, B：異型分節核好中球．骨髄異形成症候群から移行した急性骨髄性白血病．分節核好中球であるが，分葉核の本体部分から棘状あるいは丸みを帯びたクロマチンが突出している（矢印）．
C：異型芽球（骨髄異形成症候群）．核の上部と下部にわずかなくびれが見られる．
D：異型芽球（骨髄異形成症候群）．Cに比べて核のくびれが強く，深く湾入している．
E：異型芽球（急性骨髄性白血病）．核の右上部に鋭い切れ込みが見られる．左側には大きな核小体が目立つ．
F：異型リンパ球（メトトレキサートによる汎血球減少症）．核に複雑なくびれ，切れ込みが見られる．

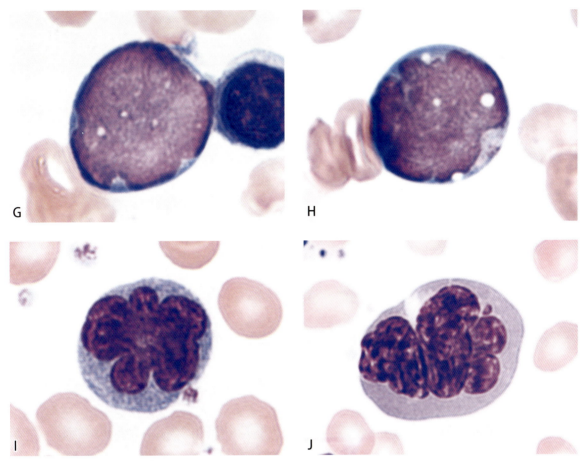

図 8-1　核の異形成（つづき）

G：異型芽球（骨髄異形成症候群から移行した急性骨髄性白血病）．核全体に浅い波状のくびれがある．
H：異型芽球（骨髄異形成症候群）．核全体に複雑なくびれ，凹凸が見られる．
I：異常分葉を示す核をもつリンパ球（成人T細胞白血病・リンパ腫）．複雑に分葉した核が花びらのように見えるので，"flower cell" とよばれる．
J：異型多染性赤芽球（骨髄異形成症候群）．核全体に不規則な分葉が見られ，細胞も巨大化している．

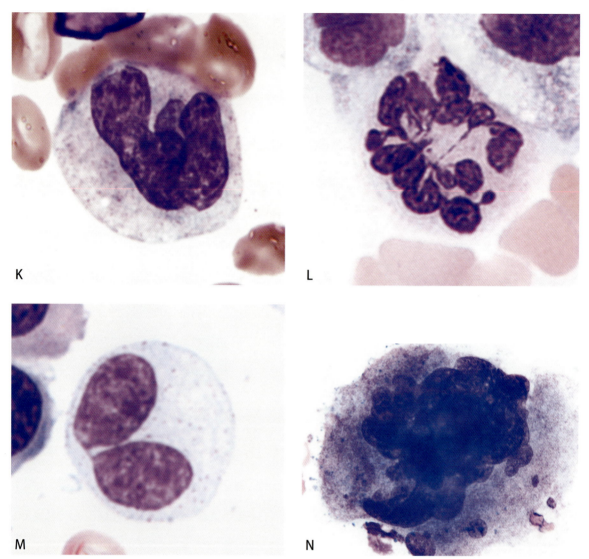

図 8-1　核の異形成（つづき）

K：異型分節核好中球（骨髄異形成症候群）．分節した核が丸くふくらみ，細胞自体も巨大である．
L：過分葉好中球（慢性骨髄単球性白血病）．異常に分葉した核をもつ好中球で，少なくとも 18 個以上に分葉しているが，これほど数の多い分葉は珍しい．
M：低分葉好中球（急性骨髄性白血病）．楕円形の大きな分葉核が 2 個，細い糸状部分で結ばれており，一見鉄亜鈴状である．偽ペルゲル−フェット核異常（pseudo-Pelger-Huët anomaly）とよばれる．
N：異型巨核球（本態性血小板血症）．巨大な巨核球で，核は複雑に分葉して異様に見える．

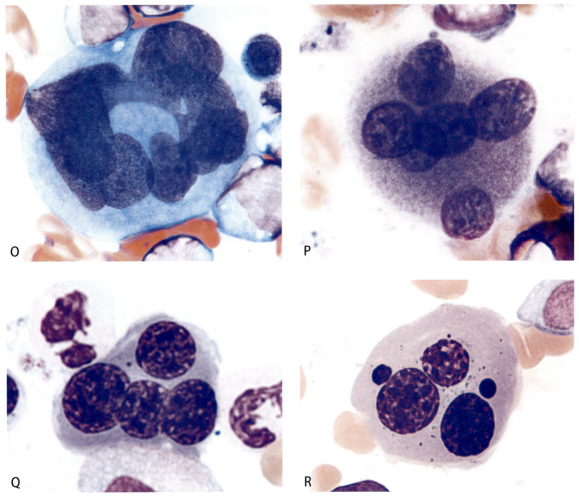

図 8-1　核の異形成（つづき）

O：異型巨核球（急性単球性白血病）．Nほど核の分葉は多くないが，クロマチン構造は繊細で核全体が丸くふくらんでおり，異様な分葉を示す．細胞質は塩基好性が強く，アズール顆粒を欠いている．

P：異型巨核球（円形分離多核）（骨髄異形成症候群）．巨核球の核はさまざまなくびれや分葉を示すが連続しており，分離した円形または楕円形の核に分かれることはない．この細胞では6個の分離核を認める．

Q：多染性異型赤芽球（骨髄異形成症候群）．細胞分裂終期で2核の赤芽球はしばしば見られるが，3核以上は異常である．この細胞では4つの円形核に分かれている．

R：異型正染性赤芽球（骨髄異形成症候群）．大きさの不揃いな3つの円形核の他に，暗紫色に濃縮した小さな円形の核断片が2つある．さらにこれらの核の間に青紫に染まった小さな塩基好性斑点が多数見られる．骨髄異形成症候群ではしばしば粗大な鉄顆粒が塩基好性斑点として染まって見られる．

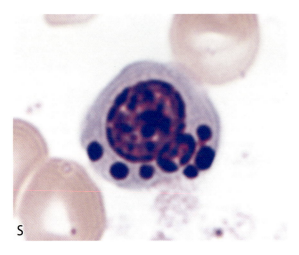
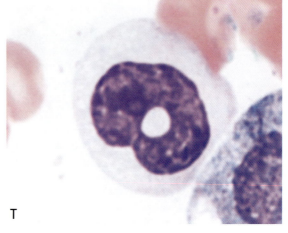
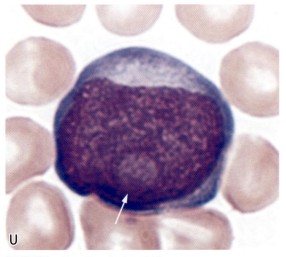
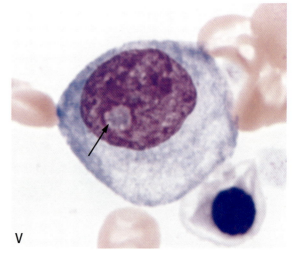

図 8-1　核の異形成（つづき）

S：異型多染性赤芽球（骨髄異形成症候群）．大小 2 つの核の他に暗紫色の小さな核断片が 6 個見られる．
T：異型好中球（急性骨髄性白血病）．核は輪状で細胞質は顆粒を欠いている．
U：異型芽球（急性骨髄性白血病寛解期）．核の中央下にほぼ円形の巨大な核小体（矢印）がある．白血病クローン由来の異常芽球と思われる．
V：異型骨髄球（骨髄異形成症候群）．核クロマチンは凝集し結節を形成する部分もあって骨髄球に相当する細胞と考えられるが，核の左下に大きく塩基好性の強い核小体（矢印）がある．細胞質も塩基好性が強いままで，顆粒を欠き小さな空胞が目立つ．
W：異型骨髄球（急性骨髄性白血病）．クロマチンが凝集し結節も見られるので骨髄球に相当する細胞である．しかし核の上部に 2 個，左下に 1 個辺縁が赤紫で縁取られ，中央部が塩基好性を示す楕円形の核小体（矢印）がある．細胞質には粗大なアズール顆粒（一次顆粒）が見られるが，背景の細胞質は塩基好性が強いままである．骨髄球で核小体が 3 個もある細胞は異常である．

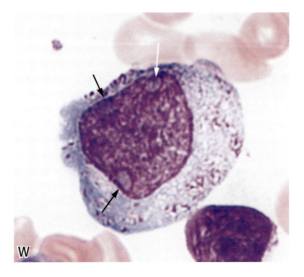

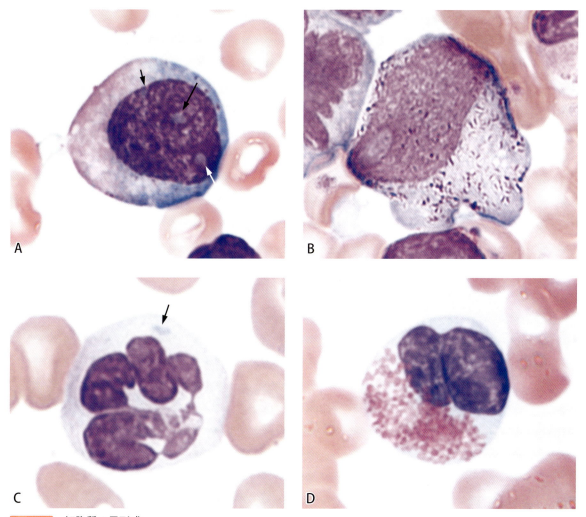

図 8-2 細胞質の異形成

A：異型骨髄球（急性骨髄性白血病）．クロマチン構造から見ると骨髄球に相当するが，塩基好性の強い核小体（矢印）を 3 個認める．この細胞では細胞質の色が青色を示す右半分と，薄い桃色を示す左半分で極端に異なっている点が特徴的で，顆粒に乏しく空胞を認める．

B：異型前骨髄球（骨髄異形成症候群/骨髄増殖性腫瘍）．核は楕円形でクロマチンはきわめて繊細であり，大きな楕円形の核小体が目立つ．細胞質は弱い塩基好性を示し，アズール（一次）顆粒が豊富であるが，一部に円形ではなく細長い針状の顆粒を認める．核の分化度からすると芽球または前骨髄球に相当するが，細胞質は前骨髄球から骨髄球に相当する．

C：異型分節核好中球（急性単球性白血病）．過分葉した核は丸みを帯び，一部断片化したように見える部分がある．クロマチンは結節が目立たず比較的一様である．細胞質は顆粒を欠いており，上部には Döhle 小体（矢印）が認められる．

D：異型好酸球（急性骨髄性白血病）．核は大きく 2 つにくびれており，クロマチンは結節が目立たず一様で，リンパ球のようである．細胞質は弱い塩基好性を示し，好酸性顆粒は右上半分には存在せず左下半分に偏在している．

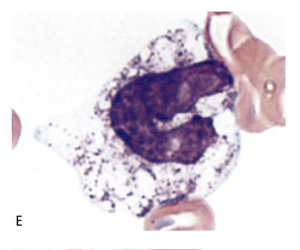
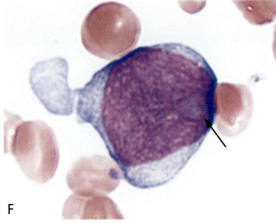
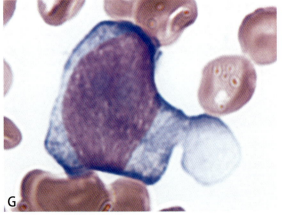
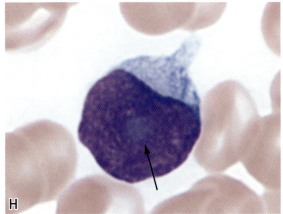
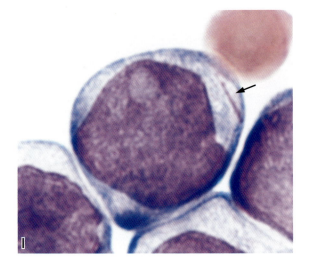

図 8-2 細胞質の異形成（つづき）

E：異型桿状核好中球（治療関連骨髄異形成症候群，therapy-related MDS）．顆粒のほとんどは色あせた肌色を呈する好中性顆粒であるが，細胞質に大小さまざまな空胞が目立つ．左下に偽足様の突起があるが，この部分は顆粒に乏しい．位相差顕微鏡で観察すると，このような突起は細胞全体がこれから動こうとする方向に見られ，最初は顆粒が少ないが，突起が伸びるにつれ顆粒が細胞本体から送り込まれていく．

F：異型芽球（骨髄異形成症候群）．クロマチンは繊細で，ややいびつな楕円形の核小体（矢印）が目立つ．左に一部細くなった尾状の突起を認める．

G：異型芽球（骨髄異形成症候群）．右下に向かって伸びたほぼ円形の突起を認める．

H：異型芽球（骨髄異形成症候群）．核の中央に塩基好性の強い大きな核小体（矢印）が目立ち，右上に向かって細長い細胞質の突起が伸びている．この突起がもう少し長くなれば，手鏡細胞（hand mirror cell）としてよいであろう．

I：Auer 小体（急性骨髄性白血病）．細胞質の右上に赤紫の針状構造物がある（Auer body）（矢印）．

3 核と細胞質の分化度の不一致　nuclear-cytoplasmic discrepancy

　　異形成の形態変化は遺伝子，RNA の異常に基づき，特定の遺伝子の発現が低下あるいは亢進するか，または変異によって異常な構造をもつタンパクが発現することが原因である．正常細胞では核と細胞質の分化・成熟度は一致するが，鉄，ビタミン B12，葉酸欠乏などの栄養素の欠乏やアルコール中毒症，MDS，白血病などの腫瘍性疾患ではしばしば一致しない．典型的な異型細胞は巨赤芽球（megaloblast）で，その名のとおり細胞が大きくなるが，さらに重要な点は核と細胞質の分化度の不一致である．すなわち細胞質の成熟に核の成熟が追いつかないため，核は大きく，核小体も明瞭で，クロマチンは繊細なままで明るく見える点が特徴的である［図 8-3A, B］．これに対し鉄欠乏性貧血では核は成熟しても鉄不足のためヘモグロビン合成が低下するため，核に異形成は見られないが，細胞質の量がきわめて貧弱で，核周囲にちりちり付着している印象を与える［図 8-3C］．

4 芽球の異形成

　　芽球の異形成には造血幹細胞に近い形態，すなわち細胞全体が通常の芽球より小さく，細胞質が貧弱（核 / 細胞質比が大）［図 8-4］，あるいは細胞全体が逆に大きいもの，核の異常として平滑な円〜楕円形ではなく不規則なくびれ［図 8-1C, D］，切れ込み［図 8-1E］，波状の凹凸［図 8-1G, H］，分葉傾向，断片化，多核化がある．核小体の異形成としては，2 個以上の数，異常な大きさ［図 8-1U］，円または楕円系以外の不整形，空胞状または深い塩基好性の色，いびつな融合形がある．

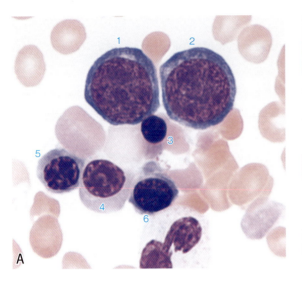
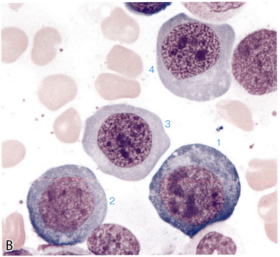
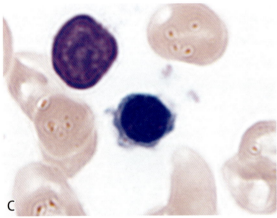

図 8-3 核と細胞質の分化度の不一致

A：正常赤芽球（normoblast）（顆粒肉腫，myeloid sarcoma）．1, 2: 塩基好性赤芽球，3, 4: 正染性赤芽球，5, 6: 多染性赤芽球．

B：巨赤芽球（megaloblast，悪性貧血）．巨赤芽球とは正常赤芽球と比べて細胞が大きいことから命名されたが，重要な点は細胞質の成熟に比べて核の成熟が遅れることにあり，細胞質の色調から1と2は塩基好性赤芽球（1のほうが細胞質の塩基好性が強く幼若），3と4は多染性赤芽球と判断されるが，いずれもクロマチンの凝集，結節形成が遅れ，特に塩基好性巨赤芽球（1, 2）のクロマチンはきわめて繊細なままで，1では多数の不整形の核小体が目立つ．多染性巨赤芽球（3, 4）では塩基好性巨赤芽球（1, 2）よりもクロマチンの凝集が進み結節が見られるが，全体として小さい結節が多い．Aの正常赤芽球と比べるとその違いがよくわかる．

C：細胞質の貧弱な赤芽球（鉄欠乏性貧血）．多染性赤芽球であるが，細胞質が貧弱で，核のまわりに不規則な凹凸を示してわずかに付着していて，縮まったような印象を与える．

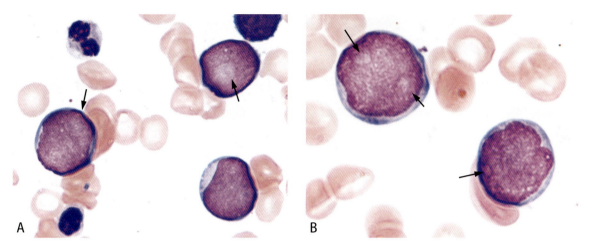

図 8-4　異型芽球
A：異型芽球（骨髄異形成症候群から移行した急性骨髄性白血病）．全体的に小ぶりの芽球で細胞質に乏しく，特に右上の細胞はほとんど裸核に見える．右上と左の細胞ではやや白みを帯びた大きな核小体（矢印）が目立つ．
B：異型芽球．骨髄異形成症候群．小型の芽球であるが，細胞質は A より若干広くなっている．核には不規則なくびれや切れ込みがあり，白く抜けた大きな核小体（矢印）がある．

5 赤芽球の異形成

　赤芽球の核の異形成には，くびれ，分葉［図 8-5A 〜 D］，多核（3 核以上）［図 8-5E, F］，断片化［図 8-5G, H］があるが，赤芽球に特有な異形成として巨赤芽球性変化（megaloblastic change）がある［図 8-5I, J］．巨赤芽球性変化の本質は単に細胞が大きくなることではなく，細胞質に比べて核の成熟が遅れる核細胞質非同調（nuclear-cytoplasmic discrepancy）にある．これは DNA 合成障害に基づく形態変化であって，悪性貧血をはじめとするビタミン B12 欠乏症，葉酸欠乏症の他に，骨髄異形成症候群，急性赤白血病で特徴的に見られる．またパルボウイルス B19 感染による溶血性貧血では，巨大な前赤芽球（giant proerythroblast）が特徴的に見られる［図 8-5K］．細胞質の異形成には塩基好性斑点があるが，これは異常な RNA およびリボソームの凝集塊または異常に大きな鉄顆粒が濃紺〜濃紫色に染まって見えるのである［図 8-6］．

　正常の赤芽球は多糖類を染める PAS 染色は陰性であるが，急性赤（白）血病（AML, M6）の他に骨髄異形成症候群ではしばしば陽性となり，顆粒状またはべたっと一様に赤〜薄い桃色に染まる［図 8-7］．PAS 陽性赤芽球は腫瘍細胞クローン由来であることを示しており，決して良性（反応性）疾患では見られない特異的な所見である．

　鉄染色を施すと細胞質内の鉄顆粒が青く染め出されるが，赤血球で鉄顆粒が染まる鉄血球（siderocyte）は，正常ではきわめて少なく（1 ％未満）鉄顆粒も微細で 1 〜 3 個見られるに過ぎない．これに対し骨髄異形成症候群（MDS）ではしばしば鉄血球の数，鉄顆粒の数と大きさが増加する［図 8-8A, B］．細胞質内に鉄顆粒が存在する赤芽球，すなわち鉄芽球（sideroblast）についても，正常では 20 〜 30 ％ の赤芽球に微細な顆粒が 1 〜 3 個程度細胞質に散在して存在するにすぎない．しかし MDS ではしばしば鉄芽球が増加し，鉄顆粒も粗大となりその数も増加する［図 8-8B 〜 E］．鉄顆粒が核を取り囲んで存在する環状鉄芽球（ring sideroblast）［図 8-9］は鉄芽球性貧血（sideroblastic anemia）に特徴的な所見であり，さまざまな原因で出現するが，頻度的には MDS で見ることが多い．2008 年の WHO の基準では環状鉄芽球とは「核周囲（ミトコンドリアが存在する領域）に鉄顆粒が 5 個以上，かつ核周の 1/3 以上にわたって存在する赤芽球」と定義され，赤芽球全体の 15 ％以上に観察される場合に有意な所見とされた．しかし，環状鉄芽球と RNA スプライシングに関与する *SF3B1* 遺伝子変異との相関が明らかにされた結果，2016 年の改訂では *SF3B1* 遺伝子変異があれば環状鉄芽球が 5 ％未満でも有意とされるようになった．

　鉄はマクロファージの細胞質内に貯蔵鉄として蓄えられており，正常骨髄では少数のマクロファージで鉄顆粒がごく少数しか認められない．しかし慢性疾患に伴う貧血（anemia of chronic disease/disorder），MDS およびヘモクロマトーシスでは多数のマクロファージの細胞質内に鉄が濃く染色される［図 8-10］．

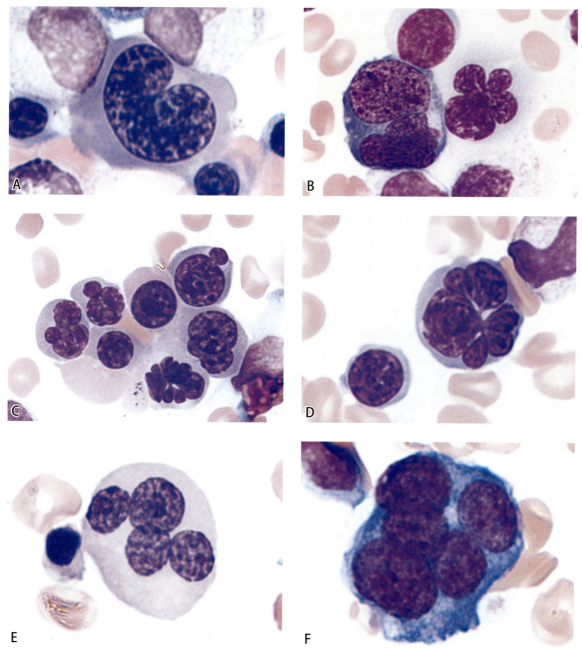

図8-5 赤芽球の異形成

A：核にくびれが見られる異型赤芽球（環状鉄芽球を伴う骨髄異形成症候群，MDS with ring sideroblasts〔2016年改訂WHO分類〕，環状鉄芽球を伴う不応性貧血，retractory anemia with ring sideroblasts〔2008年WHO分類〕）．大型の正染性赤芽球で右上に深い湾入が見られる．

B：核にくびれが見られる異型赤芽球（骨髄異形成症候群）．左側の細胞は多染性赤芽球で異常に大きく，核が不規則にくびれている．右側の細胞は細胞膜が破壊されているが正染性赤芽球で，核が4つに分葉している．

C：分葉核をもつ異型赤芽球（骨髄異形成症候群）．一部の円形核を除き，不規則に分葉した核をもつ赤芽球が目立つ．

D：分葉核をもつ異型赤芽球（骨髄異形成症候群）．左下の正常多染性赤芽球に比べて右側の多染性赤芽球は大きく，核は不規則に分葉している．

E：多核の異型赤芽球（骨髄異形成症候群）．大型の正染性赤芽球で4つの円形核がある．

F：多核の異型赤芽球（骨髄異形成症候群）．大型の塩基好性赤芽球で5つの円形核を認める．

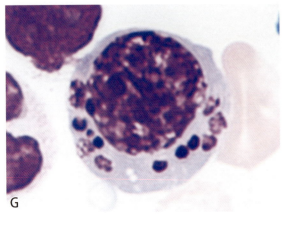
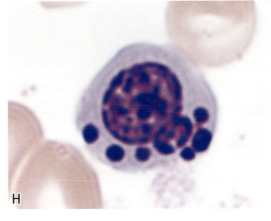
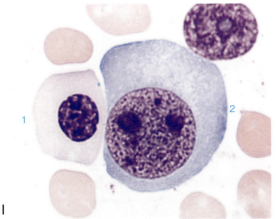
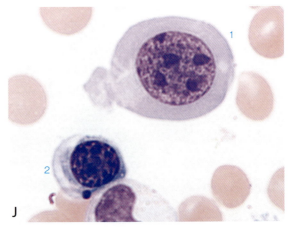

図 8-5　赤芽球の異形成（つづき）

G：断片化した核をもつ異型赤芽球（骨髄異形成症候群から移行した急性骨髄性白血病）．多染性赤芽球で，大きな円形核の他にさまざまな形の核断片が認められる．

H：断片化した核をもつ異型赤芽球（慢性骨髄性白血病）．ひょうたんのような形をした核の他に濃紫色に染まった小さな核断片が多数認められる．

I：巨赤芽球（悪性貧血）．正染性巨赤芽球（1）と多染性巨赤芽球（2）．いずれの細胞もかなり大きく，細胞質に比べて核の成熟が遅れている．特に右の多染性巨赤芽球のクロマチンは，繊細で凝集した結節が小さくまばらであるために核全体が明るく見え，赤紫に濃く染まった核小体が目立つ．正常の正染性赤芽球の核は一様に暗い紫色に染まるが，左の正染性巨赤芽球の核にはクロマチンの結節が明らかなままである．

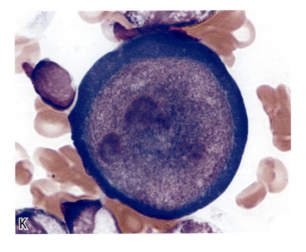

J：正染性巨赤芽球（骨髄異形成症候群／骨髄増殖性腫瘍）．右上（1）はかなり大型の正染性巨赤芽球でクロマチンは繊細，5つの核小体が目立ち，左に細胞質の突起が見られる．左下（2）は正常の多染色性赤芽球であり，正染性巨赤芽球と比べて細胞質に青みが残っていて1の正染性巨赤芽球より未熟なことがわかる．しかし核クロマチンを比べると，多染色性赤芽球（2）が粗大な結節を形成しているのに対し，正染性巨赤芽球（1）のクロマチン結節はより小さく数もまばらで，細胞質に比べて核の成熟が遅れていることがわかる．

K：巨大前赤芽球（giant proerythroblast）（パルボウイルス B19 感染症による溶血性貧血）．巨大な前赤芽球で，核の左側にある大きな核小体の他に，中央部に一部融合した不整形の小型核小体が多数見られる．

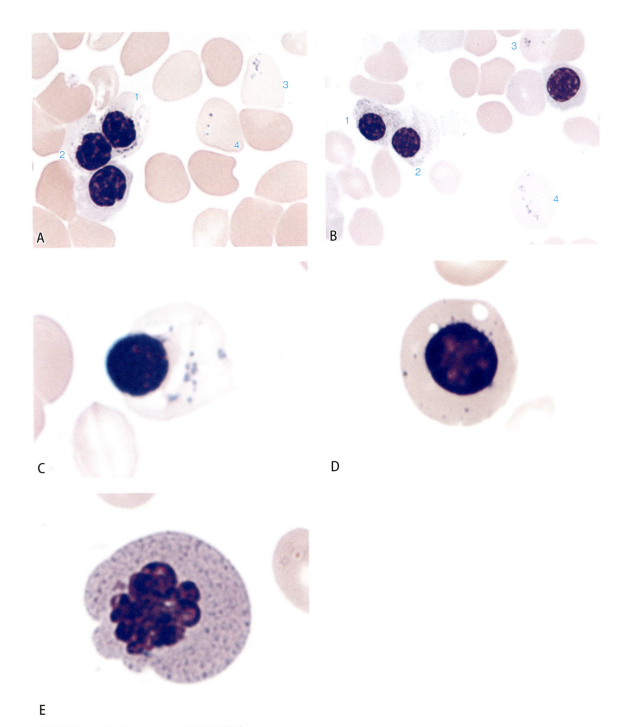

図 8-6　塩基好性斑点を示す異型赤芽球

A：骨髄異形成症候群．左側上 2 つの正染性赤芽球（1, 2）の細胞質に比較的粗大な青紫の顆粒が見られる．同様の顆粒は右側の赤血球（鉄血球；3, 4）にも存在する．
B：環状鉄芽球を伴う骨髄異形成症候群（2016 年改訂 WHO 分類）．左側 2 つの正染性赤芽球（1, 2）と赤血球の一部（3, 4）に青紫の顆粒が見られるが，A より小さい．
C：悪性貧血．脱核しようとしている正染性赤芽球であるが，細胞質に粗大な青い顆粒が多数存在する．悪性貧血で塩基好性斑点を示す赤芽球を見ることは比較的少ない．
D：骨髄異形成症候群．正染性赤芽球であるが，細胞質にさまざまな大きさの青紫の顆粒が認められる．
E：悪性貧血．正染性赤芽球であるが，核は不規則な分葉を示し，細胞質に多数の微細な顆粒が認められる．

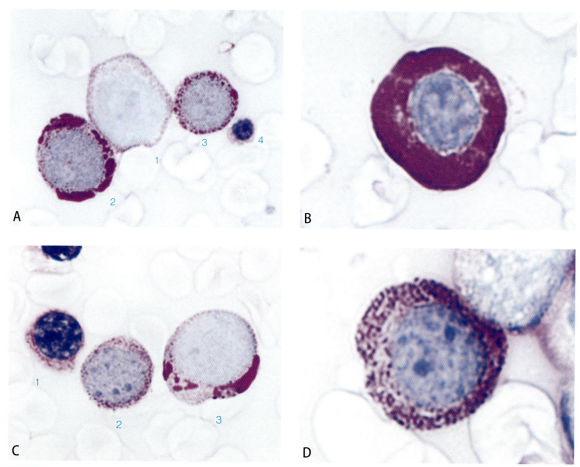

図 8-7　PAS 陽性異型赤芽球

A：骨髄異形成症候群．中央（1）は前赤芽球，その両側（2, 3）は塩基好性赤芽球，一番右側（4）は正染性赤芽球．前赤芽球（1）に見られる赤紫の PAS 陽性顆粒は微細であるが，塩基好性赤芽球（2, 3）では粗大結節状で，2 では一部融合している．
B：骨髄異形成症候群．塩基好性赤芽球と思われるが，細胞質全体が赤紫に一様に染まっている．
C：骨髄異形成症候群．左側から多染性赤芽球（1），塩基好性赤芽球（2），前赤芽球（3）．PAS 陽性顆粒は比較的粗大結節状であるが，前赤芽球（3）では一部融合し一様に染まっている部分がある．
D：骨髄異形成症候群から移行した急性骨髄性白血病．塩基好性赤芽球で，細胞質に粗大顆粒状の PAS 陽性物質が充満している．

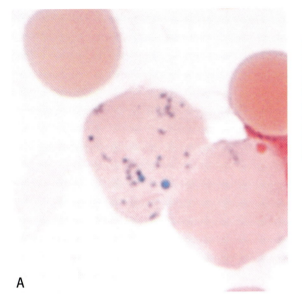
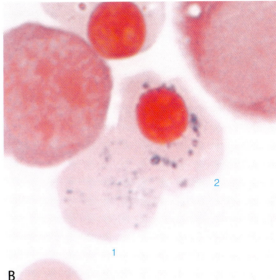
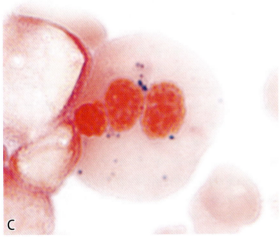
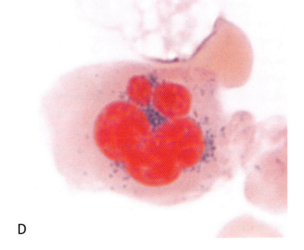
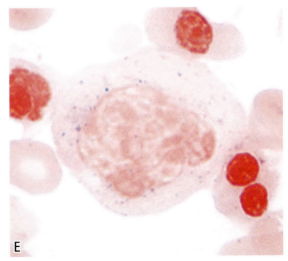

図 8-8　異常鉄血球および異常鉄芽球（鉄染色）（骨髄異形成症候群）

A：異常鉄血球．中央の赤血球には多数の微細な鉄顆粒の他に粗大な顆粒も認められる．

B：異常鉄血球（1）および鉄芽状（2）．多数の鉄顆粒が認められるが，鉄芽球（2）では粗大なものが目立つ．

C：3個の核をもつ異型正染性赤芽球で，さまざまな大きさの鉄顆粒が細胞質に散在している．

D：3つに分葉した核と2つの小さな核をもつ異型正染性赤芽球で，核の周囲に多数の鉄顆粒が密集している．

E：中央の細胞は不規則なくびれのある核をもつ巨大な異型正染性赤芽球で，さまざまな大きさの鉄顆粒が細胞質に多数散在している．

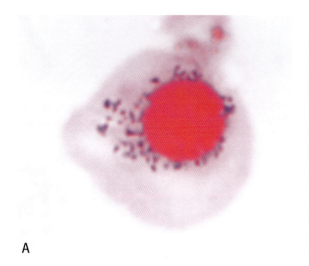
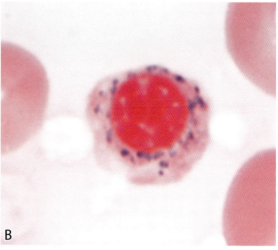
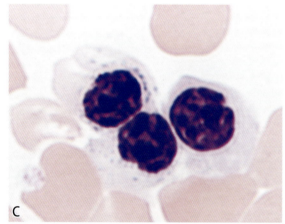

図 8-9　環状鉄芽球（ring sideroblast）（環状鉄芽球を伴う骨髄異形成症候群〔2016 年改訂 WHO 分類〕）
A, B：鉄染色．核周とその近傍に多数の比較的粗大な鉄顆粒が観察される．
C：May-Giemsa 染色では核周囲に塩基好性斑点として認められる．

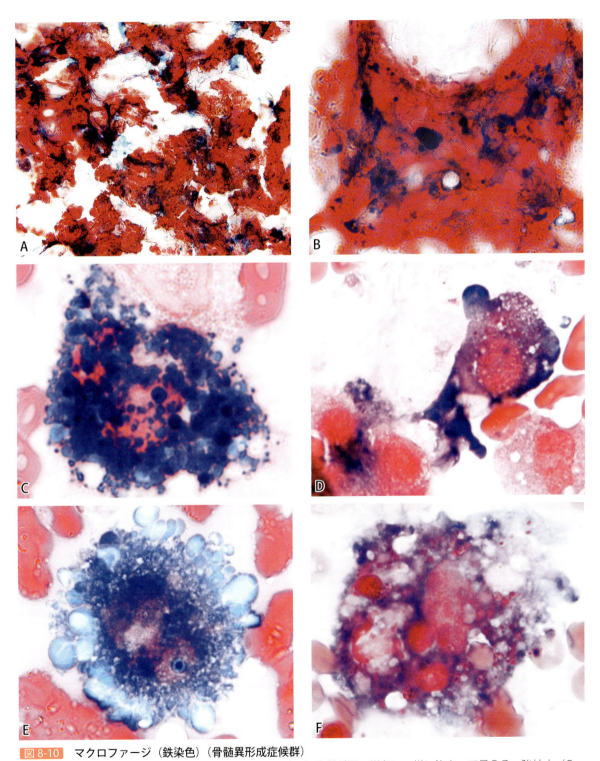

図 8-10 マクロファージ（鉄染色）（骨髄異形成症候群）
弱拡大（A, B）では不規則な形態を示すマクロファージの細胞質が深い紺色に一様に染まって見える．強拡大（C〜F）で見ると，染まり方は粗大顆粒状（C），一様（D），両方混在（E, F）など多彩である．Fは血球貪食を示すマクロファージで，貪食した細胞を除く細胞質部分が青く染まっている．

6 巨核球の異形成

　巨核球で見られる異形成には，細胞の大きさの異常として，慢性骨髄性白血病で見られる小型の小人巨核球（dwarf megakaryocyte）[図 8-11]，小型でかつ円形単核の微小巨核球（micromegakaryocyte）[図 8-12] の他に，本態性血小板血症，骨髄線維症，悪性貧血で見られる巨大巨核球 [図 8-13] がある．核の異常には，単核 [図 8-12, 8-14]，円形分離多核（multinucleation；円形核が融合せずばらばらに存在）[図 8-15]，異様あるいは名状しがたい奇怪な分葉 [図 8-16]，異常に大きい，数の多い，あるいは塩基好性の強い核小体 [図 8-17]，巨赤芽球性変化と同様，細胞質に比べて核の成熟が遅れる核細胞質非同調（nuclear-cytoplasmic discrepancy）[図 8-18] がある．細胞質の異常には塩基好性の強い色調，アズール顆粒の減少または欠如 [図 8-19]，アズール顆粒の分布のむら [図 8-20A, B]，空胞 [図 8-20] がある．

7 顆粒球系細胞の異形成

　骨髄異形成症候群（MDS）では桿状核，分節核と変わらない大きさの小さく，顆粒の乏しい前骨髄球，骨髄球，後骨髄球細胞が，桿状核，分節核としばしば集簇して見られるが，おそらく 1 個の腫瘍性クローン由来の娘細胞集団と考えられる [図 8-21]．逆に異常に大きな後骨髄球（giant metamyelocyte）[図 8-22]，桿状核好中球 [図 8-23] は悪性貧血，ビタミン B12 欠乏性貧血や MDS で見られ，細胞質が広大な他，核も大きく，太く長い点が特徴的である．

　桿状核，分節核の異形成には，核の異形成として過分葉 [図 8-24]，低分葉 [図 8-25]，偽ペルゲル–フェット核異常（pseudo-Pelger-Huët anomaly）[図 8-26]，膨化あるいは丸みを帯びた核 [図 8-27]，輪状核 [図 8-28]，その他の異常分葉核 [図 8-29]，断片化核 [図 8-30] がある．核クロマチン結節の異常として，核本体部分からの丸みを帯びた，あるいは鋭く毛羽立ったようなクロマチン結節の突出がある [図 8-31]．細胞質の異常には，幼若な一次顆粒の残存，大きな顆粒，色の異常，顆粒の乏しい細胞質（脱顆粒）[図 8-32]，分布異常，異常に大きく数の多い空胞 [図 8-33]，不規則な細胞辺縁の突起がある．同様の異形成は前骨髄球，骨髄球，後骨髄球にも見られ，異常な核小体 [図 8-34]，細胞質の異常な染色性 [図 8-35]，脱顆粒 [図 8-36, 8-37] がある．また Auer 小体は青紫の細長い針状の細胞質内構造物で，アズール顆粒が集合したものであり，急性骨髄性白血病と一部の骨髄異形成症候群に特徴的に見られる [図 8-38]．

　好酸球の異形成には，異常な分葉 [図 8-39]，輪状核 [図 8-39A, 8-40]，丸みを帯びた分葉 [図 8-39B]，クロマチン結節の太さ [図 8-41]，密度の薄さ，異常に大きな核小体 [図 8-42]，異常に大きい，あるいは塩基好性の強い顆粒，顆粒分布のむら [図 8-43]，

色調のむら，空胞［図 8-44］，不規則な波状あるいは突起をもつ細胞表面［図 8-43B，8-45］がある．

好塩基球に異形成を見ることは比較的少ないが，核の異常な分葉あるいは過分葉［図 8-46A ～ C］，低分葉［図 8-46D］，空胞［図 8-47］の目立つ細胞質がある．

8 単球系細胞の異形成

単球の異形成には，細胞の異常な大きさ［図 8-48］，核の形態：輪状核［図 8-49］，異常な分葉［図 8-50A ～ C］，分節核好中球様分葉［図 8-50D, E］など，異常に大きな核小体［図 8-51］，塩基好性の強い細胞質，大きい，あるいは数の多い空胞［図 8-52A ～ C］，細胞表面の異常突起［図 8-52C］などがある．

9 リンパ球系細胞の異形成

リンパ球系細胞には T 細胞，NK 細胞，B 細胞の他に形質細胞があり，異形成は白血病，悪性リンパ腫，多発性骨髄腫，原発性マクログロブリン血症などの腫瘍性疾患の他に，ウイルス感染症などの反応性（非腫瘍性）疾患でも見られる．Epstein-Barr ウイルス（EBV）初感染で典型的に見られる伝染性単核球症（infectious mononucleosis, mononucleosis syndrome）では，EB ウイルスに感染した B 細胞に反応して増殖した異形成を示す CD8$^+$HLA-DR$^+$の細胞障害性 T 細胞を伝統的に「異型リンパ球」とよんできたが（第2章 I．白血球の異常 3．異常白血球の末梢血出現の項を参照），この場合の「異型」とは元来，腫瘍を意味するものではない．しかし，免疫不全状態などの一定の条件下では，EB ウイルス感染症により T 細胞のみならず B 細胞，NK 細胞も増殖し，その一部は真の悪性リンパ腫に至る場合があることを考えると，実に穿った用語で興味深い．

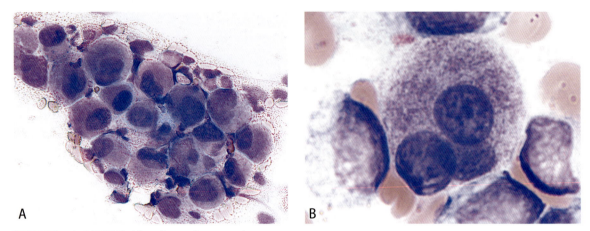

図 8-11　小人巨核球（dwarf megakaryocyte）
慢性骨髄性白血病．弱拡大（A）では比較的小型の巨核球が多数集簇しており，単核のものが目立つ．Bは3つの円形分離核を持つ巨核球であるが，比較的小型である．

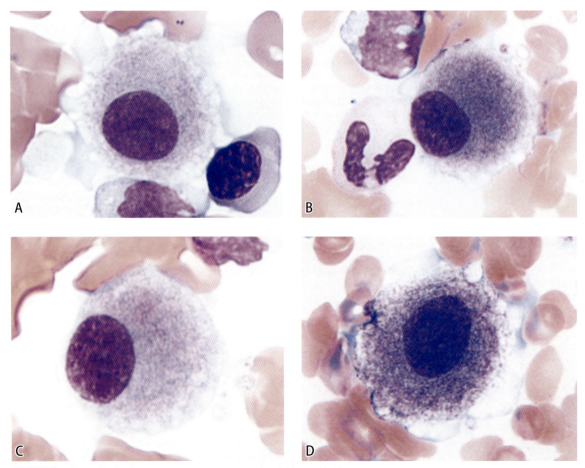

図 8-12　微小巨核球（micromegakaryocyte; 小型で単核の巨核球）
A：骨髄異形成症候群，B～D：慢性骨髄単球性白血病（CMML）．細胞質には微細なアズール顆粒が存在し成熟しているが，細胞全体が小さく，核も小型でほぼ円形である．Aの核クロマチンはB, C, Dと比べ比較的繊細である．いずれの細胞も細胞表面には不規則な突起が見られる．

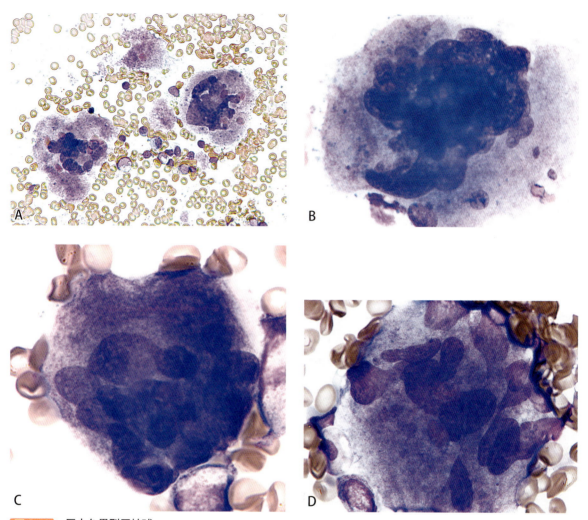

図 8-13　巨大な異型巨核球
A, B：本態性血小板血症．かなり大型の巨核球で，核が不規則にくびれ異様である．
C, D：悪性貧血．大型の巨核球で，核が複雑にくびれ分葉している．

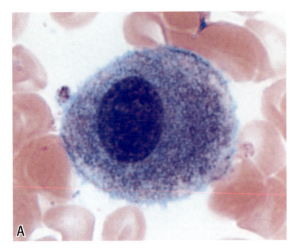
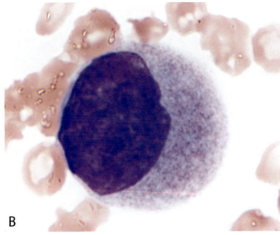
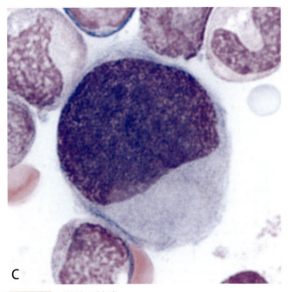

図 8-14 単核巨核球

A, B：慢性骨髄単球性白血病，C：骨髄異形成症候群．いずれも単核の巨核球で，A の核クロマチンは比較的繊細で，細胞質のアズール顆粒が豊富であるが，その背景は弱い塩基好性を残している．B の核クロマチンは濃縮して一様に染まっている．C の核は楕円形でくびれがありクロマチンは比較的繊細で，核小体が多数あって目立つ．細胞質は A と同様に弱い塩基好性を示し，アズール顆粒を欠いている．

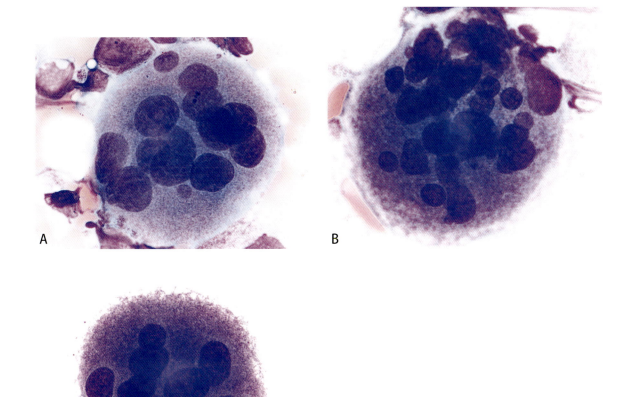

図 8-15 円形分離多核巨核球
A：慢性骨髄単球性白血病，B, C：悪性貧血．大型の巨核球でいずれも円形あるいは楕円形の核が多数存在している．Bではその他にくびれをもつ長い核も認められる．

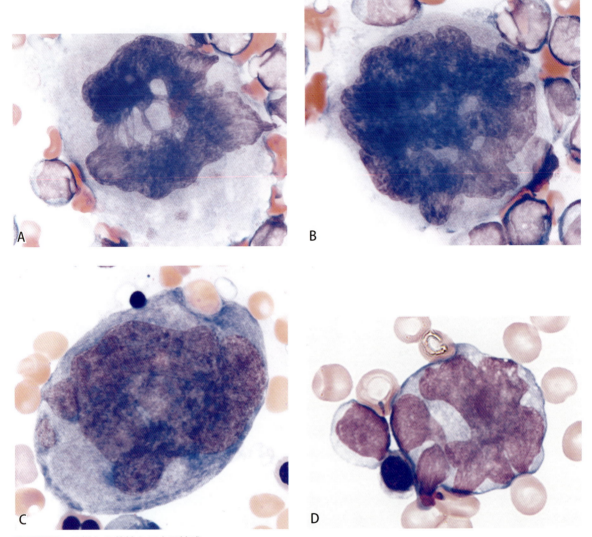

図 8-16　異様な分葉核を示す巨核球
骨髄異形成症候群．いずれの核も異様な分葉を示しており，F，G では円形または楕円形の分離した核がそれぞれ 2 個および 3 個ある．核クロマチン構造はさまざまで，F はきわめて繊細で，比較的大きな核小体（矢印）を多数認め，細胞質は塩基好性でアズール顆粒を欠いていて最も未熟である．E も細胞質は塩基好性で顆粒を欠いているが，不規則に分葉あるいは分離した核のクロマチンは，リンパ球の核のように一様に濃い紫色に染まっている．

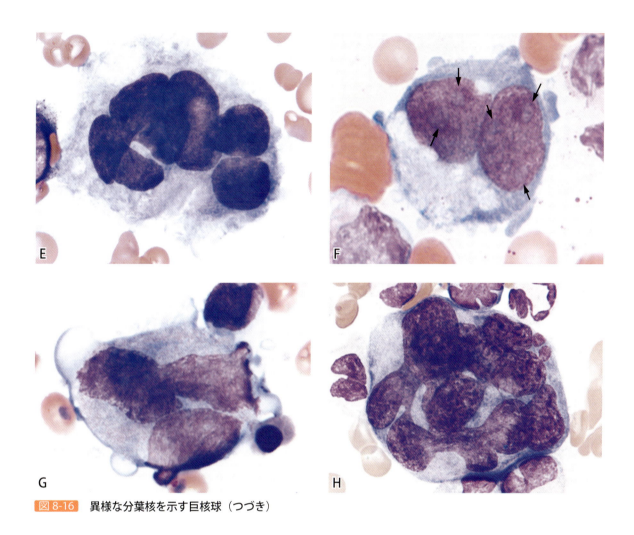

図 8-16　異様な分葉核を示す巨核球（つづき）

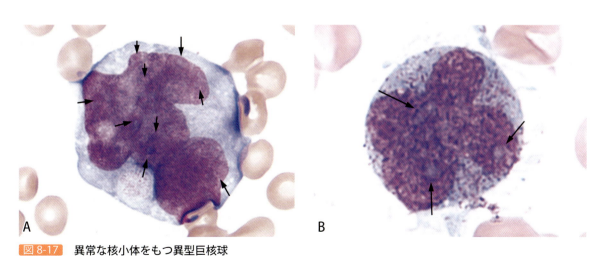

図 8-17　異常な核小体をもつ異型巨核球
骨髄異形成症候群．いずれも多数の核小体（矢印）が認められ，Aでは比較的小型で塩基好性が強い．Bの核小体は大きく，細胞表面には血小板産生像を思わせる不規則な突起を多数認める．

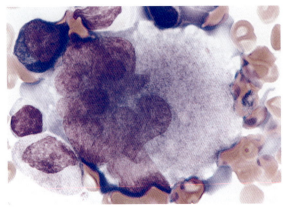

図 8-18 核細胞質非同調（nuclear-cytoplasmic discrepancy）を示す異型巨核球
悪性貧血．巨赤芽球に相当する巨核球の異形成のひとつで，細胞質は成熟しアズール顆粒が豊富であるが，核の成熟度が遅れクロマチン構造は繊細さを保っている．

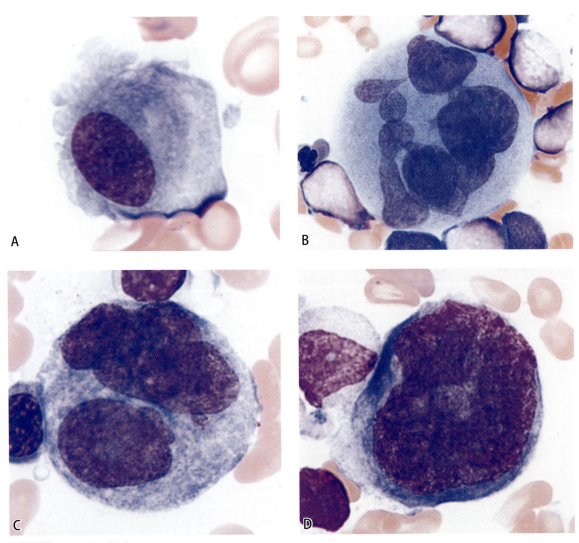

図 8-19 脱顆粒巨核球
A, B：骨髄異形成症候群，C：急性単球性白血病，D：myeloid sarcoma（骨髄性肉腫）．核は単核，多核，異常分葉などさまざまであるが，細胞質は塩基好性でアズール顆粒を欠いている．

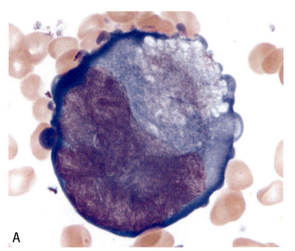
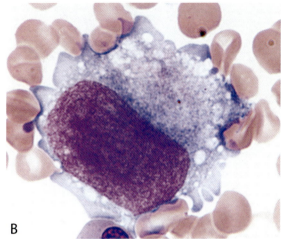
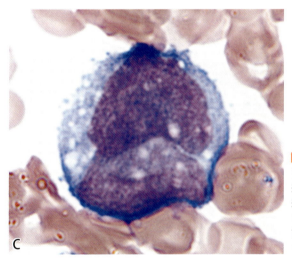

図 8-20　細胞質に空胞の目立つ異型巨核球

骨髄異形成症候群．A，C の核は不規則なくびれを示し，細胞質は塩基好性が強い．B は単核（楕円形）であるが，細胞質は青みが薄れ灰色がかっている．C はアズール顆粒を欠いており，A，B では一部に限局してアズール顆粒が認められるが，いずれもさまざまな大きさの空胞が目立つ．

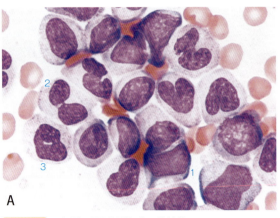 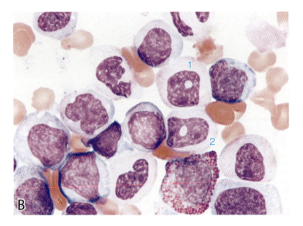

🟧 図 8-21　**小型の異型顆粒球の集簇像**
骨髄異形成症候群．芽球（1）から分節核に至るまでの顆粒球系細胞が集簇しており，同一の腫瘍性クローン由来と思われる．いずれの細胞も小型で，Aの桿状核，分節核の核は丸みを帯び，左端に偽ペルゲル-フェット核異常様の核をもつ細胞（2）と輪状核細胞（3）があり，全体的に細胞質の顆粒は乏しい．Bでも2個の輪状核細胞（1, 2）が見られ，顆粒に乏しい．

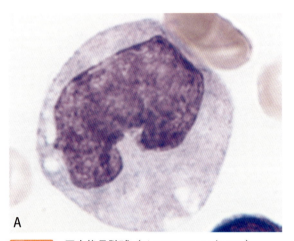 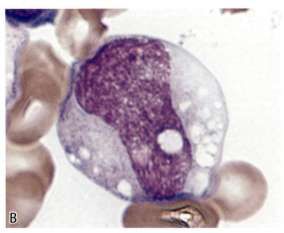

🟧 図 8-22　**巨大後骨髄球（giant metamyelocyte）**
A：悪性貧血．大型の後骨髄球で核も大きいが，クロマチンが比較的繊細で結節も小さい．細胞質にはまだらに青い部分があり，空胞が目立つ．
B：鉄芽球性貧血から移行した急性骨髄性白血病．大型の後骨髄球で細胞質には空胞が目立つ．

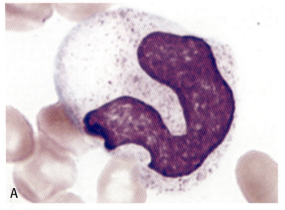 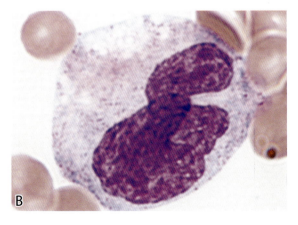

🟧 図 8-23　**巨大桿状核好中球（giant band neutrophil）**
A：悪性貧血．巨大化した桿状核好中球で，核も太く長い．
B：骨髄異形成症候群．核は異様に長く，とぐろを巻いているように見える．細胞質の上の部分には空胞がある．

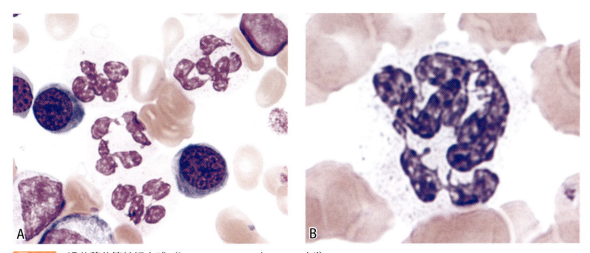

図 8-24 過分葉分節核好中球（hypersegmented neutrophil）
A：骨髄異形成症候群，B：悪性貧血．6〜10 個程度までに分葉した核を認める．

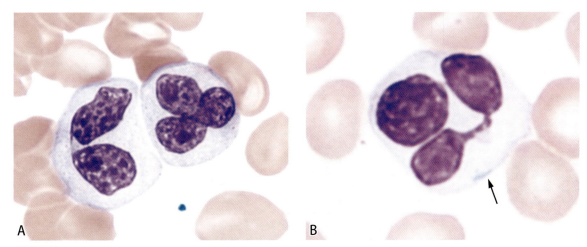

図 8-25 低分葉分節核好中球（hyposegmented neutrophil）
骨髄異形成症候群．A では左の細胞の核は 2 つ，右の細胞は 3 つと分葉が少なく，細胞質は顆粒に乏しい．B の細胞は 3 つの円形あるいは楕円形核に分葉し，細胞質は顆粒を欠いている．右下の細胞辺縁部に Döhle 小体様に薄く青く染まった部分がある（矢印）．

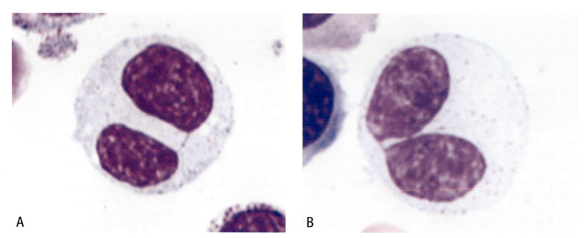

図 8-26　偽ペルゲル-フェット核異常（pseudo-Pelger-Huët anomaly）
A：骨髄異形成症候群，B：急性骨髄性白血病．常染色体優性遺伝性のペルゲル-フェット核異常では，ラミンBレセプター遺伝子の異常により顆粒球の核が低分葉を示すが，同様の異常は骨髄異形成症候群や骨髄増殖性腫瘍でも見られ偽ペルゲル-フェット核異常とよばれる．2個の楕円形の核が細い糸状部分で結合しており，いずれも細胞質は顆粒に乏しい．

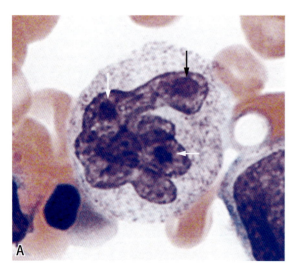

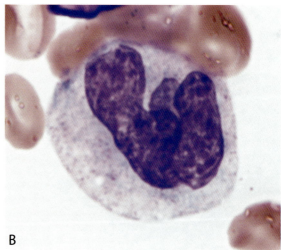

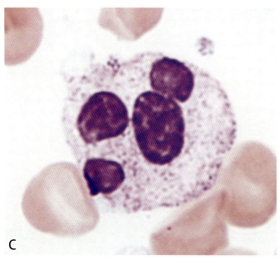

図 8-27　膨化した核をもつ分節核好中球
A：悪性貧血，B, C：骨髄異形成症候群．いずれも分葉核の横径が増し，全体としてふくらんだ印象を与える．Aでは一部にクロマチンが強く凝集した部分があるが，そのほかの部分ではクロマチン結節が小さくまばらなため，核全体が明るく見える．また核小体が目立つ(矢印)．Cでは4個の円形，楕円形の核が分離しているように見える．

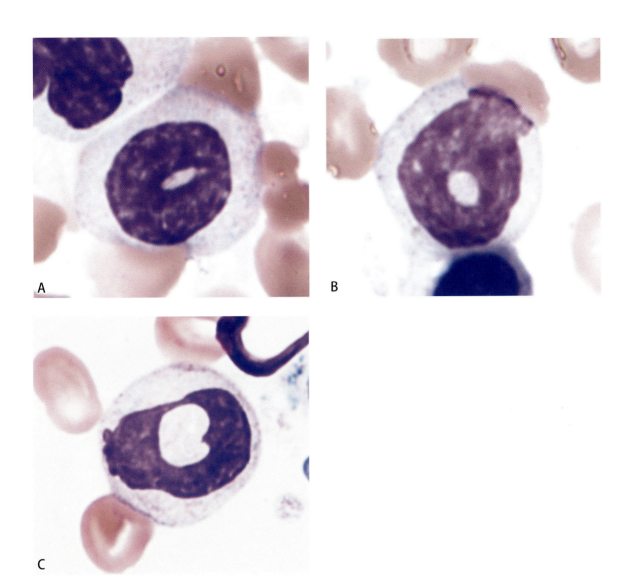

図 8-28　輪状核好中球
A, B：骨髄異形成症候群，C：急性骨髄性白血病．一部太さに差があるが，全体としてドーナツ状の核を形成しており，円形または楕円形の中空部分がある．いずれの細胞質も顆粒に乏しい．

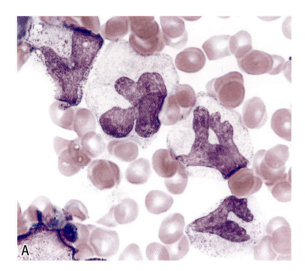
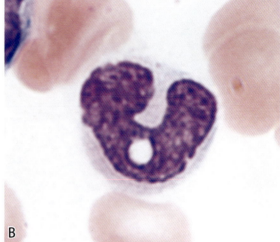
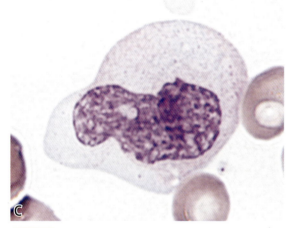

図 8-29　異常な分葉を示す好中球

骨髄異形成症候群．Ａの核は太く，丸みを帯びた部分や直線的な部分があり，不自然な分葉を示している．ＢではＵ字形の核の中央部に円形の穴があり，細胞質は顆粒に乏しい．Ｃでは膨化した不整形核の左に楕円形の穴が見られる．

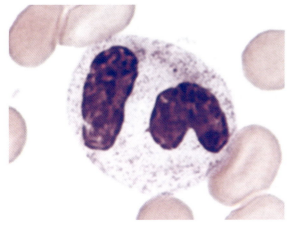

図 8-30　断片化した核をもつ好中球
骨髄異形成症候群，4分葉した好中球であるが，分葉間につながりがなく分離している．

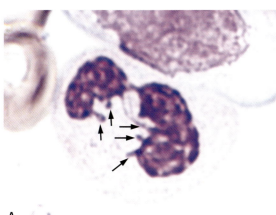

A

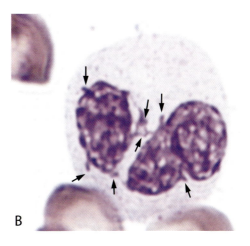

B

図 8-31　突出したクロマチン結節を示す分節核好中球
骨髄異形成症候群．膨化した分葉核の表面から細長い突起物が多数見られ（矢印），一部の突起は細い糸でつながっている．

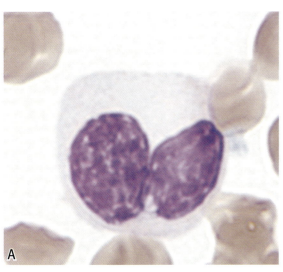

A

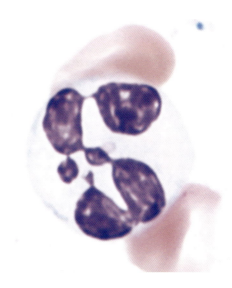

B

図 8-32　脱顆粒好中球
骨髄異形成症候群．いずれの核も丸みを帯び，Aは低分葉（pseudo-Pelger-Huët anomaly），Bは過分葉を示し，細胞質には顆粒が全く認められない．

8. 異形成 | 159

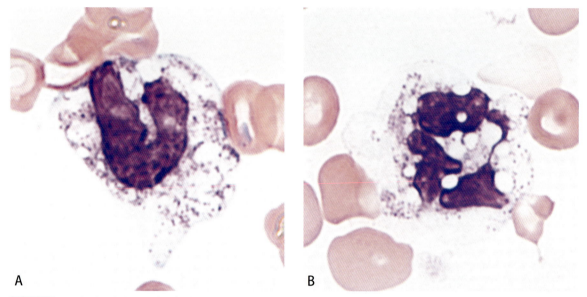

図 8-33　細胞質に空胞の目立つ好中球
骨髄異形成症候群．細胞質は大小さまざまな大きさの空胞が目立つ．

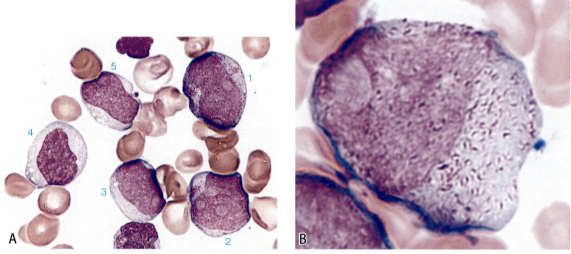

図 8-34　異様に大きな核小体をもつ異型前骨髄球（骨髄異形成症候群／骨髄増殖性腫瘍）
A：右上下の2つの細胞が前骨髄球（1, 2），左側3個は骨髄球（3, 4）および後骨髄球（5）であるが，いずれも白っぽく抜けた大きな核小体が目立つ．
B：核の左上に巨大な核小体を認め，細胞質には細長い棒状のアズール顆粒が目立つ．

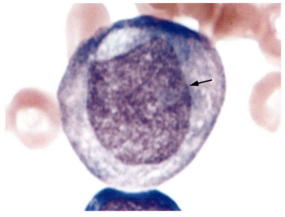

図 8-35 細胞質に色むらのある異型骨髄球（急性骨髄性白血病）

核クロマチンは凝集し一部結節を形成しており，右側にやや青みのある大きな核小体（矢印）を認める．細胞質は上部を中心に，まだら状に青みの強い部分がある．

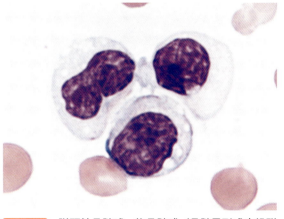

図 8-36 脱顆粒骨髄球，後骨髄球（骨髄異形成症候群より移行した急性骨髄性白血病）

細胞質は顆粒に乏しく，一部空胞が見られる．

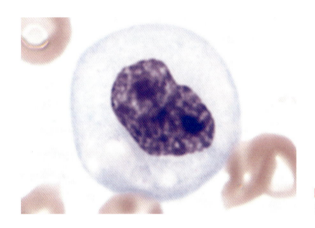

図 8-37 脱顆粒後骨髄球（骨髄異形成症候群）

細胞質は顆粒を欠いており，下の部分に空胞がある．

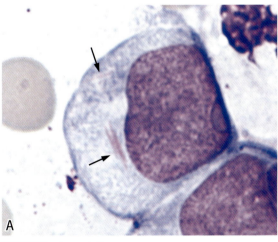

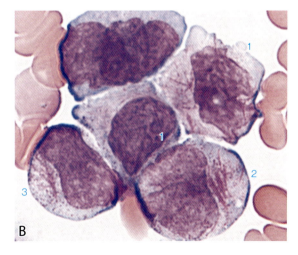

図 8-38 Auer 小体

A：急性骨髄性白血病．塩基好性の強い細胞質の左側に赤紫の針状構造物を3本，その上に1本認める（矢印）．
B：急性前骨髄球性白血病．細胞質に無数のアズール顆粒の他に赤紫の針状構造物を多数認める．Auer 小体が多数重なって存在する細胞を faggot 細胞という（1～3）．

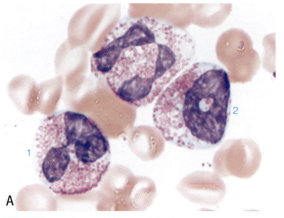 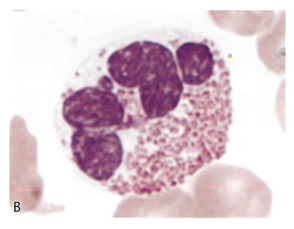

図 8-39　異常な分葉核を示す好酸球
A：好酸球増加症候群（hypereosinophilic syndrome），B：骨髄異形成症候群．A は丸みを帯び 3 分葉した核（1）と輪状核（2），B は丸みを帯びた過分葉核を示している．

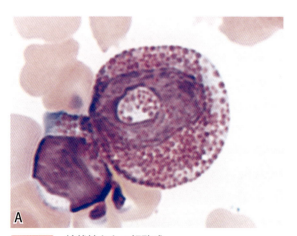 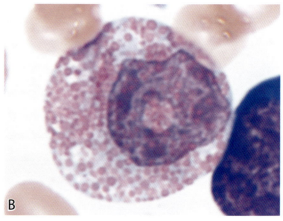

図 8-40　輪状核をもつ好酸球
A：骨髄異形成症候群，B：好酸球増加症候群．それぞれ中央に穴の開いた輪状核となっている．

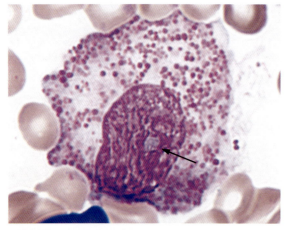 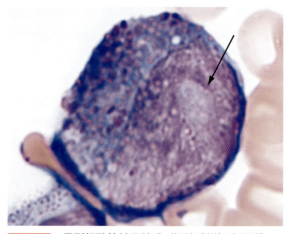

図 8-41　異型好酸性骨髄球（骨髄異形成症候群）
核クロマチンは粗大でごつごつしており，灰色がかった青い核小体（矢印）が明瞭である．

図 8-42　異型好酸性前骨髄球（好酸球増加症候群）
細胞質は強い塩基好性を示し，桃色の好酸性顆粒の他に，濃い青紫の未熟な顆粒もある．異常に大きな不整形の核小体が目立つ（矢印）．

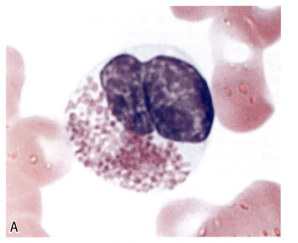
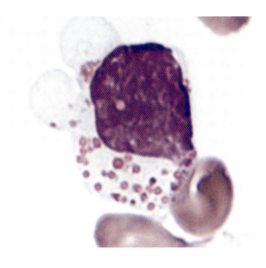

図 8-43 顆粒の分布が不均一な異型好酸球
A：骨髄異形成症候群．核クロマチンは比較的一様で，核にくびれが見られる．好酸性顆粒は細胞質の左下半分に偏って分布している．
B：急性骨髄性白血病．左上方に向かって細胞質が突出しており，この部分には顆粒が乏しい．

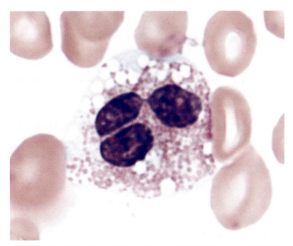

図 8-44 細胞質に空胞の目立つ異型好酸球（好酸球増加症候群）
核は3つの楕円形に分葉しており，細胞質には比較的大きな空胞が目立つ．

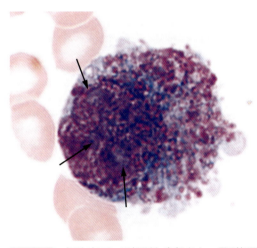

図 8-45 細胞表面に不規則な突起をもつ異型好酸球（好酸球増加症候群）
核の形状からすると，骨髄球または後骨髄球に相当する好酸球であるが，細胞質は塩基好性が強く青い核小体（矢印）が目立ち，細胞表面に不規則な突起を多数認める．

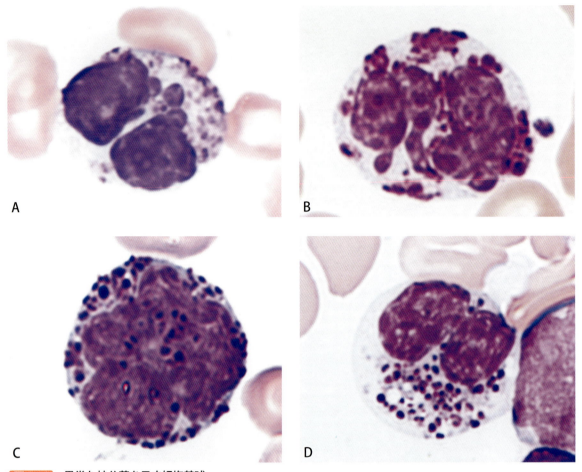

図 8-46　異常な核分葉を示す好塩基球
A〜C：骨髄異形成症候群．楕円形の大きな核の他に，断片化した小円形核，あるいはさまざまな太さの過分葉を示している（A, B）．核は花弁状の不規則な分葉傾向を示す（C）．
D：骨髄異形成症候群から移行した急性骨髄性白血病．核は楕円形に2分葉し，好中球のpseudo-Pelger-Huët核異常様である．

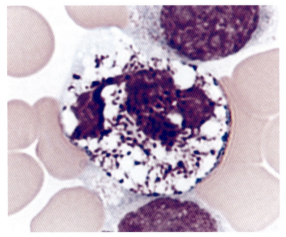

図 8-47　空胞の目立つ細胞質をもつ好塩基球（骨髄異形成症候群から移行した急性骨髄性白血病）
分節核好塩基球であるが，細胞質に空胞が目立つ．

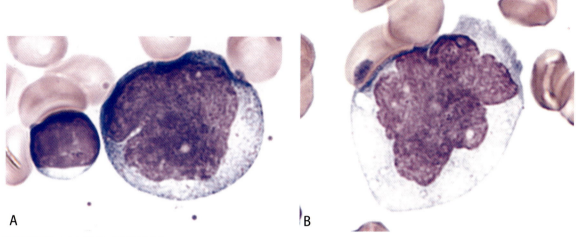

図 8-48　**巨大単球（悪性貧血）**
大型の単球で，核，細胞質ともに広大である．巨赤芽球に相当する形態異常である．

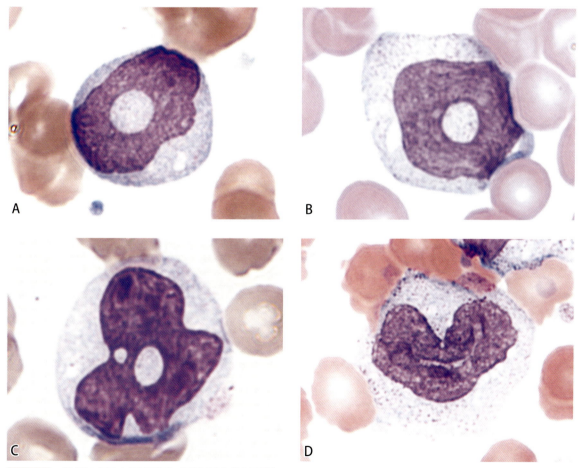

図 8-49　**輪状核を示す異型単球（骨髄異形成症候群）**
A, B：核はドーナッツ状（輪状）である．
C：分葉傾向を示す核の中央に大，小 2 つの穴がある．
D：核は不規則に彎曲しており．中央部に細長く彎曲して抜けて見える部分がある．

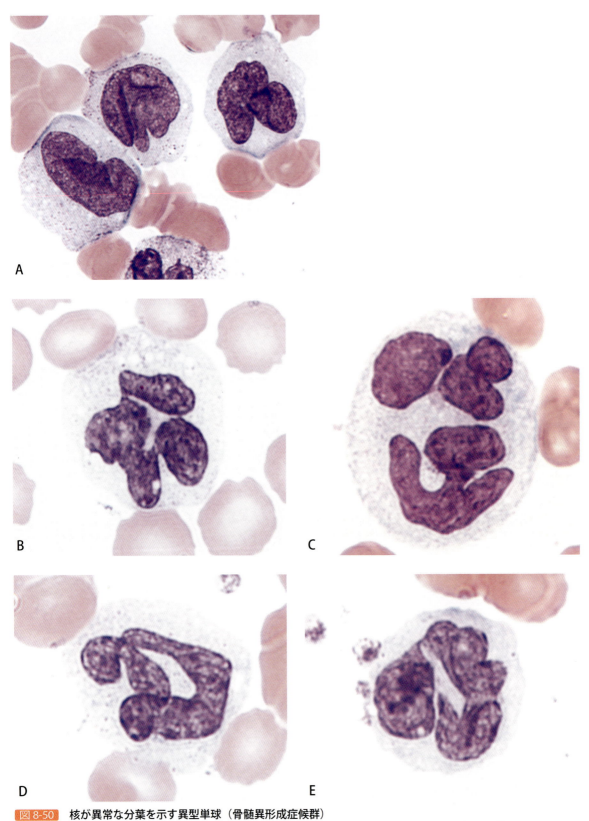

図 8-50　核が異常な分葉を示す異型単球（骨髄異形成症候群）
核に不規則なくびれ，分葉が目立ち，D, E は一見分節核好中球様の分葉を示す．C の核は一部，分離している．

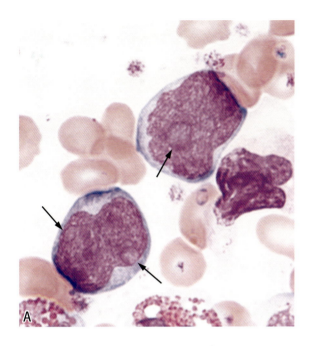
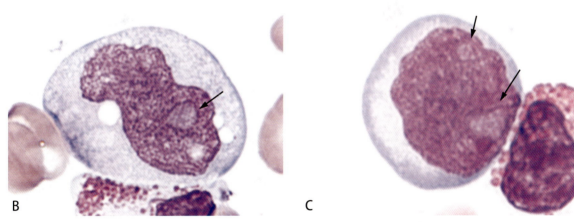

図 8-51　異常に大きい核小体をもつ異型単球（骨髄異形成症候群 / 骨髄増殖性腫瘍）
白っぽく抜けた大きな核小体（矢印）が目立つ.

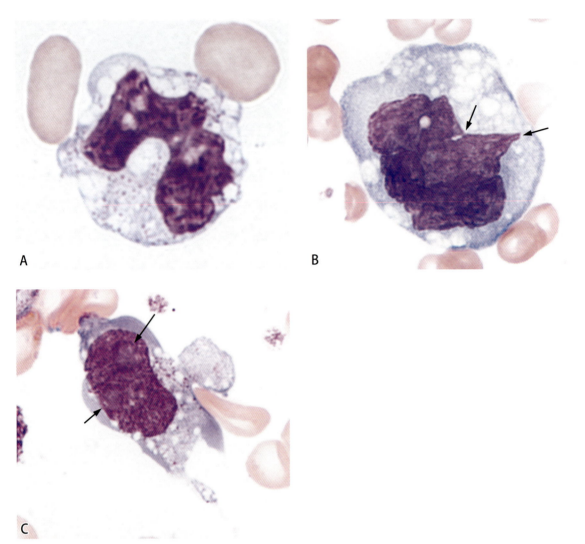

図 8-52 細胞質に空胞の目立つ異型単球

A, B：骨髄異形成症候群．核は不規則なくびれを示すが，B では鋭角的に突出している部分（矢印）があり，クロマチンは濃縮してリンパ球様である．B の細胞質は塩基好性が強く顆粒に乏しいが，A, B ともにさまざまな大きさの空胞が目立つ．

C：骨髄異形成症候群 / 骨髄増殖性腫瘍．核はほぼ楕円形でクロマチンが小結節を形成しており，不整形の大きな核小体（矢印）がある．細胞質にはアズール顆粒と空胞が散在しており，細胞表面は不整な突起が見られる．

第 **2** 章

疾患各論

腫瘍（クローン）性疾患

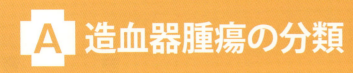

1 造血器腫瘍，分類法の歴史

　造血器腫瘍を分類するに際しては，現在WHO分類（第4版，2008年，2016年改訂）［表A-1〜A-3］が広く用いられており，2016年に一部改訂された．造血器腫瘍に関して世界的なコンセンサスを得るべく提唱された分類は，骨髄増殖性疾患（myeloproliferative disorders; MPD）については1972年に提唱された急性白血病のFAB（French-American-British）分類［表A-4］を嚆矢となす．一方リンパ増殖性疾患（lymphoproliferative disorders; LPD）について見ると，悪性リンパ腫の分類に関してさらに古い歴史があり，1938年のRobb-Smithによる論文"Reticulosis and reticulosarcoma"までさかのぼることができる［表A-5］．以後形態学を基礎としてその時点までに得られたリンパ節，脾臓の構造と機能，リンパ球の分化，増殖の機序，免疫学，染色体分析，遺伝子学的知見を集大成して次々と新しい分類法が提唱されてきた．すなわち1941〜42年に発表されたGallによるreticulum cell sarcoma, lymphoblastic lymphoma, lymphocytic lymphomaの3群への分類，次いで1956年のRappaport，1964年のLukes, Collinsによる分類へと進展した．興味深いことにRappaport, Lukes, Collinsらはfollicular lymphomaを独立した型とは認めず，いずれの組織型にも濾胞（結節）性増殖とび漫性増殖を示す2型を設定して分類している．
　一方Hodgkinリンパ腫についてみると1947年のJackson, Parkerによるparagranuloma, granuloma, sarcomaの3型分類が最初であるが，共通の所見としてHodgkin細胞，Reed-Sternberg細胞の存在が診断上重要視された．次いで1966年のLukesによる分類を経てRye分類，すなわちlymphocyte predominance, mixed cellularity, lymphocyte depletion, nodular sclerosisの4型分類に至り，今日のWHO分類に継承されている．特異な病型としてBurkittリンパ腫があり1958年Burkittにより報告されたが，その後の研究によりEpstein-Barrウイルス（EBV）および染色体転座による*c-myc*遺伝子の活性化が発症に深く関わっていることが明らかにされ今日に至っている．これらの分類は1970年代のKiel, Lukes-Collins分類，1982年のWorking Formulation（WF），1994年のREAL（Revised European-American Lymphoma Classification）分類を経て最終的に1988年のWHO分類に至っている．悪性リンパ腫の分類については我が国も古い伝統をもち，1943年の赤崎による「細網肉腫」に関する記載に始まり，1950年代の小島，松井，石井，大塚らによる研究を経て，1960年代には赤崎分類，1979年にはWF分類に

先駆けて Lymphoma Study Group（LSG）分類が提唱された［表 A-5］.

2 分類法

　　分類する際の手法について見ると，当然のことながら形態学が最初に用いられた方法であるが，現在なお最も重要であることに少しも変わりはない．形態学は肉眼で得られる情報には限界があるため「もの」を拡大して視る装置に依存しており，まず光学顕微鏡，位相差顕微鏡が用いられ，次いで拡大率を求め超微細構造，すなわち細胞内小器官の観察を可能にした電子顕微鏡に至っている．しかし拡大率を 10 万倍，100 万倍に上げたとしても，必ずしも「もの」がよく見えるようになるわけではなく，むしろ近視眼的になって細胞あるいは細胞集団の全体像が見えなくなる危険性がある．この意味において拡大率こそ1000 倍までであるが，光学顕微鏡と生きた細胞をそのまま観察できる位相差顕微鏡は，初心者でも簡単な手ほどきを受ければ比較的容易に観察できるようになるきわめて実践的な機器で有用性が高い．光学顕微鏡は「色」の世界で初心者にもわかりやすく，染色さえしておけば時間の制約なしに観察できる利点がある．これに対し位相差顕微鏡は言わば色のない「墨絵」の世界であり，習熟するのにやや時間がかかる．光学顕微鏡で得られる情報は標本の染色法に依存しているが，血液，骨髄細胞塗抹標本については，Wright/May-Giemsa 染色，骨髄，リンパ節の病理組織標本ではヘマトキシリン・エオジン（HE）染色があくまでも基本で，今日なお最も重要な役割を果たしている．血液，骨髄細胞塗抹標本の染色法として Wright/May-Giemsa 染色に次いでペルオキシダーゼ染色，アルカリホスファターゼ染色，酸性ホスファターゼ染色，鉄染色，PAS 染色，エステラーゼ染色などの特殊染色法が次々と開発されてきた．さらに 1980 年代になって血液・造血細胞に特異的な分化抗原が次々と同定されるようになってからは，抗体を用いた特殊染色やフローサイトメトリーが応用され，同時に染色体分析や遺伝子解析が応用されるに至った．

　　これらの分析方法の中で一番早く結果が得られるのは言うまでもなく形態学，すなわち血液または骨髄塗抹標本の Wright/May-Giemsa 染色標本の観察であり，標本作製から染色までに要する時間はわずか 30 分程度で，その後即座に顕鏡することができ，形態学に習熟してさえいれば一部の例外を除いて瞬時あるいは数分で診断がつく．これに対しフローサイトメーターによる細胞の免疫学的形質や遺伝子変化の分析には数時間から数日，染色体分析，病理組織標本の検討には数日を要する．したがって迅速で的確な対応の要求される急性白血病や一部の悪性リンパ腫，多発性骨髄腫の診断にあたっては，血液，骨髄細胞の形態学的観察は現在もなお何物にも代えがたい診断方法と言える．

3 WHO 分類改訂版

　さて WHO 分類は 2016 年になって改訂されたが，Arber らは疾患分類の意義について「Classification is the language of medicine: diseases must be described, defined, and named before they can be diagnosed, treated and studied. A consensus on definitions and terminology is essential for both clinical practice and investigations」と述べており，WHO 分類作成の基本精神について以下の 3 点を挙げている．

　①疾患を定義する方法として，臨床所見，形態学，免疫学的形質，遺伝子学的所見に関して得られる全ての情報を利用する "multiparameter approach" を採択する．

　②分類は必然的に造血器腫瘍の定義，命名について可能な限り多くの専門家によって得られたコンセンサスに基づかなければならない．コンセンサスを得るためには「妥協：compromise」が重要である．

　③分類の作製に関しては主として病理学者がその責任を負うが，作成した分類が日々の臨床および基礎・臨床研究に有用であると広く受け入れられるためには，臨床医と遺伝学者の参加が不可欠である．

　③では形態学が現在も未来も診断上最も重要であることが強調されているが，残念ながら形態学の分野では最近画期（breakthrough）的な新知見は得られていない．一方分子生物学，遺伝学の分野では目覚ましい新知見が次々と得られ，新しい診断法，予後判定・予測モデルの改善，さらに "precision medicine" に則った新しい治療法の開発に貢献することが期待されている．したがって形態学と遺伝学を統合させることは重要であると同時に困難でもあるが，2016 年の改訂ではいくつかの病型について，遺伝学的所見をこれまでの臨床・病理学的分類に，より密接に統合させることに成功している［表 A-1］．

　2016 年の改訂に取り入れられた診断および予後判定上重要な分子生物学的新知見についてみると，骨髄系腫瘍（myeloid neoplasm）では，以下の 4 項目があげられている．

1. *CALR*（calreticulin をコードする遺伝子）の変異と ET，PMF

　本態性血小板血症（essential thrombocythemia; ET），原発性骨髄線維症（primary myelofibrosis; PMF）の診断に際して骨髄生検が最も重要であることに変わりはないが，*CALR* 変異の検索はその診断能力を著しく向上させた．

2. *CSF3R* 変異と CNL

　Chronic neutrophilic leukemia（CNL）は *CSF3R* 変異を伴うことが多く，*SETBP1* または *ETNK1* 遺伝子変異が多い非典型的慢性骨髄性白血病（atypical CML）との鑑別が容易になった．

3. *CEBPA, DDX41, RUNX1, ANKRD26, ETX6, GATA2* 変異と myeloid neoplasms with germline predisposition

　いくつかの病型が生殖細胞変異（germline mutation）に基づく家族内発症（遺伝性）

172 ｜ 第 2 章　疾患各論

が認められることが明らかになりつつあることから，今回新しく加えられた病型である．

4. *SF3B1* 変異 と refractory anemia with ring sideroblast（RARS, 2008 年 WHO 分類），MDS with ring sideroblasts（2016 年改訂）

骨髄異形成症候群（MDS）の 90％で多種，多様な 40 種類以上の体細胞遺伝子変異（somatic mutation）が同定されており，最も頻度が高いのは *SF3B1, TET2, SRSF2, ASXL1, DNMT3, RUNX1, U2AF1, TP53, EZH2* の 9 遺伝子である．しかしこれらの変異は高齢者において "age-related clonal hematopoiesis" の原因となっている．したがってこれらの遺伝子変異を造血器腫瘍の分類に組み込むことは現時点ではきわめて困難であるが，唯一遺伝子変異と形態学が密接に相関するのは，2008 年の第 4 版に記載されている "refractory anemia with ring sideroblasts" と *SF3B1* の変異であり，2016 年の改訂では診断基準に組み込まれた．すなわち *SF3B1* 変異がない場合，環状鉄芽球が赤芽球全体の 15％以上を占めることが診断上必要であることに変わりはないが，変異がある場合には環状鉄芽球が 5％未満でも "MDS with ring sideroblasts" として診断されることになった．

また血球減少と異形成は MDS の病態を特徴づけ，その診断に不可欠であるが，異形成を示す系統と血球減少を示す系統が一致しないことが多いため，今回の改訂では異形成と芽球数が重視され，血球減少は二次的な項目とみなされるようになった．したがって "refractory anemia, granulocytopenia, thrombocytopenia" というこれまでの用語は用いられなくなり，異形成を示す細胞の系統数によって "sigle lineage dysplasia" と "multilineage dysplasia" に分けられるようになった．ただし著者はこの分類には反対である（C. 骨髄異形成症候群参照）．

さらに骨髄で芽球の占める割合として「20％」は急性白血病と MDS を分ける境界値であることに変わりはないが，これまで赤芽球が 50％以上ある場合は，芽球の割合を算定する際に「赤芽球を除いた細胞」を分母としてきたが，改訂ではいかなる場合も「全骨髄細胞」を分母とするようになった．したがってこれまでの赤白血病の分類が変更されて "AML, NOS, acute erythroid leukemia（erythroid/myeloid type）" がなくなり，"pure erythroid leukemia" だけが残され，その他は "AML, NOS" または MDS に振り分けられるようになった．しかしこの点に関しては依然として混乱し問題を残しているので，将来解決すべき重要な課題の 1 つである．

いっぽうリンパ性腫瘍で改訂あるいは追記された主な項目は以下のとおりである．

1. 急性リンパ性白血病（acute lymphoblastic leukemia/lymphoma）

新たに以下の 2 つの病型が加わった．

a. B-cell acute lymphoblastic leukemia with translocations involving receptor tyrosine kinases or cytokine receptors（*BCR-ABL1*-like ALL）

b. B-cell ALL with intrachromosomal amplification of chromosome 21（iAMP21）

2. *BRAF*V600E 変異と有毛細胞白血病（hairy cell leukemia; HCL）

HCL のほとんどで *BRAF*V600E 変異が認められたが，この変異が他の HCL-variant,

A. 造血器腫瘍の分類 | 173

small B-cell lymphoid neoplasm では認められないために特異性が高く，診断上有用であることが明らかになった．さらに BRAF が分子標的薬の標的となって新薬（BRAF 阻害剤）の開発を導いた．

3. MYD88L265P 変異と原発性マクログロブリン血症
（Waldenström macroglobulinemia）

Lymphoplasmacytic lymphoma（LPL）および IgM 型の M 蛋白を備えた LPL である原発性マクログロブリン血症（Waldenström macroglobulinemia）の約 90％で MYD88L265P 変異が認められる．しかし他の B 細胞系腫瘍でも認められる頻度が高いので，特異性は低い．

4. 新たに加えられた暫定的病型

- a. Large B-cell lymphoma with *IRF4* rearrangement
- b. Predominantly diffuse follicular lymphoma with 1p36 deletion
- c. Burkitt-like lymphoma with 11q aberration
- d. High grade B-cell lymphoma with *Myc* and *BCL2* and/or *BCL6* rearrangements
- e. ALK-negative anaplastic large cell lymphoma arising in association with breast implant
- f. Indolent T-cell lymphoproliferative disorder of the gastrointestinal tract

表 A-1 急性白血病を除く骨髄系腫瘍（myeloid neoplasms）の WHO 分類（2016 年改訂）

1. 骨髄増殖性腫瘍（Myeloproliferative neoplasms; MPN）
   a．Chronic myeloid leukemia, *BCR-ABL1*-positive
   b．Chronic neutrophilic leukemia（CNL）
   c．Polycythemia vera（PV）
   d．Primary myelofibrosis（PMF）
        PMF, prefibrotic/early stage
        PMF, overt fibrotic stage
   e．Essential thrombocythemia（ET）
   f．Chronic eosinophilic leukemia, not otherwise specified（NOS）
   g．Myeloproliferative neoplasm, unclassifiable

2. Mastocytosis

3. Myeloid/lymphoid neoplasm with eosinophilia and abnormalities of *PDGFRA*, *PDGFRB*, or *FGFR1*, or with *PCM-JAK2*
   a．Myeloid/lymphoid neoplasm with *PDGFRA* rearrangement
   b．Myeloid/lymphoid neoplasm with *PDGFRB* rearrangement
   c．Myeloid/lymphoid neoplasm with *FGFR 1* rearrangement
   d．Myeloid/lymphoid neoplasm with *PCM1-JAK2* *

4. Myelodysplastic/myeloproliferative neoplasms（MDS/MPN）
   a．Chronic myelomonocytic leukemia（CMML）
   b．Atypical chronic myeloid leukemia, *BCR-ABL1*-negative
   c．Juvenile myelomonocytic leukemia
   d．MDS/MPN with ring sideroblasts and thrombocytosis（MDS/MPN-RS-T）
   e．MDS/MPN, unclassifiable

5. Myelodysplastic syndrome（MDS）
   a．MDS with single lineage dysplasia（MDS-SLD）
   b．MDS with ring sideroblasts（MDS-RS）
        MDS-RS and single lineage dysplasia（MDS-RS-SLD）
        MDS-RS and multilineage dysplasia（MDS-RS-MLD）
   c．MDS with multilineage dysplasia（RCMD）
   d．MDS with excess blasts（MDS-EB）
   e．MDS with isolated del（5q）
   f．MDS, unclassifiable
   g．Refractory cytopenia of childhood *

6. Myeloid neoplasms with germline predisposition

*暫定的病型（provisional entity）

A．造血器腫瘍の分類 | 175

表 A-2 急性白血病とその関連疾患（AML and related precursor neoplasms）の WHO 分類（2016 年改訂）

1. AML and related neoplasms
   a. AML with reccurent genetic abnormalities
      - AML with t(8;21)(q22;q22.1); *RUNX1-RUNX1T1*
      - AML with inv(16)(p13.1q22) or t(16;16)(p13;q22); *CBFB-MYH11*
      - Acute promyelocytic leukemia（APL）with *PML-RARA*
      - AML with t(9;11)(p21.3;q23.3); *MLLT3-KMT2A*
      - AML with t(6;9)(p23;q34.1); *DEK-NUP214*
      - AML with inv(3)(q21.3q26.2) or t(3;3)(q21.3;q26.2); *GATA2, MECOM*
      - AML（magakryoblastic）with t(1;22)(p13.3;q13.3); *RBM15-MKL1*
      - AML with mutated *NPM1* *
      - AML with mutated *CEBPA* *
      - AML with mutated *RUNX1* *
   b. AML with myelodysplasia-related changes
   c. Therapy-related myeloid neoplasms
   d. AML, NOS
      - AML with minimal differentiation
      - AML without maturation
      - AML with maturation
      - Acute myelomonocytic leukemia
      - Acute monoblastic/monocytic leukemia
      - Pure erythroid leukemia
      - Acute megakaryoblastic leukemia
      - Acute basophilic leukemia
      - Acute panmyelosis with myelofibrosis
   e. Myeloid sarcoma
   f. Myeloid proliferations related to Down syndrome
      - Transient abnormal myelopoiesis（TAM）
      - Myeloid leukemia associated with Down syndrome

2. Acute leukemias of ambiguous lineage
   a. Acute undifferentiated leukemia
   b. Mixed phenotype acute leukemia（MPAL）with t(9;22)(q23;q11.2); *BCR-ABL1*
   c. MPAL with t(v;11q23.3); *MLL* rearranged
   d. MPAL, B/myeloid, NOS
   e. MPAL, T/myeloid, NOS

3. B lymphoblastic leukemia/lymphoma
   a. B lymphoblastic leukemia/lymphoma, NOS
   b. B lymphoblastic leukemia/lymphoma with recurrent genetic abnormalities
      - B lymphoblastic leukemia/lymphoma with t(9;22)(q34;q11.2); *BCR-ABL1*
      - B lymphoblastic leukemia/lymphoma with t(v;11q23.3); *KMT2A* rearranged
      - B lymphoblastic leukemia/lymphoma with t(12;21)(p13.2;q22.1); *ETV6-RUNX1*
      - B lymphoblastic leukemia/lymphoma with hyperdiploidy
      - B lymphoblastic leukemia/lymphoma with hypodiploidy
      - B lymphoblastic leukemia/lymphoma with t(5;14)(q31.1;q32.3); *IL3-IGH*
      - B lymphoblastic leukemia/lymphoma with t(1;19)(q23;p13.3); *TCF3-PBX1*
      - B lymphoblastic leukemia/lymphoma, *BCR-ABL1*-like*
      - B lymphoblastic leukemia/lymphoma with *iAMP21**

4. T lymphoblastic leukemia/lymphoma
      - Early T-cell precursor lymphoblastic leukemia*

5. Natural killer（NK）-cell lymphoblastic leukemia/lymphoma*

* 暫定的病型

表 A-3 成熟リンパ球，組織球，樹状細胞系腫瘍（mature lymphoid, histiocytic and dendritic neoplasms）の
WHO 分類（2016 年改訂）

1. Mature B-cell neoplasms
Chronic lymphocytic leukemia/small lymphocytic lymphoma
Monoclonal B-cell lymphomatosis *
B-cell prolymphocytic leukemia
Splenic marginal zone lymphoma
Hairy cell leukemia
Splenic B-cell lymphoma/leukemia, unclassifiable
Splenic diffuse red pulp small B-cell lymphoma
Hairy cell leukemia-variant
Lymphoplasmacytic lymphoma
Waldenström macroglobulinemia
Monoclonal gammopathy of undetermined significance（MGUS）, IgM *
μ heavy chain disease
γ heavy chain disease
α heavy chain disease
Monoclonal gammopathy of undetermined significance（MGUS）, IgG/A *
Plasma cell myeloma
Solitary plasmacytoma of bone
Extraosseous plasmacytoma
Monoclonal immunoglobulin deposition diseases *
Extranodal marginal zone lymphoma of mucosa-associated lymphoid tissue（MALT lymphoma）
Nodal marginal zone lymphoma
Pediatric nodal marginal zone lymphoma
Follicular lymphoma
In situ follicular neoplasia *
Duodenal-type follicular lymphoma *
Pediatric-type follicular lymphoma *
Large B-cell lymphoma with IRF4 rearrangement *
Primary cutaneous follicle center lymphoma
Mantle cell lymphoma
In situ mantle cell neoplasia *
Diffuse large B-cell lymphoma（DLBCL）, NOS
Germinal center B-cell type *
Activated B-cell type *
T cell/histiocyte-rich large B-cell lymphoma
Primary DLBCL of central nervous system（CNS）
Primary cutaneous DLBCL, leg type
EBV $^+$ DLBCL, NOS *
EBV $^+$ mucocutaneous ulcer *
DLBCL associated with chronic inflammation
Lymphomatoid granulomatosis
Primary mediastinal（thymic）large B-cell lymphoma
Intravascular large B-cell lymphoma
ALK $^+$ large B-cell lymphoma
Plasmablastic lymphoma
Primary effusion lymphoma
HHV8 $^+$ DLBCL, NOS *
Burkitt lymphoma
Burkitt-like lymphoma with 11q aberration *
High grade B-cell lymphoma, with *MYC* and *BCL2* and/or *BCL6* rearrangements *
High grade B-cell lymphoma, NOS *
B-cell lymphoma, unclassifiable, with features intermediate between DLBCL
and classical Hodgkin lymphpma

A. 造血器腫瘍の分類 | 177

表 A-3 成熟リンパ球，組織球，樹状細胞系腫瘍（mature lymphoid, histiocytic and dendritic neoplasms）の WHO 分類（2016 年改訂）（つづき）

2. Mature T and NK cell neoplasms
    T-cell prolymphocytic leukemia
    T-cell large granular lymphocytic leukemia
    Chronic lymphoproliferative disorder of NK cells
    Aggressive NK cell leukemia
    Systemic EBV $^+$ T-cell lymphoma of childhood *
    Hydroa vacciniform-like lymphoproliferative disorder *
    Adult T-cell leukemia/lymphoma
    Extranodal NK/T-cell lymphoma, nasal type
    Enteropathy-associated T-cell lymphoma
    Monomorphic epitheliotropic intestinal T-cell lymphoma *
    *Indolent T-cell lymphoproliferative disorder of GI tract *
    Hepatosplenic T-cell lymphoma
    Subcutaneous panniculitis-like T-cell lymphoma
    Mycosis fungoides
    Sézary syndrome
    Primary cutaneous CD30 $^+$ T-cell lymphoproliferative disorders
        Lymphomatoid papulosis
        Primary cutaneous anaplastic large cell lymphoma
    Primary cutaneous $\gamma\delta$ T-cell lymphoma
    Primary cutaneous CD8 $^+$ aggressive epidermotropic cytotoxic T-cell lymphoma
    *Primary cutaneous acral CD8 $^+$ T-cell lymphoma *
    *Primary cutaneous CD4 $^+$ small/medium T-cell lymphoproliferative disorder *
    Peripheral T-cell lymphoma, NOS
    Angioimmunoblastic T-cell lymphoma
    *Follicular T-cell lymphoma *
    *Nodal peripheral T-cell lymphoma with TFH phenotype *
    Anaplastic large cell lymphoma, ALK $^+$
    Anaplastic large cell lymphoma, ALK $^-$ *
    *Breast implant-associated anaplastic large cell lymphoma *

3. Hodgkin lymphoma
    Nodular lymphocyte predominant Hodgkin lymphoma
    Classical Hodgkin lymphoma
        Nodular sclerosis classical Hodgkin lymphoma
        Lymphocyte-rich classical Hodgkin lymphoma
        Mixed cellularity classical Hodgkin lymphoma
        Lymphocyte-depleted classical Hodgkin lymphoma

4. Post-transplant lymphoproliferative disorders（PTLD）
    Plasmacytic hyperplasia PTLD
    Infectious mononucleosis PTLD
    Florid follicular hyperplasia PTLD *
    Polymorphic PTLD
    Monomorphic PTLD（B- and T/NK-cell types）
    Classical Hodgkin lymphoma PTLD

5. Histiocytic and dendritic cell neoplasms
    Histiocytic sarcoma
    Langhans cell histiocytosis
    Langhans cell sarcoma
    Indeterminate dendritic cell tumor
    Interdigitating dendritic cell sarcoma
    Follicular dendritic cell sarcoma
    Fibroblastic reticular cell tumor
    Disseminated juvenile xanthogranuloma
    Erdheim-Chester disease *

* 2016 年の改訂で変更，追加された病型　　イタリック体は暫定的病型を示す

表 A-4 急性白血病の FAB 分類

急性骨髄性白血病（AML）
　M0: 急性最未分化型骨髄性白血病（Myeloblastic leukemia with minimal differentiation）
　M1: 急性未分化型骨髄性白血病（Myeloblastic leukemia without maturation）
　M2: 急性分化型骨髄性白血病（Myeloblastic leukemia with maturation）
　M3: 急性前骨髄球性白血病（Hypergranular promyelocytic leukemia）
　M4: 急性骨髄単球性白血病（Myelomonocytic leukemia）
　M5: 急性単球性白血病（Monocytic leukemia）
　　　　a: 未分化型（Poorly differentiated）（monoblastic）
　　　　b: 分化型（Differentiated）
　M6: 急性赤白血病（Erythroleukemia）
　M7: 急性巨核芽球性白血病（Megakaryoblastic leukemia）

急性リンパ性白血病（ALL）
　L1: 小細胞均一型
　L2: 大細胞不均一型
　L3: Burkitt type

表 A-5 悪性リンパ腫の分類の歴史

世界

1938 年	Robb-Smith. Reticulosis and reticulosarcoma. A histologic classification. J Path Bact. 47: 457-80.
1941 年	Gall EA, Mallory TB. Malignant lymphoma. A clinicopathologic study of 618 cases. Am J Path. 18: 381-430.
1942 年	Gall EA, Morrison HR, Scott AT. The follicular type of malignant lymphoma. A suevey of 63 cases. Ann Int Med. 14: 2073-90.
1947 年	Jackson F, Parker F. Hodgkin's disease and allied disdorders. Oxford Univ Press.
1956 年	Rappaport H. Follicular lymphoma. A re-evaluation of its position in the scheme of malignant lymphoma. Based on a survey of 253 cases. Cancer. 9: 792-821.
1958 年	Burkitt D, O'conor GT. Malignant lymphoma in African children. I. A clinical syndrome. Cancer. 14: 258-69.
1964 年	Lukes RJ. The American concept of malignant lymphoma. 最新医学. 19: 1631-48.
1966 年	Lukes RJ. Natural history of Hodgkin's disease as related to its pathologic picture. Cancer. 19: 317-44.（Rye 分類）
1974 年	Lukes RJ, Collins RD. Immunologic characterization of human malignant lymphomas. Cancer. 34（4 Suppl）: suppl: 1488-503.（Kiel classification）
1982 年	National Cancer Institute sponsored study of classifications of non-Hodgkin's lymphomas: summary and description of a working formulation for clinical usage. The Non-Hodgkin's Lymphoma Pathologic Classification Project. Cancer. 49: 2112-35.
1984 年	Harris NL, et al. A revised European-American classification of lymphoid neoplasma: a proposal from the international lymphoma study group. Blood. 84: 1361-92.（REAL 分類）
1988 年	Harris NL, et al. The World Health Organization classification of neoplastic diseases of the hematopoietic and lymphoid tissues. Report of the Clinical Advisory Committee meeting, Airlie House, Virginia, November, 1997. Ann Oncol. 10: 1419-32.

日本

1943 年	赤崎. 細網肉腫について. 病理学雑誌. 2: 483-515.
1951 年	小島. 細網内皮の研究. 第 4 編. 狭義の細網内皮症について. 日血会誌. 14: 326-32.
1951 年	石井. 悪性リンパ腫症をめぐる概念. 臨床病理. 6: 227-33.
1952 年	赤崎. 細網内皮系統とその腫瘍. 日病会誌. 41: 1-26.
1954 年	松井. 淋巴腺症並びに淋巴肉腫症. 血液討議会報告. 第 6 輯. 170-96.
1958 年	大塚. リンパ性細網肉腫のリンパ節内進展経路に関する組織学的研究. 日病会誌. 47: 641-50.
1963 年	大塚. 鼻咽腔のいわゆるリンパ上皮腫について. 最新医学. 19: 1708-19.
1979 年	Suchi T, et al. Some problems on the histopathological diagnosis of non-Hodgkin's malignant lymphoma - a proposal of a new type. Acta Pathol Jpn. 29: 755-76.（LSG 分類）

腫瘍（クローン）性疾患

B 骨髄増殖性腫瘍
myeloproliferative neoplasms（MPN）

造血幹細胞の異常に基づき，血球増加と肝脾腫，リンパ節腫脹などの臓器腫大を主徴とし，かつて骨髄増殖性疾患（myeloproliferative disorder; MPD）とよばれていた疾患群で，骨髄異形成症候群（myelodysplastic syndrome; MDS）と比べて細胞の異形成は目立たない．頻度の高い病型は主として増加する細胞系統により，顆粒球系細胞が増加する慢性骨髄性白血病；chronic myeloid leukemia, *BCR-ABL1*-positive（CML），赤血球が増加する真性赤血球増加症（多血症, polycythemia vera; PV），血小板が増加する本態性血小板血症（essential thrombocythemia; ET），血球数については減少から増加まで多様であるが，骨髄の線維化で特徴づけられる原発性骨髄線維症（primary myelofibrosis; PMF）に分類される［表 A-1］．

CMLではフィラデルフィア染色体（Ph），すなわち t(9;22)(q34;q22) に伴う *BCR-ABL1* 融合遺伝子の発現が特異的であるが，他の病型の診断は，まずこの遺伝子変異の存在を除外することが前提となる．一方 PV, ET, PMF では *JAK2*, あるいは *CALR*, *MPL* 遺伝子変異の頻度が高いため，診断基準に組み込まれている．また 2016 年に改訂された WHO 分類［表 A-1］では，mastocytosis は MPN から除かれ，別に独立した病型として分類されている．PV と ET の一部は線維化が進んで二次性骨髄線維症（secondary myelofibrosis）あるいは急性骨髄性白血病に至る．

その他頻度的には少ないが，好中球が増加する慢性好中球性白血病（chronic neutrophilic leukemia），好酸球が増加する慢性好酸球性白血病（chronic eosinophilic leukemia, not otherwise specified）があり，いずれにも属さない病型は一括して MPN, unclassifiable として分類される．

 1 慢性骨髄性白血病 chronic myeloid leukemia（CML）, *BCR-ABL1* positive

Ph 染色体，すなわち t(9;22)(q34;q11) による BCR-ABL1 融合タンパクの発現が主因となって主に顆粒球系細胞が増殖する病型で，末梢血では白血球と血小板が増加するのに対し，赤血球は正常または軽度低下を示す．顆粒球系細胞では芽球から分節核までの各分化段階の好中球と好酸球，好塩基球が増加する［図 B-1］．骨髄は過形成で顆粒球系細胞と巨核球の増殖が目立つが［図 B-2］，巨核球には特徴的な異形成が認められる．すなわち小人巨核球（dwarf megakaryocyte）とよばれる小型の巨核球で［図 B-3］，微小巨核球（micromegakaryocyte）を含む単核，低分葉，あるいは細胞質の乏しい巨核球を意味す

表 B-1　慢性骨髄性白血病進行期（accelerated phase; AP）の診断基準

以下の血液学的所見，染色体異常，またはチロシンキナーゼインヒビター（TKI）に対する反応性のうち1項目以上満たせば，進行期と診断する．

1. 治療抵抗性の遷延する白血球増加＞$10×10^9$/L
2. 治療抵抗性の脾腫
3. 治療抵抗性の血小板増加＞$1000×10^9$/L
4. 治療と無関係の血小板減少＜$100×10^9$/L
5. 末梢血中の好塩基球増加≧20％
6. 末梢血または骨髄中の芽球増加*：10〜19％
7. 診断時の Ph＋細胞の付加的染色体異常
　　"Major route abnormalities": second Ph, trisomy 8, i17q, trisomy 19,
　　Complex karyotype, または 3q26.2 の異常
8. 治療中 Ph＋細胞に生じた新たなクローン性染色体異常

TKI に対する反応性（暫定的項目）　以下の3項目のうち1項目以上
1. 初回治療 TKI に対する血液学的抵抗性（血液学的完全寛解が得られない）
2. 連続した2種類の TKI に対する抵抗性を示す血液学的または分子生物学的所見
3. TKI 治療中に生じた2つ以上の *BCR-ABL1* 変異

骨髄生検で観察される細網線維またはコラーゲン線維の増生を伴う小型異常巨核球の大きな集塊またはシート形成は，通常上記の1項目以上が陽性であるが，AP を示唆する所見とみなし得る．

[1] 末梢血または骨髄中に真のリンパ芽球が存在する場合には，たとえ10％未満でもリンパ性急性転化が切迫していることを考慮して臨床的および遺伝子学的検索をさらに進める必要がある．20％以上の芽球の出現または髄外組織での芽球の浸潤性増殖は急性転化（blastic transformation）と診断する．

[2] 血液学的完全寛解：白血球数＜$10×10^9$/L かつ末梢血中未熟顆粒球なし，血小板数＜$450×10^9$/L，触知可能な脾腫なし

る．また頻度は少ないが，円形分離多核などの分葉異常を示す異型巨核球も見られる［図B-4］．顆粒球系細胞は基本的には異形成を欠くとされているが，よく見ると軽度の過分葉好中球が見られ，好中球アルカリホスファターゼ（neutrophil alkaline phosphatase; NAP）染色は陽性率，スコアともに低下する点が特徴的である［図B-5］．また CML では赤芽球に異形成は見られない．病期が進展すると芽球が増加するとともに貧血，血小板減少症が出現し進行するが，WHO 分類では芽球が骨髄または末梢血で5％以下を慢性期（chronic phase），6〜19％を移行期（accelerated phase［表B-1］），20％以上を急性転化（blastic transformation）と分類する．

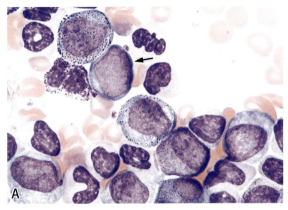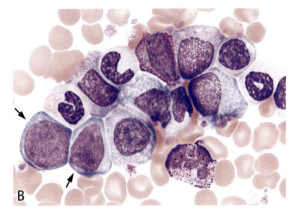

図 B-1　慢性骨髄性白血病（慢性期）末梢血
末梢血では骨髄芽球（矢印）から分節核に至るまで，好酸球，好塩基球を含み全ての顆粒球系細胞が増加する．

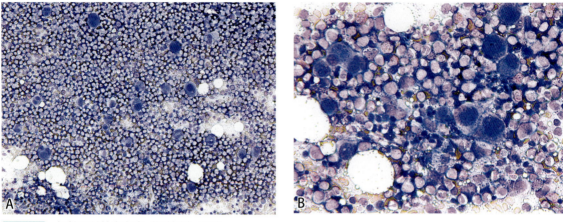

図 B-2　慢性骨髄性白血病（慢性期）骨髄
骨髄は過形成を示し，顆粒球系細胞と巨核球が増加している．

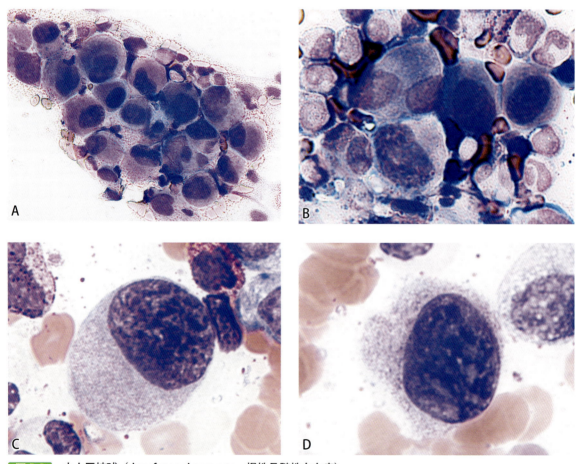

図 B-3　小人巨核球（dwarf megakaryocyte，慢性骨髄性白血病）
巨核球はしばしば小型のものが増加する点が特徴的であり，一部は円形単核である．

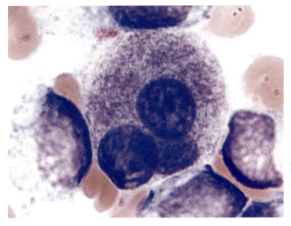

図 B-4　円形分離多核巨核球（慢性骨髄性白血病）
比較的小型で核は分離した 3 つの円形核を示す巨核球であるが，慢性骨髄性白血病ではまれにこのような円形分離多核の巨核球が見られる．

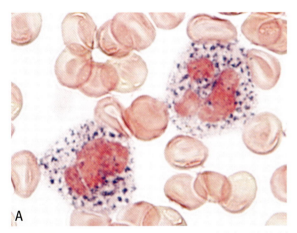 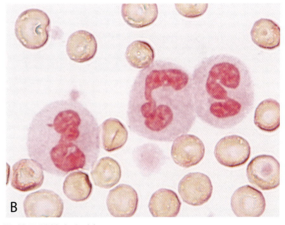

図 B-5　好中球アルカリホスファターゼ染色（末梢血）（慢性骨髄性白血病）
好中球の細胞質に青紫の顆粒が染色されるが，正常対照（A）に比べて慢性骨髄性白血病（B）の好中球では陽性率，陽性顆粒数ともに減少する．

2 真性赤血球増加（多血）症　polycythemia vera（PV）［表 B-2］

　　JAK2 遺伝子（V617F あるいはエクソン 12 変異により末梢血では赤血球の増加が目立つが，白血球，血小板も増加傾向を示す（panmyelosis）．骨髄は細胞成分，特に赤血球があまりに多くきわめて粘稠なため，個々の細胞が赤血球にうずもれて十分な観察ができない．形態的には巨核球を除き異形成を認めることは少ない．また CML と異なり NAP スコアは正常または増加する．

3 本態性血小板血症　essential thrombocythemia（ET）［表 B-3］

　　JAK2, CALR または MPL 遺伝子の変異により，主として血小板数が増加（WHO の基準では 45 万以上かつ進行性に増加）するが，白血球も増加し，末梢血には巨大血小板をはじめとする異型血小板［図 B-6］が出現する．骨髄は過形成を呈し，成熟した大きな巨核球の増殖が目立つが［図 B-7］，巨核球が線維産生を刺激するサイトカイン（PDGF など）を放出するため，その周囲には多かれ少なかれ線維が増生する．したがって骨髄穿刺針では骨髄細胞が十分吸引できないことが多く（穿刺不能，dry tap），巨核球の数と異形成，線維化の程度を評価するため，骨髄生検が診断上不可欠である．ET で見られる巨核球の特徴の第一は大きく細胞質が豊かである点にあるが，しばしば幼若な細胞や骨髄線維症で見られるような奇怪な分葉核を示す異型細胞が見られる［図 B-8, B-9］（第 1 章　総論 8. 異形成　6. 巨核球の異形成の項参照）．赤芽球，顆粒球系には異形成を認めない．

表 B-2　真性赤血球増加（多血）症の診断基準（WHO，2016 年改訂）

〈大基準〉
1. 男性：Hb＞16.5 g/dL　または　Hct＞49%
   女性：Hb＞16.0 g/dL　または　Hct＞48%
   または　赤血球量（red cell mass；RCM）の増加（正常平均値の 25% 以上）
2. 骨髄生検標本で年齢不相応の過形成，かつ赤芽球，顆粒球，および多様な形態と大きさを示す成熟巨核球の 3 系統の著しい増殖（panmyelosis）[*1]
3. JAK2V617F または JAK2 エクソン 12 の変異

〈小基準〉血清エリスロポエチン値正常以下

[*1] 遷延する絶対的な赤血球増加（男性：Hb＞18.5 g/dL または Hct＞55.5%，女性：Hb＞16.5 g/dL または Hct＞49.5%），大基準 3 項目全てと小基準を満たす場合は，診断上骨髄生検は必須ではない．しかし症例の 20% までに見られる初期の線維化は骨髄生検によってのみ観察され，明らかな線維化（post-PV MF）への早期移行を予測できる可能性があるので，骨髄生検は施行することが望ましい．

表 B-3　本態性血小板血症の診断基準（WHO, 2016 年改訂）

〈大基準〉
1. 血小板数≧450×10⁹/L
2. 骨髄生検：過分葉を示す大きな成熟巨核球の増加を伴う主として巨核球の増殖，好中球系細胞の増加と左方変位，赤芽球の増加なし．ごくまれに細網線維（reticulin fiber）の軽度増加（grade 1）が見られる
3. BCR-ABL1⁺ CML, PV, PMF, 骨髄異形成症候群，その他の骨髄系腫瘍の診断基準を満たさない
4. JAK2, CALR または MPL 遺伝子変異の存在

〈小基準〉
Clonal marker の存在，または反応性血小板増加症の除外

大基準 4 項目の全て，または 3 項目（1，2，3）と小基準を満たした場合に本態性血小板血症と診断する．

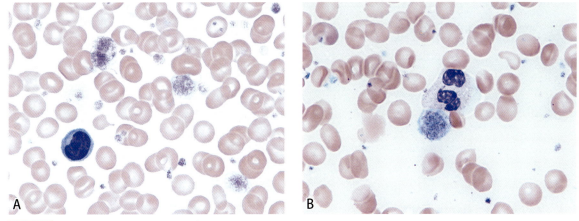

図 B-6　**巨大血小板（giant platelet）**
本態性血小板血症（末梢血）．末梢血では血小板が増加するが，赤血球と同じ，あるいはそれより大きい血小板が目立つ．

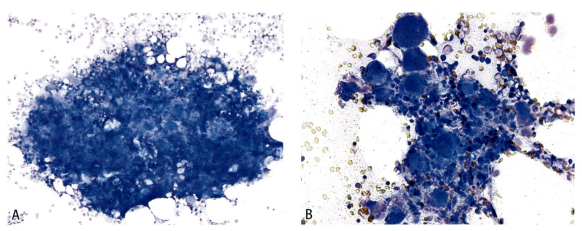

図 B-7　**本態性血小板血症（骨髄）**
過形成骨髄で巨核球の増加が目立ち，大きさはさまざまであるが，巨大なものもある．

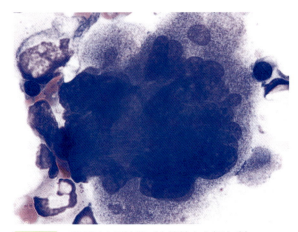

図 B-8　**異型巨大巨核球（本態性血小板血症）**
大型の巨核球で，核は複雑にくびれ屈曲し異様な形態を示している．

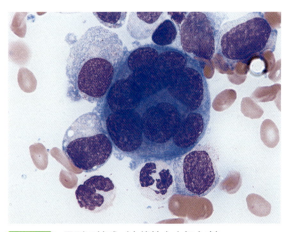

図 B-9　**異型巨核球（本態性血小板血症）**
核は10個の円形〜楕円形核に分離しており，小型で青紫の核小体が目立つ．細胞質は塩基好性が強く，アズール顆粒を欠いている．

4 原発性骨髄線維症　primary myelofibrosis（PMF）［表 B-4 〜 B-6］

　本態性血小板血症と同様に *JAK2, CALR* または *MPL* 遺伝子の変異が主な原因であるが，末梢血では奇形赤血球と赤芽球，芽球を含む幼若顆粒球，巨大血小板の出現が特徴的であり，他に過分葉好中球など異形顆粒球も観察される．骨髄では核が奇怪な分葉を示す大型の巨核球が目立つが，他に細胞質の塩基好性が強くアズール顆粒を欠く細胞，比較的小型で核の分葉が少なく巨核芽球に近い幼若細胞も見られる（第 1 章　総論　8．異形成　6．巨核球の異形成の項参照）．

　骨髄は病初期（前線維期，early/prefibrotic stage）の線維化は軽度であるが，病期の進展とともに進行し（線維期，fibrotic stage），最終的には骨硬化が進んで（骨硬化期 sclerotic stage）穿刺不能となるため，いずれにしても診断には骨髄生検が必須である．生検材料では巨核球が増加とするとともに線維の増生が見られ，最終的には骨硬化像を呈し骨組織が大半を占めるため，観察可能な細胞成分は限られてくる．生検材料からスタンプ標本を作製する場合には材料がもろく壊れやすいため，眼科用の小ピンセットで軽く挟み，スライドガラス面に軽く触れるかまたは転がすとよい．

　本態性血小板血症と原発性骨髄線維症早期（前線維期）の異同についてはかねてから議論されてきたが，2016 年の改訂 WHO 分類では，線維化の程度と貧血の有無を重視して，両者を区別することを提唱している［表 B-4 〜 B-6］．

表 B-4 骨髄線維化の評価：コラーゲン，骨硬化を考慮した骨髄線維化（骨髄線維症）の半定量評価（WHO, 2016 年改訂）[*1]

MF-0	交差（intersections/cross-overs）を欠く線状の細網線維の存在（正常骨髄に相当）
MF-1	多数の交差を示すまばらな細網線維の増生（特に血管周囲）
MF-2	著しい交差を示す細網線維のび漫性かつ密度の高い増生，しばしば厚い線維束（主としてコラーゲン）または局所的骨硬化（osteosclerosis）を伴う[*2]
MF-3	著しい交差を示す細網線維，およびコラーゲンに相当する粗く厚い線維束のび漫性かつ密度の高い増生．通常骨硬化を伴う[*2]

[*1] 線維密度の評価は，必ず造血部位（hematopoietic area）で行う．
[*2] グレード MF-2 または MF-3 では，さらにトリクロム染色（trichrome stain）による評価を推奨する．

表 B-5 前線維期／早期（prefibrotic/early）原発性骨髄線維症の診断基準（WHO, 2016 年改訂）

〈大基準〉
1. グレード 2[*1] 以上の細網線維増生（reticulin fibrosis）を伴わない巨核球の増殖と異形成の存在．骨髄細胞密度の増加（年齢を考慮），顆粒球系の増殖，しばしば赤芽球の減少が見られる
2. BCR-ABL1[+] CML, PV, ET, 骨髄異形成症候群，その他の骨髄性腫瘍の WHO 診断基準を満たさない
3. JAK2, CALR, MPL 遺伝子の変異．これらの遺伝子変異がない場合には，他のクローン性を示す別のマーカー[*2] の存在，または軽微な反応性細網線維増生がないこと[*3]

〈小基準〉
2 回連続した以下の項目のうち最低 1 項目の存在
    a. 原因不明の貧血
    b. 白血球増加症≧11×10⁹/L
    c. 触知可能な脾腫
    d. 施設基準値を超える LDH 高値

3 項目全ての大基準および小基準のうち最低 1 項目を満たす場合に，前線維（早）期原発性骨髄線維症と診断する．

[*1] 表B-4 参照.
[*2] 3 つの主要なクローン性遺伝子変異（JAK2, CALR, MPL）がない場合，クローン性の証明には，最も頻度が高く付随する他の遺伝子（ASXL1, EZH2, TET2, IDH1/IDH2, SRSF2, SF3B1 など）変異の検索が有用である．
[*3] 感染症，自己免疫性疾患または他の慢性炎症性疾患，有毛細胞白血病（hairy cell leukemia）または他のリンパ性腫瘍，転移性がんまたは中毒性（慢性）骨髄障害.

表 B-6 進行期（overt）原発性骨髄線維症の診断基準（WHO, 2016 年改訂）

〈大基準〉
1. 巨核球の増殖と異形成があり，グレード 2 または 3[*1] の細網線維増生（reticulin fibrosis）および・または膠原線維（collagen fibrosis）増生
2. BCR-ABL1[+] CML, PV, ET, 骨髄異形成症候群，その他の骨髄性腫瘍の WHO 診断基準を満たさない
3. JAK2, CALR, MPL 遺伝子の変異．これらの遺伝子変異がない場合には他のクローン性を示す別のマーカー[*2] の存在，または軽微な反応性細網線維増生がないこと[*3]

〈小基準〉
以下の項目のうち 2 回連続した最低 1 項目の存在
    a. 原因不明の貧血
    b. 白血球増加症≧11×10⁹/L
    c. 触知可能な脾腫
    d. 施設基準値を超える LDH 高値
    e. 白赤芽球症（leukoerythroblastosis）

3 項目全ての大基準，および小基準のうち最低 1 項目を満たす場合に，進行期原発性骨髄線維症と診断する．

[*1] 表 B-4 参照.
[*2] 3 つの主要なクローン性遺伝子変異（JAK2, CALR, MPL）がない場合，クローン性の証明には，最も頻度が高く付随する他の遺伝子（ASXL1, EZH2, TET2, IDH1/IDH2, SRSF2, SF3B1 など）変異の検索が有用である．
[*3] 感染症，自己免疫性疾患または他の慢性炎症性疾患，有毛細胞白血病（hairy cell leukemia）または他のリンパ性腫瘍，転移性がんまたは中毒性（慢性）骨髄障害.

5 慢性好酸球性白血病，特発性好酸球増加症候群

　第4版WHO分類によると，慢性好酸球性白血病（chronic eosinophilic leukemia, not otherwise specified; CEL, NOS）は「末梢血中で好酸球が1500/μL以上かつ6カ月以上にわたって増加し，末梢血，骨髄で芽球は20％未満であるが，好酸球のクロナリティーが証明されるか，末梢血または骨髄で芽球の増加が認められる疾患」と定義されている．しかし，好酸球のクロナリティーを証明することは染色体あるいは遺伝子異常が認められるごく一部の例外を除いて現在のところ事実上不可能であり，一括して特発性好酸球増加症候群（hypereosinophilic syndrome; HES）と診断するほうが実際的である．HESは「末梢血中で好酸球が1500/μL以上，6カ月以上にわたって増加するが，寄生虫感染やアレルギー性疾患など好酸球増加をきたす原因が明らかではなく，臓器障害を伴う症候群」と定義されている．CELはきわめてまれであるが，HESは比較的頻度が高い．

　さらに好酸球増加を伴うきわめてまれな病型として，染色体転座によりplatelet-derived growth factor receptor-α polypeptide（PDGFRA），-β polypeptide（PDGFRB），fibroblast-derived growth factor 1（FGFR1）がさまざまなタンパクと融合タンパクを形成して異常チロシンキナーゼが発現する結果，多様，多彩な病態を示す疾患群があり，2016年の改訂では独立した病型として扱われている［表A-1］．

　好酸球の異形成として第4版WHO分類では，細胞の異常な大きさ，過分葉または低分葉核，細胞質の空胞，顆粒の分布むら，偏り（顆粒が乏しい細胞質部分がある）が記載されているが，腫瘍性疾患に限らず，非腫瘍（反応）性疾患においても好酸球は異形成を示すことがあるため，異形成の有無をもって腫瘍性疾患か非腫瘍性疾患かを鑑別することは事実上不可能である．

腫瘍（クローン）性疾患

C 骨髄異形成症候群
myelodysplastic syndrome（MDS）

　さまざまな染色体異常，遺伝子変化が原因で造血幹細胞の異常をきたす結果，血球減少を呈するが，骨髄は原則として正または過形成を示す矛盾した病態を呈し，細胞の異形成を特徴とする症候群である［表 C-1 ～ C-3］．患者の大半が中～高齢者であるため，世界に冠たる高齢化社会である我が国では頻度が高く，今後，多発性骨髄腫とならんで発症率が増加することが予想される．

　そもそも MDS は「前白血病状態」として認識され，疾患概念が確立されたが，長年にわたって何をもって急性骨髄性白血病と鑑別するか検討されてきた歴史がある．最初に FAB 分類では芽球が 30％以上の場合に急性白血病と定義したが，後の WHO 分類では 20％に下げられ，芽球が 6～9％は RAEB-1，10～19％は RAEB-2，20％以上が急性白血病と定義された．したがって芽球 20～29％の場合は FAB 分類では MDS（RAEB-t），WHO 分類では急性白血病と診断されるが，そもそも何をもって 20％を境界としたのか，その根拠は希薄であり，あくまでも便宜的な数字にすぎない．

　MDS に関して WHO 分類では基本的には末梢血および骨髄細胞中に占める芽球の％，10％以上の異形成を示す造血 3 系統（赤芽球系，顆粒球系，巨核球系）の種類と数，環状鉄芽球（赤芽球核膜周囲 1/3 以上にわたり 5 個以上の鉄顆粒をもつもの）の有無に基づいて病型分類している［表 C-4］．しかし病態の多様性もあって，いまだにいくつかの問題点が残されている．まず第 1 に芽球の異形成が記載されていない．すなわち MDS で見られる芽球の形態は多彩であるが，特徴を一言で言えば造血幹細胞に近い形態，すなわち比較的小型で円形の核をもち細胞質が乏しい（N/C 比大）という点にある．このような芽球は de novo の急性骨髄性白血病で見られる芽球とは形態学的に明らかに異なっており，同様の芽球は骨髄異形成腫瘍（MPN）でも見られる．この点は MDS と MPN が造血幹細胞レベルの異常に基づき，造血幹細胞の自己複製および芽球への分化が亢進していることの反映である．MDS で見られる芽球の核クロマチン構造は造血幹細胞よりも若干繊細であり，核小体も複数あったり，いびつで大きなものもある．また核に不規則なくびれや波状の凹凸，あるいは分葉傾向を示すものもある．細胞質は塩基好性に富むが前赤芽球や巨核芽球のように深くはない青紫で，アズール顆粒を欠くか，またはあっても少数である．また細胞辺縁にさまざまな突起をもつものもある．

　第 2 の問題点は，血球減少を示す系統と異形成を示す系統が必ずしも一致しないため，分類が混乱していることである．この点は赤芽球系，巨核球系，顆粒球・単球系の 3 系統について「特定の系統の細胞が異形成を示すからと言って，同じ系統の細胞が減少するとは限らない」という事実を示しており，MDS の発症機序・病態を考えるうえで興味深

い．2016年の改訂では，異形成と芽球の比率を重視し，血球減少は二次的なものとして位置づけられ，refractory anemia（不応性貧血），refractory cytopenia（不応性血球減少）という用語が削除され，異形成を示す血球の系統数により MDS with single dysplasia と MDS with multilineage dysplasia という名称に変更された．しかし血球減少は異形成とともに MDS を特徴づける根幹的な血液所見であり，決して軽視すべきではない．また多様性に富む MDS の病態解明と新しい治療法の開発のために，個々の症例に即してまず血球減少を示す血球の系統とその数を記載し，さらに異形成を示す系統とその数についても併記することが望ましい．たとえば "refractory anemia with myeloid dysplasia"，"refractory neutropenia with erythroid and megakaryocyte dysplasia" などと表記したほうが，正確かつ明解に症例の特徴を反映していて理解しやすい（筆者私案）．

第3の問題点は単球の異形成が記載されていないことである．その原因は単球の核クロマチン構造が繊細なため，異形成を判断する際の重要なポイントである「核の未熟さ」の見極めが困難であること，未熟単球と異型単球の鑑別が難しいこと，かつ単球の異形成を見抜くには相当な形態学の力が必要であることにあると考えられる．しかし単球にも異形成があることは厳然たる事実であり，今後他の成書でも記載されることを期待する．

MDS では汎血球減少症が典型的ではあるが，血球減少と異形成を示す細胞系統が1系統であったり，さまざまな組み合わせで2系統または3系統の場合があって複雑である．貧血は通常大球性貧血（MCV，MCH 大）を呈するが，再生不良性貧血でも大球性貧血を呈し，軽度の異形成を伴うこともまれではない．例外的に骨髄が低形成を示す病型（hypoplastic MDS）もあり，再生不良性貧血（aplastic anemia）との鑑別が問題になる．近年，血球減少と異形成があるが WHO のどの病型にもあてはまらない場合には，idiopathic dysplasia of unknown significance（IDUS）あるいは idiopathic cytopenia of unknown significance（ICUS）と分類することが提唱されている．

MDS の予後判定については，骨髄中の芽球数，血球減少の数，染色体異常に基づき1997年に国際予後指数（International Prognostic Scoring Syetem; IPSS），次いで2012年にその改訂版（Revised International Prognostic Scoring Syetem; IPSS-R）［表 C-5, C-6］が発表され，現在広く用いられている．

表 C-1 MDS の分類（WHO 分類，2016 年改訂）

MDS with single lineage dysplasia（MDS-SLD）
MDS with ring sideroblasts（MDS-RS）
  MDS with ring sideroblasts and single lineage dysplasia（MDS-RS-SLD）
  MDS with ring sideroblasts and multilineage dysplasia（MDS-RS-MLD）
MDS with multilineage dysplasia（RCMD）
MDS with excess blasts（MDS-EB）
MDS with isolated del（5q）
MDS, unclassifiable
Refractory cytopenia of childhood（暫定的病型）

表 C-2 MDS でみられる遺伝子変異 （Odenike O, et al. Am Soc Clin Oncol Educ Book. 2015: e398-412）[1]

変異遺伝子の機能分類	頻度（約%）[2]	変異遺伝子の種類
RNA スプライシング	64	SF3B1, SRSF2, ZRSR2, U2AF1/2
DNA メチル化	45	TET2, DNMT3A, IDH1/2
クロマチン修飾	27	ASXL1, EZH2
転写因子	15	RUNX1, TP53, BCOR, PHF6, NCOR, CEBA, GATA2
レセプター / キナーゼ	15	JAK2, MPL, FLT3, GNAS, KIT
RAS 経路	12	KRAS, NRAS, CBL, NF1, PTPN11
DNS 修復	10	ATM, BRCC3, DLRE1C, FANCL
cohesin	13	STAG2, CTCF, SMC1A, RAD21
その他	10	
変異なし	10	

[1]Heferach による MDS 944 症例，104 遺伝子解析結果に基づく．
[2]遺伝子変異の重複は計算に入れていないため，各変異の頻度の総和は 100%を超える．

表 C-3 MDS 診断時に見られる染色体異常と頻度 （WHO, 2008 年）

染色体異常	MDS（%）	t-MDS[1]（%）
非転座型異常		
+8[2]	10	
−7, del（7q）	10	50
−5, del（5q）	10	40
del（20q）[2]	5〜8	
−Y[2]	5	
i（17q）, t（17p）	3〜5	
−13, del（13q）	3	
del（11q）	3	
del（12p）, t（12p）	3	
del（9q）	1〜2	
idic（X）（q13）	1〜2	
転座型異常		
t（11;16）（q23;p13.3）		3
t（3;21）（q26.2;q22.1）		2
t（1;3）（p36.3;q21.2）	1	
t（2;11）（p21;q23）	1	
inv（3）（q21q26.2）	1	
t（6;9）（p23;q34）	1	

[1]t-MDS; therapy-related MPS（治療関連骨髄異形成症候群）
[2]これらの単独異常の場合，形態学的基準を満たさなければ MDS と診断する確定的根拠とならない．遷延する原因不明の血球減少症で他の染色体異常を伴う場合，確定的な形態学的特徴がなければ MDS の推定的な診断根拠とする．

表 C-4 MDS の末梢血・骨髄所見，染色体異常（WHO 分類，2016 年改訂）

病型	異形成を示す系統数	血球減少[1]を示す系統数	環状鉄芽球	芽球数，Auer 小体	染色体異常
MDS with single lineage dysplasia（MDS-SLD）	1	1~2	＜ 15% / ＜ 5%[2]	BM ＜ 5%，PB ＜ 1%，Auer 小体（－）	全て[3]
MDS with multilineage dysplasia（MDS-MLD）	2~3	1~3	＜ 15% / ＜ 5%[2]	BM ＜ 5%，PB ＜ 1%，Auer 小体（－）	全て[3]
MDS with ring sideroblasts（MDS-RS）					
MDS-RS and single lineage dysplasia（MDS-RS-SLD）	1	1~2	≧ 15% / ＜ 5%[2]	BM ＜ 5%，PB ＜ 1%，Auer 小体（－）	全て[3]
MDS-RS and multilineage dysplasia（MDS-RS-MLD）	2~3	1~3	≧ 15% / ＜ 5%[2]	BM ＜ 5%，PB ＜ 1%，Auer 小体（－）	全て[3]
MDS with isolated del（5q）	1~3	1~2	＋ / －	BM ＜ 5%，PB ＜ 1%，Auer 小体（－）	del（5q）単独または－7, del（7q）を除く 1 つの付加的異常
MDS with excess blasts（MDS-EB）					
MDS-EB-1	0~3	1~3	＋ / －	BM 5 ～ 9%または PB 2 ～ 4%，Auer 小体（－）	全て[3]
MDS-EB-2	0~3	1~3	＋ / －	BM 10 ～ 19%，PB 5 ～ 19%または Auer 小体（＋）	全て[3]
MDS, unclassifiable（MDS-U）					
with 1% blood blasts	1~3	1~3	＋ / －	BM ＜ 5%，PB ＝ 1%[4]，Auer 小体（－）	全て[3]
with single linage dysplasia based on defining	1	3	＋ / －	BM ＜ 5%，PB ＜ 1%，Auer 小体（－）	全て[3]
cytogenetic abnormality	0	1~3	＜ 15%[5]	BM ＜ 5%，PB ＝ 1%，Auer 小体（－）	MDS を規定する異常[6]
Refractory cytopenia of childhood	1~3	1~3	－	BM ＜ 5%，PB ＜ 2%，Auer 小体（－）	全て[3]

[1]血球減少：Hb＜10g/dL, 血小板＜100 × 10^9/L, 好中球＜1.8 × 10^9/L．Hb と血小板数はこれらの数値を若干上回ることあり．末梢血単球数＜1 × 10^9/L．
[2]*SF3B1* 変異がある場合．
[3]MDS with isolated del（5q）を除く．
[4]少なくとも 2 回以上末梢血中の芽球が 1%．
[5]環状鉄芽球＞15%は MDS-RS-SLD と診断する．
[6]表C-3 参照．

表 C-5 MDS, Revised International Prognostic Scoring System（IPSS-R）
（Greenberg PL, et al. Blood. 2012; 120: 2454-65）

項　目	スコア						
	0	0.5	1	1.5	2	3	4
染色体異常[*1]	very good	—	good	—	intermediate	poor	very poor
骨髄芽球（%）	$\leqq 2$	—	3〜4	—	5〜10	$11 \leqq$	—
ヘモグロビン（g/dL）	$10 \leqq$	—	8〜9.9	$\leqq 7.9$	—	—	—
血小板（×10⁹/L）	$100 \leqq$	50〜99	$\leqq 49$	—	—	—	—
好中球（×10⁹/L）	$0.8 \leqq$	< 0.8	—	—	—	—	—

[*1]very good: −Y, del（11q）, good: normal, del（5q）, del（12p）, del（5q）を含む 2 種類以上の異常, intermediate: del（7q）, +8, +19, i（17q）, それ以外の 1 または 2 種類の異常, poor: −7, inv（3）/t（3q）, −7/del（7q）を含む 2 種類の異常, 複雑（3 種類の異常）, very poor: 複雑（4 種類以上の異常）

表 C-6 MDS, IPSS-R リスク分類と予後 （Greenberg PL, et al. Blood. 2012; 120: 2454-65）

リスク群	スコア[*1]	生存率（年, 中央値）[*2]	AML への移行（25%, 年）[*3]
Very low	$\leqq 1.5$	9.3	NR
Low	2〜3	6.3	NR
Intermediate	3.5〜4.5	3.4	2.4
High	5〜6	1.2	0.8
Very high	$6.5 \leqq$	0.6	0.6

[*1] 表 C-5 の 4 項目のスコアの合計.
[*2] ウィーン大学 200 症例の解析結果.
[*3] 症例の 25% が AML へ移行するまでの期間（中央値）, NR: not reached.

腫瘍（クローン）性疾患

骨髄異形成 / 骨髄増殖性腫瘍
myelodysplastic/myeloproliferative neoplasms

血球増加と臓器腫大および細胞の異形成が見られる病型で，多様である．WHO 分類では慢性骨髄単球性白血病（chronic myelomonocytic leukemia; CMML），*BCR-ABL1* 陰性非定型的慢性骨髄性白血病（atypical chronic myeloid leukemia, *BCR-ABL1* negative），若年性骨髄単球性白血病（juvenile myelomonocytic leukemia）の他に，2016 年の改訂では，環状鉄芽球と血小板増多を伴う病型（myelodysplastic/myeloproliferative neoplasm with ring sideroblasts and thrombocytosis; MDS/MPN-RS-T）が加えられ，これらの病型にあてはまらないものは分類不能型（myelodysplastic/myeloproliferative neoplasm, unclassifiable）の病型に一括されている．この項では比較的頻度の高い慢性骨髄単球性白血病（CMML）を中心に述べる．

慢性骨髄単球性白血病　chronic myelomonocytic leukemia（CMML）

末梢血中の単球数について WHO 分類第 4 版では「1000/µL 以上かつ 6 ヵ月以上増加を示す」病型と定義されたが，血球（白血球）の増加とともに減少する血球（赤血球または血小板）があり，さまざまな異形成も見られる．2016 年の改訂版では「単球数 1000/µL 以上かつ 10％以上の遷延する単球増加」とされている［表 D-1］．骨髄では幼弱な細胞も増加するが単芽球（monoblast）と前単球（promonocyte）の合計は 20％未満であり［図 D-1 ～ D-4］，20％を超える場合は急性単球性白血病（acute monocytic leukemia）として扱われる．2016 年の改訂版では CMML の病期は末梢血および骨髄中の芽球の％により，0，1，2 期に分類されている［表 D-2］．実際には前単球とそれよりも分化が進んだ未熟単球との鑑別は難しく，WHO の定義をもってしてもどこで境界を引くかあいまいである．

単芽球，前単球と骨髄芽球，前骨髄球の鑑別にはエステラーゼ染色が有用であり，単球系細胞では非特異的エステラーゼ（α-naphtyl butyrate esterase），顆粒球系細胞では特異的エステラーゼ（naphthol AS-D chloroacetate esterase）が陽性となる．特殊な病型として好酸球増加を伴う型があり（chronic myelomonocytic leukemia with eosinophilia），好酸球にはさまざまな異形成が見られる．

② 非典型的慢性骨髄性白血病　atypical chronic myeloid leukemia, BCR-ABL1 negative（aCML）［表 D-3］

　慢性骨髄性白血病（CML）と同様に顆粒球系細胞が増加するが，BCR-ABL1 遺伝子の再構成は見られず，顆粒球系細胞の異形成が明瞭でしばしば単球増加を示す点が異なる．頻度は CML の 1〜2％ で発症年齢の中央値は 60〜70 歳，白血球数は 13×10^9/L 以上（中央値 $24〜96 \times 10^9$/L），末梢血および骨髄中の芽球は 20％ 未満（通常 5％ 未満）である．中等度の貧血がしばしばみられるが，血小板数は減少することが多い．顆粒球系細胞の異形成は CML よりもきわだっているが（偽 Pelger-Huët 異常，核クロマチンの異常凝集，異常核分葉，細胞質の脱顆粒など），赤芽球と巨核球にも異形成が見られる．約 80％ に染色体異常がみられ，+8，del(20q) の頻度が最も高い．骨髄増殖性腫瘍に特徴的な JAK2，CALR あるいは MPL の遺伝子変異はないが，1/3 までの症例で SETBP1 または ETNK1 遺伝子に変異が見られる．また同様の病態を示し骨髄増殖性腫瘍に分類される慢性好中球性白血病（chronic neutrophilic leukemia; CNL）とは，通常 CSF3R 遺伝子変異を欠く（10％ 未満）ことで鑑別される．

③ 若年性骨髄単球性白血病　juvenile myelomonocytic leukemia（JMML）［表 D-4］

　顆粒球系細胞と単球系細胞が増殖する疾患で男性小児に多く（75％ は 3 歳未満），感染症状や出血症状で発症することが多い．通常著しい肝脾腫を伴い，他にリンパ節腫脹（50％），皮疹（25％）も見られる．患者の 10％ は neurofibromatosis type I（NF1; von Recklinghausen 病）が占め，Noonan 症候群もしばしば JMML 類似疾患を合併するが，原因としてチロシンホスファターゼ SHP2 をコードする PTPN11, SOS1, RAF1 または KRAS の生殖細胞系変異（germline mutation）が知られている．末梢血では通常白血球増加（$25〜30 \times 10^6$/L，主として好中球），血小板減少症を呈し，しばしば貧血も合併する．さらにヘモグロビン F の増加，多クローン性高ガンマグロブリン血症，さまざまな自己抗体が検出される点が特徴的である．骨髄細胞中，芽球と前単球の合計は 20％ 未満で血球の異形成は軽微である．約 90％ では RAS/MAPK（mitogen-activated protein kinase）経路を活性化する PTPN11, KRAS, NRAS, CBL, NF1 いずれかの遺伝子について，生殖細胞系変異または体細胞系遺伝子変異（somatic mutation）が見られる．

④ 環状鉄芽球および血小板増加を伴う骨髄異形成/骨髄増殖性腫瘍　myelodysplastic/myeloproliferative neoplasm with ring sideroblasts and thrombocytosis（MDS/MPN-T）［表 D-5］

　環状鉄芽球を伴う骨髄異形成症候群（MDS with ring sideroblasts; MDS-RS，WHO 分類第 4 版では環状鉄芽球を伴う不応性貧血，refractory anemia with ring sideroblasts; RARS）

と本態性血小板血症（ET）の中間の病態を示す病型の存在が知られており，これまで血小板増加および環状鉄芽球を伴う不応性貧血（refractory anemia with ring sideroblasts and thrombocytosis; RARS-T）と暫定的に分類されていた．その特異な病態から，いずれかの病型の亜型として扱うべきか，あるいは別の独立した病型として分離すべきか論争中であったが，今回の改訂により疾患名が myelodysplastic/myeloproliferative neoplasm with ring sideroblasts and thrombocytosis（MDS/MPN-RS-T）として新たに独立した骨髄異形成／骨髄増殖性腫瘍の1型として分類された．その根拠として MDS/MPN-T がしばしば spliceosome 遺伝子である *SF3B1* の変異（環状鉄芽球の存在と相関）を伴うことが明らかにされ，MDS/MPN-T を独立した病型として扱うべき生物学的根拠がそろったためと述べられている．また MDS/MPN-T では *SF3B1* の変異がしばしば *JAK2*V617F 変異と同時に認められ，まれに（< 10%）*CALR* または *MPL* 遺伝子の変異も認められることは，このまれな病型が環状鉄芽球を伴う骨髄異形成症候群（MDS with ring sideroblasts; MDS-RS）と本態性血小板血症（ET）の両方の特徴を備える（hybrid nature）遺伝学的原因を示している．

　診断基準の骨子は常識的なものであり，血小板増加（450×10^9/L 以上），赤芽球中15%以上の環状鉄芽球を含む赤芽球異形成と原発性骨髄線維症（PM），本態性血小板血症（ET）に類似した形態を示す巨核球の存在である．また環状鉄芽球を伴う骨髄異形成症候群では環状鉄芽球の%が予後と相関しないことが明らかにされたため，今回の改訂では *SF3B1* 変異が認められれば，環状鉄芽球が5%でも MDS-RS と診断可能になった．しかし MDS-RS と異なり，MDS/MPN-RS-T の診断には *SF3B1* 遺伝子変異があっても15%以上の環状鉄芽球数が必要とされている．

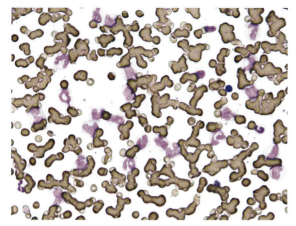

図 D-1　慢性骨髄単球性白血病（末梢血）
さまざまな形態を示す比較的成熟した単球が増加している．

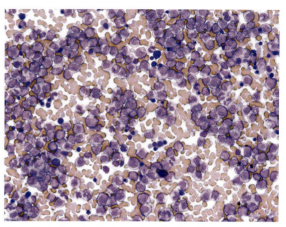

図 D-2　慢性骨髄単球性白血病（骨髄）
不規則なくびれを示す単球系細胞が増加している．

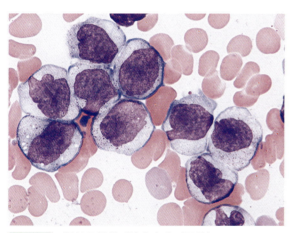

図 D-3　慢性骨髄単球性白血病（骨髄）
核は不規則なくびれを示し，クロマチンは繊細で一部に核小体を認める．細胞質はやや青みが強く，微細なアズール顆粒が散在しており，未熟な単球が多い．

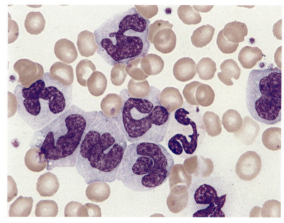

図 D-4　慢性骨髄単球性白血病（骨髄）
比較的成熟した単球が主体であり，成熟単球に至るまでのさまざまな単球が集簇している．異様な分葉を示す異形細胞が多い．

D．骨髄異形成 / 骨髄増殖性腫瘍　｜　197

表 D-1　慢性骨髄単球性白血病（CMML）の診断基準（WHO，2016 年改訂）

1. 遷延する単球増加（末梢血中 1×10^9/L 以上かつ白血球の 10%以上）
2. *BCR-ABL1* 陽性 CML，PMF，PV，ET の WHO 診断基準を満たさない[1]
3. 好酸球増加を伴う場合は，*PDGFRA, PDGFRB, FGFR1* 再構成，*PCM1-JAK2* 融合なし
4. 末梢血および骨髄中の芽球[2] ＜ 20%
5. 骨髄 3 系統のうち 1 系統以上の異形成がある
　　異形成がないかあっても軽微な場合は，1 〜 4 の基準を満たし，かつ
　　造血幹細胞における後天性のクローン性染色体異常または遺伝子異常がある[3]　または
　　3 カ月以上続く単球増加，かつ，単球増加をきたす他の全ての原因が除外できる
　　場合には CMML と診断可能

[1]骨髄増殖性腫瘍では単球増加を伴ったり，経過中に単球数が増加して CMML に似た病態を示すことがある．このようなまれな症例で過去に骨髄増殖性腫瘍と診断されていた場合には，CMML と診断しない．いっぽう骨髄で骨髄増殖性腫瘍の特徴的所見あるいは骨髄増殖性腫瘍に関連する遺伝子異常（*JAK2, CALR, MPL*）が存在する場合は，CMML ではなく単球増加を伴う骨髄増殖性腫瘍（MPN with monocytosis）と診断する．

[2]芽球および芽球に相当する細胞は，骨髄芽球，単芽球，前単球である．前単球は単球の前駆細胞で，さまざまな核小体，核はかすかなくびれ（delicate nuclear folding or creasing）がありクロマチン結節はまばらである．また明るい灰色あるいは軽度の塩基好性を示す豊かな細胞質にはライラック色の繊細な顆粒が少数散在している．末梢血または骨髄で見られる異常単球（abnormal monocytes）は芽球としてカウントしない．

[3]CMML でしばしば見られる遺伝子変異（*TET2, SRSF2, ASXL1, SETBP1* など）の存在は，CMML の診断を支持する．しかしこれらの変異の多くは年齢に関連し，あるいはサブクローンに存在することがあるので，これらの遺伝子変異の解釈には注意を要する．

表 D-2　慢性骨髄単球性白血病（CMML）の病期分類（WHO, 2016 年改訂）

病期	末梢血中芽球[1]（%）	骨髄中芽球[1]（%）
0	＜ 2	＜ 5
1	2 〜 4	5 〜 9
2	5〜19	10〜19

[1]芽球；骨髄芽球，単芽球，前単球

表 D-3　非典型的慢性骨髄性白血病（atypical CML, *BCR-ABL1* 陰性）の診断基準

1. 好中球および芽球を除く幼若顆粒球増加による白血球増加症：白血球全体の 10%以上
2. クロマチンの異常凝集を含む顆粒球系の異形成
3. 塩基好性白血球増加なし細胞（＜ 2%）
4. 単球増加なし（＜ 10%）
5. 過形成骨髄で顆粒球系細胞の増殖と異形成あり．赤芽球と巨核球の異形成は問わない
6. 末梢血および骨髄中の芽球＜ 20%
7. *PDGFRA, PDGFRB, FGFR1* 遺伝子の再構成なし，*PCM1-JAK2* 融合遺伝子なし
8. *BCR-ABL1* 陽性 CML，PMF，PV，ET の診断基準を満たさない[1]

[1]骨髄増殖性腫瘍，特に進行期または PV，ET から移行した骨髄線維症で好中球増加を伴う場合は aCML に類似した所見を示すことがある．
　・先行する骨髄増殖性腫瘍，骨髄増殖性腫瘍に特徴的な骨髄所見または遺伝子変異（*JAK2, CALR, MPL*）があれば aCML の診断は除外される
　・逆に *SETBP1, ETNK1* 遺伝子変異があれば aCML の診断を支持する．
　・*CSF3R* 遺伝子変異は aCML ではまれである．変異がある場合は慢性好中球性白血病（CNL）およびその他の骨髄系腫瘍を除外するために，注意深い形態学的観察が必要である．

198　第 2 章　疾患各論

表 D-4 若年性骨髄単球性白血病（juvenile myelomonocytic leukemia）の診断基準
（Locatelli F, Niemeyer CM. Blood. 2015; 125: 1083-90 より改変）

1. 臨床所見と血液所見：以下の 4 項目全てが必要
   a. 単球数≧$1×10^9$/L
   b. 末梢血および骨髄中の芽球＜20%
   c. 脾腫
   d. Ph 染色体（*BCR-ABL1* 再構成）なし

2. 遺伝子所見：以下の 1 種類以上
   a. *PTPN11*[1], *KRAS*[1] または *NRAS*[1] の体細胞変異
   b. *NF1* の臨床診断または *NF1* 変異
   c. Germline *CBL* 変異かつ *CBL* の loss of heterozygosity（LOH）[2]

3. 1 にあげる臨床所見，血液所見以外に遺伝子変異が見られない場合，以下の項目を満たす
   a. Monosomy 7 または他の染色体異常，または以下の 2 項目以上
   b. 年齢不相応の HbF 増加
   c. 骨髄系細胞または赤芽球の末梢血出現
   d. コロニーアッセイにおける GM-CSF の過敏反応
   e. STAT5 の過リン酸化

[1]Noonan 症候群を示す germline mutations の除外が必要.
[2]スプライス部位のヘテロ変異.

表 D-5 Myelodysplastic/myeloproliferative neoplasm with ring sideroblasts and thrombosis の診断基準
（WHO，2016 年改訂）

1. 赤芽球の異形成を伴う貧血で（他系統の異形成は問わない），環状赤芽球 15%以上[1]，末梢血中の芽球 1%未満，骨髄中の芽球 5%未満
2. $450×10^9$/L 以上の遷延する血小板増加
3. *SF3B1* の遺伝子変異あり，または
   変異なし，かつ骨髄異形成 / 骨髄増殖性腫瘍の特徴的な病態の原因となる最近の化学療法または成長因子（growth factor）治療なし[2]
4. *BCR-ABL1*，および融合遺伝子なし．*PDGFRA, PDGFRB, FGFR1* 遺伝子再構成なし
   PCM1-JAK2，かつ t（3;3）(q21; q26), inv（3）(q21; q26), del（5q）[3] なし

[1]*SF3B1* 遺伝子の変異があっても，15%以上の環状鉄芽球の存在が必要.
[2]*SF3B1* 遺伝子の変異と，*JAK2*V617F, *CALR, MPL* いずれかの遺伝子変異があれば MDS/MPN-RS-T の診断を強く支持する.
[3] MDS with isolated del（5q）の診断基準を満たす症例では好塩基球増加がないか，あっても軽微（通常＜2%）.

腫瘍（クローン）性疾患

E 急性白血病

1 急性白血病の定義

　「急性白血病」はどのように定義すべきであろうか？　そもそも"leukemia"とは白血球の増加を，また急性（acute）とは本来臨床的な用語で，白血病に即して言えば発熱（感染症，腫瘍熱），出血症状，貧血症状などが急速に出現する病態を意味する．さらに治療面では迅速で適切な対応をしなければ死の転帰が避けられないため，診断即治療，すなわち化学療法と輸血，抗生剤投与などの保存的治療が必要という前提がある．この意味において原則として臨床症状に乏しく，経過も緩慢な慢性白血病とは一線を画する．典型的な急性白血病では末梢血および骨髄細胞の大半を芽球が占め，正常な血球と造血細胞が激減するため診断は容易である．しかしこの疾患概念にあてはまらない類似の疾患群が存在することも，かねてから多くの血液内科医が認識していたものの明確に定義されてこなかった．すなわち low blast percentage acute leukemia, hypoplastic/hypocellular acute leukemia などと称され，比較的高齢者や抗がん剤，放射線照射後の患者さんに多く見られ，治療抵抗性で予後不良の病型である．この非典型的急性白血病については1970年代に入ってから細胞の異形成が注目され，まず「hemopoietic dysplasia」，次いで「myelodysplastic syndrome（MDS）」と称されるようになり，最終的に MDS という呼称に落ち着いた経緯がある．

　現在，造血器腫瘍の分類法として WHO 分類が世界的に広く受け入れられているが，急性白血病の病型分類は1974年に提唱された FAB 分類が最初であり，その実践的有用性から現在なお広く用いられている．FAB 分類はそれまで各国，各施設でばらばらであった急性白血病の診断基準と病型分類を統一しようという機運が高まって，フランス，アメリカ，イギリスの有力な血液内科医が連名で1974年に British Journal of Haematology 誌上で提唱したものである．当初は急性白血病を芽球のペルオキシダーゼ染色による染色性から，陽性となる急性骨髄性白血病（acute myeloid leukemia; AML）と，陰性の急性リンパ性白血病（acute lymphoblastic leukemia; ALL）に2大別し，AML は M1 から M6 の6型，ALL は L1 から L3 までの3型に分類した．その後顆粒球系細胞に特異的な抗原として CD13, 33 が鑑別に用いられるようになり，芽球はペルオキシダーゼ陰性であるが CD13 または33が陽性となる未分化なタイプとして M0，さらに電子顕微鏡標本で血小板ペルオキシダーゼ反応（platelet peroxidase; PPO）が陽性となる急性巨核芽球性白血病（acute megakaryoblastic leukemia）を M7 として追加した．今日では電子顕微鏡に代

わって，より簡便で迅速なフローサイトメーターにより，CD41 または 61（血小板と巨核球に特異的に発現するフィブリノゲンレセプターである GPIIb/IIIa/ インテグリン α_{IIb} β_3 のうち GPIIb〔α_{IIb}〕サブユニットである CD41 のほうが，CD61，すなわち GPIIIa〔β_3〕より特異性が高い）陽性であることをもって M7 の確定に用いられるようになった．

　1974 年の FAB 分類初版では，急性白血病と診断する必須条件として，骨髄細胞中の芽球の占める割合を漠然と 30％以上としたが，その根拠は述べられておらず，1982 年になって MDS を分類する際に初めて MDS との境界を 30％と定義した．したがってこの時点においては 30％という数字は科学的根拠に乏しい．この 30％という数字は 1988 年の WHO 分類まで継続して用いられてきたが，WHO では初めてその境界値を科学的に検討した．すなわち急性白血病に対する強力な化学療法による生存率が，20％と 30％では変わらないことから 20％を境界とした．しかし 30％でも迅速な化学療法の適応がない症例もあることは認めており，急性白血病と診断しても即化学療法の対象とはならず，年齢，全身状態，染色体異常などさまざまな要因を勘案して化学療法の施行について検討すべきであると強調している．逆に芽球が 5％でも急性白血病と診断すべき症例もあろうとぼかした表現を用いている．

　FAB 分類はあくまでも形態を重視した分類法であるのに対し，WHO 分類は染色体異常および遺伝子変化を第一に考えた分類法である．したがって特異的な染色体異常あるいは遺伝子変化を欠く病型は，FAB 分類の病型をそのまま用いて，AML, not otherwise speci-fied（NOS）の範疇に包括されている．しかしながら FAB 分類で見られる形態異常は当然のことながら遺伝子発現の変化に基づくものであって単に現段階では明らかにされていないに過ぎず，いずれはそれぞれの形態に特異的な染色体，遺伝子変化が同定されることが予想される．

2 芽球の定義：1 型の芽球と 2 型の芽球（FAB 分類，1982 年）

　既に述べたように芽球の定義は難しく，本書では造血幹細胞から一定の方向に分化が決定された各段階の細胞について，形態学的に見て最も未熟と考えられる細胞を芽球とした．しかしその形態は多様性に富み，たとえば芽球と前骨髄球をどこで区別するのか，あいまいなままであった．そこで 1982 年に初めて FAB グループが芽球を定義し，2 型に分類した．それによると，1 型の芽球は 2 型よりも未熟な細胞で造血幹細胞により近く特徴のない形態を示し，小型で N/C 比が高く細胞質に顆粒を認めない［図 E-1］．2 型は 1 型よりも分化が進んでより大きくなり，核と細胞質の形態に修飾が加わっているが，前骨髄球と異なり核は細胞の中央に位置する［図 E-2］．しかし急性白血病で増殖する腫瘍細胞は芽球に限らず，芽球（腫瘍性クローン）から分化した異型分節核好中球も含まれる型（acute mylocytic leukemia with differentiation/AML-M2）も存在する．したがって芽球以外の白血病クローン由来の異型分化細胞も広義の白血病細胞として算定してしかるべき

であろう．

　白血病は末梢血で白血球が増加し骨髄も過形成であるのに対し，MDS は（汎）血球減少症を呈するにもかかわらず，骨髄は正または過形成を呈する症候群として提唱された疾患概念であるが，両者は他にも際立った相違がある．すなわち急性白血病は原則として 1 系統の細胞が増殖し比較的均一（homogeneous）であるのに対し，MDS は 1 系統に限らず，2 または 3 系統に異形成が見られ多彩，多様（heterogeneous）である．

　急性白血病の診断にあたっては芽球の観察がきわめて重要であるが，その基本はあくまでも Wright/May-Giemsa 標本であって，特殊染色はその観察を裏づけるために用いる．急性白血病は急性骨髄性白血病（acute myelogeneous leukemia; AML），急性単球性白血病（acute monocytic leukemia; AMoL），急性赤白血病（acute erythroblastic leukemia/erythroleukemia; AEL），急性巨核芽球性白血病（acute megakaryocytic leukemia），急性リンパ性白血病（acute lymphoblastic leukemia; ALL）に分類されるが，各病型で増殖する芽球には，それぞれに対応する正常の芽球が備えている特徴が必ず残存している．すなわち，ALL の芽球の核クロマチン構造は多少の濃淡や結節はあるが，べったりと絵の具を塗ったような一様さがある．AMoL の芽球では多かれ少なかれ不規則なくびれが見られ，クロマチン結節が小さく疎なために核が全体として明るい印象を受ける．

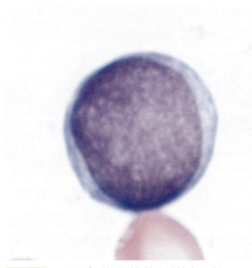

図 E-1　タイプ I 芽球（急性骨髄性白血病）
中等大の大きさで，白く抜けた比較的大きな核小体があり，細胞質は狭く塩基好性で顆粒を欠いている．

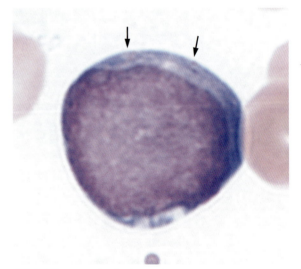

図 E-2　タイプ II 芽球（急性骨髄性白血病）
タイプ I と同様であるが，細胞質上部にわずかながら微細なアズール顆粒を認める（矢印）．

3 FAB 分類による急性白血病の形態学的特徴

　WHO 分類では造血器腫瘍が，原因となる染色体・遺伝子異常に重点を置いて分類されており，急性骨髄性白血病については AML with recurrent genetic abnormalities, AML with myelodysplasia-related changes, therapy-related myeloid neoplasms, myeloid sarcoma, myeloid proliferations related to Down syndrome を独立させ，これらのいずれにも属さない病型は全て AML, not otherwise specified（NOS）として一括されている［表A-2, E-1］．しかし染色体・遺伝子異常に関する情報が得られるまでには時間がかかり，緊急を要する急性白血病の治療法の選択には役に立たない．これに対して FAB 分類はあくまでも形態学に基づいた分類法であって，世界のどの検査室でも可能な染色法，すなわち Wright-Giemsa あるいは May-Giemsa 染色の他に，特殊染色としてペルオキシダーゼ染色，エステラーゼ染色，PAS 染色を用いて観察，分類できるという精神が重視され前提となっているため，現在なおきわめて実践的で有用性が高い．現時点では寛解導入療法の選択には Ph 染色体陽性急性白血病を除き，最低限，AML か ALL か，AML であれば急性前骨髄球性白血病（acute promyelocytic leukemia; APL）か否かがわかればさしあたり十分である．

　FAB 分類では芽球の 3％以上が POD 陽性を示す AML と，それ以外の ALL に 2 大別され，それぞれ形態学的な特徴によって AML は M0 から M7 に，ALL は L1 から L3 に細分類される［表 E-2］．分類の基本は 1 個 1 個の細胞の特徴と，白血病細胞集団の均一性（homogeneity）・不均一性（heterogeneity）に基づいており，以下 FAB 分類に基づいて各病型を記載する．

　増殖の激しい白血病細胞周辺には細胞質の小断片であるマイクロパーティクル（microparticle）が多数観察されるが，その表面には組織因子や cancer procoagulant が発現しており，血流に乗って全身に運ばれて血栓を形成したり，局所で白血病細胞の増殖や臓器浸潤を促進する．

1. Acute myeloid leukemia with minimal myeloid differentiation（AML-M0）（FAB）/ AML with minimal differentiation（WHO）［図 E-3］

　芽球のペルオキシダーゼ染色陽性率は 3％未満であるが，顆粒球系細胞の分化抗原（CD13 または 33）が陽性，あるいは電子顕微鏡でミエロペルオキシダーゼ（MPO）が陽性を示す病型と定義される．芽球はきわめて未分化で，一口で言えば特徴に乏しい．すなわち中等大の大きさで，核は円形で切れ込みやくびれはあまり目立たず，クロマチン構造は繊細で核小体を 1〜2 個もつ．細胞質の塩基好性（青さ）の程度はさまざまであるが，顆粒を欠いている．まれにクロマチンが若干濃縮して急性リンパ性白血病様の形態を示すことがあるが，この場合もリンパ系の分化抗原は陰性である．

表 E-1　急性白血病の分類（WHO 分類 2016 年改訂，一部改変）

A. 急性骨髄性白血病と関連疾患　AML and related precursor neoplasms

〔FAB 分類〕

1. AML with reccurent genetic abnormalities
　　　AML with t(8;21) (q22;q22); *RUNX1-RUNX1T1*　　　M2 の一部
　　　AML with inv(16) (p13.1q22) or t(16;16) (p13;q22); *CBFB-MYH11*　　　M4 の一部
　　　Acute promyelocytic leukemia with *PML-RARA*　　　M3
　　　AML with t(9;11) (p21.3;q23.3); *MLLT3-KMT2A*
　　　AML with t(6;9) (p23;q34.1); *DEK-NUP214*
　　　AML with inv(3) (q21.3q26.2) or t(3;3) (q21.3;q26.2); *GATA2, MECOM*
　　　AML (megakaryoblastic) with t(1;22) (p13.3;q13.3); *RBM15-MKL1*
　　　AML with *BCR-ABL1*
　　　AML with mutated *NPM1*
　　　AML with mutated *CEBPA*
　　　AML with mutated *RUNX1*
2. AML with myelodysplasia-related changes
3. Therapy-related myeloid neoplasms
4. AML, NOS
　　　AML with minimal differentiation　　　M0
　　　AML without maturation　　　M1
　　　AML with maturation　　　M2
　　　Acute myelomonocytic leukemia　　　M4
　　　Acute monoblastic/monocytic leukemia　　　M5a/b
　　　Pure erythroid leukemia　　　M6
　　　Acute megakaryoblastic leukemia　　　M7
　　　Acute basophilic leukemia
　　　Acute panmyelosis with myelofibrosis
5. Myeloid sarcoma
6. Myeloid proliferations related to Down syndrome
　　　Transient abnormal myelopoiesis
　　　Myeloid leukemia associated with Down syndrome
7. Blastic plasmacytoid dendritic cell neoplasm

B. 急性リンパ性白血病（ALL）　　　L1, L2, L3
1. B lymphoblastic leukemia/lymphoma, NOS
2. B lymphoblastic leukemia/lymphoma with recurrent genetic abnormalities
　　　with t(9;22) (q34.1;q11.2); *BCR-ABL1*
　　　with t(v;11q23.3); *KMT2A* rearranged
　　　with t(12;21) (p13.2;q22.1); *ETV6-RUNXX1*
　　　with hyperdiploidy
　　　with hypodiploidy (Hypodiploid ALL)
　　　with t(5;14) (q31.1;q32.3); *IL3-IGH*
　　　with t(1;19) (q23;p13.3); *TCF3-PBX1*
　　　BCR-ABL1-like with iAMP21
3. T lymphoblastic leukemia/lymphoma
　　　Early T-cell precursor lymphoblastic leukemia
　　　Natural killer (NK)-cell lymphoblastic leukemia/lymphoma

C. Acute leukemia of ambiguous lineage
　　Acute undifferentiated leukemia
　　Mixed phenotype acute leukemia
　　　with t(9;22) (q34.1;q11.2); *BCR-ABL1*
　　　with t(v;11q23.3); *MLL rearranged*
　　　B/myeloid, NOS
　　　T/myeloid, NOS

表 E-2　急性白血病の FAB 分類

急性骨髄性白血病
　　M0: Myeloblatic leukemia with minimal differentiation
　　M1: Myeloblastic leukemia without maturation
　　M2: Myeloblastic leukemia with maturation
　　M3: Hypergranular promyelocytic leukemia
　　M4: Myelomonocytic leukemia
　　M5: Monocytic leukemia
　　　　a: Poorly differentiated（monoblastic）
　　　　b: Differentiated
　　M6: Erythroleukemia
　　M7: Megakaryoblastic leukemia
急性リンパ性白血病
　　L1: 小細胞均一型
　　L2: 大細胞不均一型
　　L3: Burkitt type

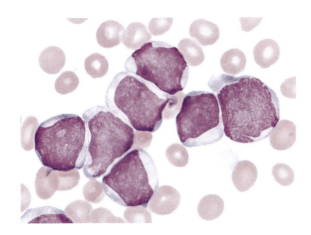

図 E-3　急性骨髄性白血病　AML-M0/acute myeloid leukemia with minimal differentiation
右端の1個を除き，芽球は中等大の大きさで核には不規則なくびれがあり，クロマチンは比較的繊細であるが，一部濃縮してリンパ芽球様に見える細胞もある．核小体は大きく明瞭なものと，目立たないものがある．定義上 M0 は細胞質に顆粒を欠くとされているが，本症例では，よく見ると細胞質に微細なアズール顆粒がごく少数認められる細胞がある．ペルオキシダーゼ反応は陰性であるが，顆粒球系抗原の CD13, 33 が陽性である．

2. Acute myeloid leukemia without maturation（AML-M1）（FAB）/ acute myeloid leukemia without maturation（WHO）［図 E-4］

芽球の3%以上がペルオキシダーゼ染色陽性を示すが，未熟な形態を保ち一様な白血病集団を形成している．M0 の芽球よりも若干分化傾向が見られ，やや大きく，核にくびれが見られ，核小体も若干大きくなるとともに細胞質も豊かになり，顆粒のない細胞と，少数のアズール顆粒あるいは Auer 小体をもつ細胞が見られるが，それ以上に分化した細胞は見られない．

3. Acute myeloid leukemia with maturation（AML-M2）（FAB）/ AML with maturation（WHO）［図 E-5, E-6］

白血病細胞に明らかな分化傾向と多様性が認められる病型で，骨髄では前骨髄球から好中球に至るまでの細胞が少なくとも10%以上存在する．すなわち芽球から分節核まで各分化段階のさまざまな細胞が出現するとともに，異形成を示し，しばしば好酸球が増加する点が特徴である．30〜40%の症例では t(8;21)(q22;q22) が特異的に見られ，*RUNX1*

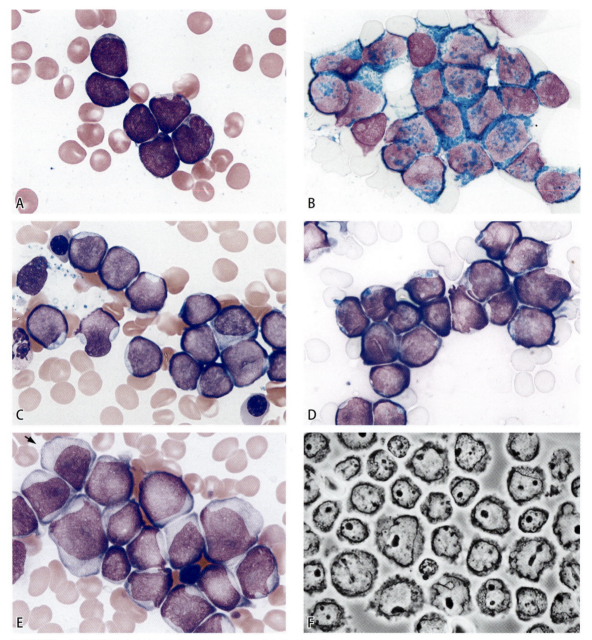

図 E-4　急性骨髄性白血病　AML-M1/ acute myeloid leukemia without maturation
A：比較的小型の芽球で細胞質に乏しく（核細胞質比大），核は不規則なくびれや切れ込みがあり，クロマチンは比較的一様で一見リンパ芽球様である．核小体はあるが，あまり目立たない．細胞質にはごくわずかに微細なアズール顆粒を認めるだけで，細胞全体として分化傾向が見られない．
B：A のペルオキシダーゼ染色．ペルオキシダーゼ染色は強陽性を示し，細胞質全体が青緑の粗大な顆粒で埋まっている．
C：A と同様の芽球であるが，核クロマチン構造はより繊細で核小体は目立たない．
D：C のペルオキシダーゼ染色．約半数の細胞が弱陽性を示し，細胞質の一部に青緑の陽性顆粒が認められる．
E：細胞の大きさは小型から大型までさまざまであり，核は円形または楕円形で，一部にくびれが見られる．クロマチンは繊細で，赤紫で縁取られた大きな核小体が目立つ．細胞質は比較的豊かで，左上の細胞（矢印）を除いて顆粒を欠いている．
F：位相差顕微鏡．E と同じ症例．核のくびれや切れ込みがより鮮明であり，ヘテロクロマチンが未発達で核全体が明るいのに対し，黒く大きな核小体が対照的である．

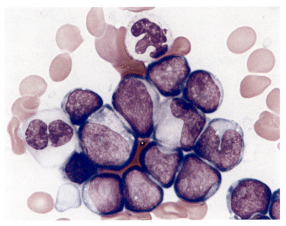

図 E-5 急性骨髄性白血病 AML-M2/acute myeloid leukemia with maturation
比較的小型で大きな核小体の目立つ芽球の他に，前骨髄球から分節核までの細胞が存在し分化傾向が認められる．しかしこれらの細胞は異形成を示し，細胞質の塩基好性が強く，全体的に顆粒に乏しい．また異常な分葉を示す分節核もある．

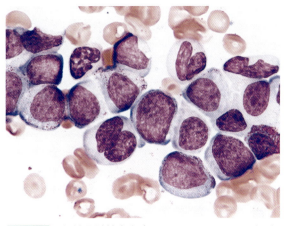

図 E-6 急性骨髄性白血病 AML-M2/acute myeloid leukemia with maturation
図 E-5 と同様で分節核まで分化傾向が見られるが，骨髄球以降の細胞は顆粒に乏しく，分節核は異常分葉を示す．

（*AML1, CBFA*）-*RUNX1T1*（*ETO*）融合遺伝子が発現する．

4. 急性前骨髄球性白血病　acute hypergranular promyelocytic leukemia（AML-M3）（FAB）/ acute promyelocytic leukemia with t（15;17）（q22;q12）; *PML-RARA*（WHO）
　　［図 E-7 ～ E-10］

　t（15;17）による *PML-RARA* 融合遺伝子の発現と，高率に合併する播種性血管内凝固症候群（DIC）を特徴とし，前骨髄球レベルで分化が止まり白血化した病型である．初診時には白血球数は増加せず，むしろ汎血球減少を呈することが多い．増殖する前骨髄球は異形成を示し，正常の前骨髄球より比較的小型で，核は単球様で不規則なくびれや分葉を伴う異形成を示し，ペルオキシダーゼ染色は強陽性である．典型的な型（common/hypergranular type）では細胞質に夥しい数のアズール顆粒が見られ，核を覆い尽くすこともある．骨髄標本では標本作製の段階で細胞膜が破壊され，腫瘍細胞から放出されたアズール顆粒が一面に飛散していて，標本全体が汚い印象を受ける．Auer 小体が数多く見られるが，束状になった Auer 小体をもつものをファゴット細胞（faggot cell）という．典型型の他に頻度は少ないが，顆粒の乏しい型（hypogranular/variant type）があり，その診断には電子顕微鏡による観察が必要である．

5. 急性骨髄単球性白血病　acute myelomonocytic leukemia（AML-M4）（FAB）/ acute myelomonocytic leukemia（WHO）［図 E-11, E-12］

　白血病細胞が顆粒球系と単球系の両方に分化傾向を示す病型で，いずれの細胞集団も有核細胞の 20 ％以上を占める．顆粒球系細胞と単球系細胞の鑑別には，ペルオキシダーゼ

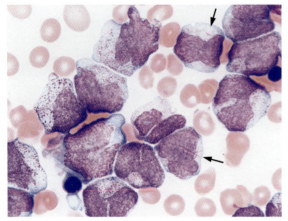

図 E-7 急性前骨髄球性白血病　acute promyelocytic leukemia, AML-M3

中型〜やや大型の細胞で，核は不規則なくびれや分葉が著しく一見単球様であり，円形〜楕円形の核小体を複数もつものがある．細胞質は広く塩基好性であり，多数のアズール顆粒が充満し，Auer 小体（矢印）を認める．

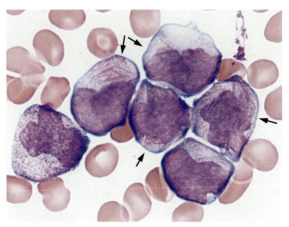

図 E-8 Faggot 細胞（急性前骨髄球性白血病 AML-M3/acute promyelocytic leukemia）

1 個の細胞の中に多数の Auer 小体が認められるが，束状になった多数の Auer 小体をもつ細胞は faggot 細胞（矢印）とよばれる．

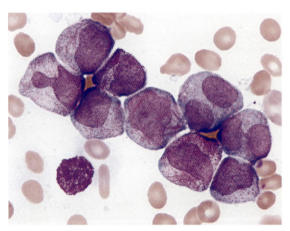

図 E-9 急性前骨髄球性白血病　acute promyelocytic leukemia, AML-M3

図 E-7，E-8 と同様に核の変形が著しく多様である．中央の細胞には多数の Auer 小体が存在するが，一部は融合して太く見える．

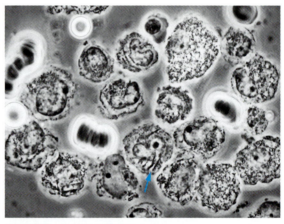

図 E-10 急性前骨髄球性白血病　acute promyelocytic leukemia, AML-M3

図 E-9 と同じ症例（位相差顕微鏡）．核の変形が著しく，核小体がより鮮明である．細胞質は顆粒で充満しており，太い針状の Auer 小体（矢印）が見られる．

染色の他にエステラーゼ染色が必要である．顆粒球系細胞はペルオキシダーゼ染色と特異的エステラーゼ（naphthol AS-D chloroesterase）染色が陽性となる．ただし当然のことながらペルオキシダーゼ染色と特異的エステラーゼ染色の染まり方，陽性率は異なる．単球系細胞のペルオキシダーゼ反応は陰性のものから陽性のものまでさまざまであるが，非特異的エステラーゼ染色すなわち α-naphtyl butylate 染色が陽性となる．特異的エステラーゼと非特異的エステラーゼの二重染色では，それぞれに陽性を示す細胞の他に，両方陽性の顆粒を備えた細胞が見られる．分化抗原として顆粒球系細胞は CD13, 33，単球系細胞は CD14 が陽性となるが，ペルオキシダーゼ染色，エステラーゼ染色の陽性率とは

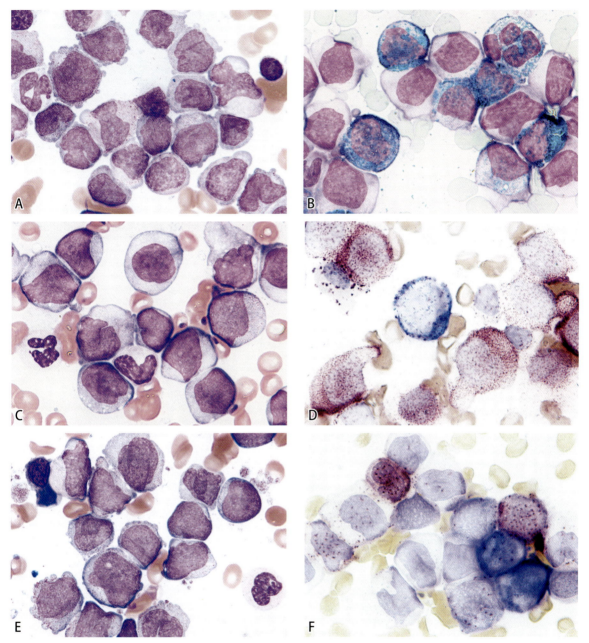

図 E-11　急性骨髄単球性白血病　acute myelomonocytic leukemia

A：AML-M4．核が不規則なくびれを示す単球系細胞と顆粒球系細胞が混在し，一部の細胞質には顆粒が認められる．
B：A のペルオキシダーゼ染色．陽性細胞と陰性細胞が混在している．
C：芽球の他に，核に不規則なくびれがある単球系の未熟細胞と思われる細胞と，分節核，桿状核好中球が混在している．
D：C のエステラーゼ二重染色．顆粒が青く染まる特異的エステラーゼ染色（naphthol AS-D chloroacetate esterase）陽性の顆粒球系細胞の他に，茶色に染まる非特異的エステラーゼ（α-naphtyl butyrate esterase）陽性細胞が多数存在している．
E：芽球と分節核好中球以外の細胞は，核クロマチン構造は繊細で不規則なくびれがあり，細胞質にアズール顆粒が存在し，単球系細胞のように見える．
F：E のエステラーゼ二重染色．特異的エステラーゼまたは非特異的エステラーゼ反応が濃く染まる強陽性細胞と少数の陽性顆粒が散在している弱陽性細胞があり，さらに両方の陽性顆粒をもつ細胞が混在している．

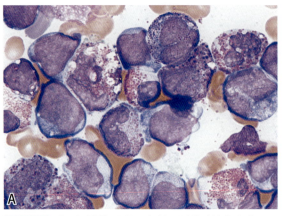
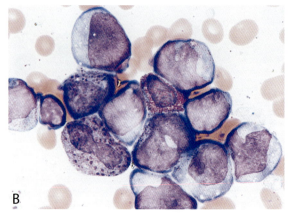

図 E-12　好酸球増加を伴う急性骨髄単球性白血病　acute myelomonocytic leukemia, AML-M4 with eosinophilia/ acute myelomonocytic leukemia with inv(16)

A：骨髄球から分節核までの分化段階の好酸球が増加しているが，核（異常なくびれや分葉），細胞質（粗大な紫色の塩基好性顆粒，空胞）ともに異形成が見られる．
B：Aと同様に粗大な塩基好性顆粒をもつ好酸球が見られる．

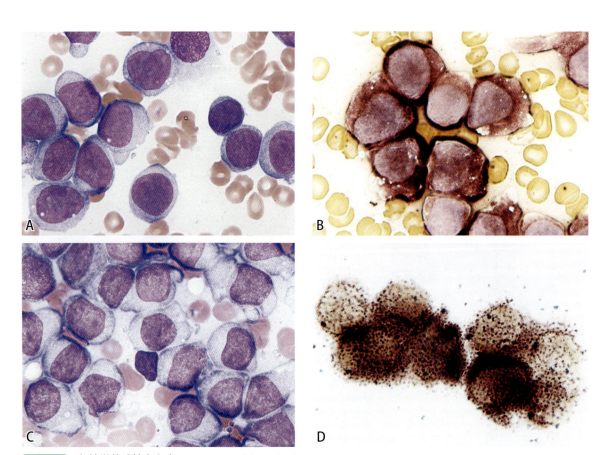

図 E-13　急性単芽球性白血病　acute monoblastic leukemia, AML-M5a

A：中等大の細胞で核はほぼ円形，クロマチンは繊細で複数の核小体を認める．一部，細胞質にごく少数のアズール顆粒のある前単球が存在する．
B：Aのエステラーゼ二重染色．細胞質は非特異的エステラーゼ染色強陽性を示し，び漫性に茶色く染まっている．
C：Aと同様であるが，細胞質がより広く不規則な突起（偽足）を示す細胞もある．
D：Cのエステラーゼ二重染色．非特異的エステラーゼ染色強陽性で，茶色の粗大顆粒が細胞質に充満している．

必ずしも一致しない.

　亜型として好酸球増加を伴う型があり（acute myelomonocytic leukemia with eosino-philia, AML M4 Eo）［図 E-12］，染色体異常 inv(16)(p13.1q22) または t(16;16)(p13.1; q22); *CBFB-MYH11* が特異的に見られる．　増加する好酸球は成熟好酸球の他に前骨髄球から後骨髄球に相当する幼弱細胞も見られ，幼弱な細胞ほど細胞質の塩基好性が強く，顆粒も塩基好性で暗い青紫のものが多い.

6.　急性単球性白血病　acute monocytic leukemia, poorly differentiated（monoblastic）（AML-M5a）, differentiated（AML-M5b）（FAB）/ acute monoblastic and monocytic leukemia（WHO）［図 E-13, E-14］

　白血病細胞が単球に分化傾向を示す病型であり，骨髄で白血病細胞集団の 80％以上を占めるが，単球系細胞全体の 20 ％以上を単芽球が占める型（AML, M5a / acute mono-blastic leukemia）［図 E-13］と，単芽球は 20％未満で，より成熟した前単球，未熟単球，成熟単球が主体の型（M5b/ acute monocytic leukemia）［図 E-14］に分けられる．頻度的には分化型の M5b が多い．いずれも非特異的エステラーゼ染色が陽性を示し，CD14 が陽性となる.

7.　急性赤（白）血病　acute erythroleukemia（AML-M6）（FAB）/ acute erythroid leukemia（WHO）［図 E-15］

　異形成を伴う赤芽球の増殖が主体となる病型であるが，骨髄全体に占める赤芽球数と骨髄芽球数によって，2008 年の WHO 分類では赤芽球が全体の 50％以上を占め，骨髄芽球が赤芽球を除いた細胞の 20％以上を占める erythroleukemia（erythroid/myeloid）と，未熟な赤芽球が全体の 80％以上を占める pure erythroid leukemia に分類されていた．しかし 2016 年の改訂では，erythroleukemia（erythroid/myeloid）は，芽球が骨髄細胞全体の 20％以上を占める場合は AML, NOS に，20％未満の場合は骨髄異形成症候群として分類されるようになった．また pure erythroid leukemia は，骨髄全体の 81％以上を未熟赤芽球（芽球は 20％未満），30％以上を前赤芽球が占める病型と定義されている［表 E-3］．いずれの場合にも赤芽球には異形成が認められる．すなわち巨赤芽球性変化（mega-loblastic change），核の異常として，不規則なくびれや分葉，断片化，多核化，細胞質の異常として塩基好性斑点，Howell-Jolly 小体，多数の空胞などである．このうち巨赤芽球性変化（megaloblastic change）は赤白血病に限らず，ビタミン B12 または葉酸欠乏症，MDS でも見られる.

　細胞質の異常では PAS 染色陽性を示す赤芽球の存在が特徴的であり，これは AML M6 と MDS および一部の ALL に特異的な所見であって，悪性貧血，ビタミン B12，葉酸欠乏による貧血では見られない．PAS 染色の陽性率や染色態度はさまざまであって，顆粒状に染まるものと一様に染まる場合がある．分化抗原では glycophorin が陽性であり，芽球の帰属が不確かな場合に有用な所見である.

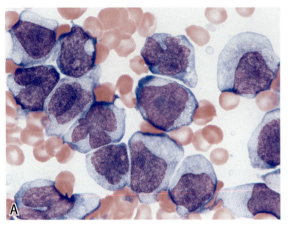
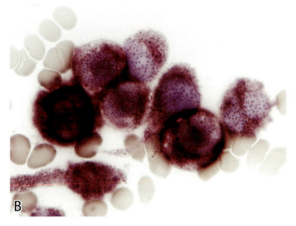
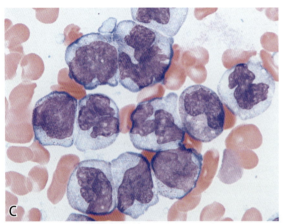
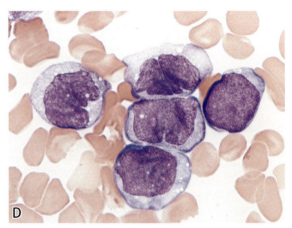
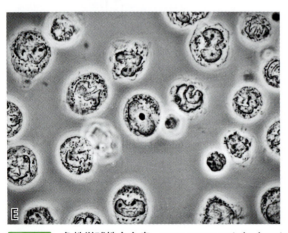

図 E-14　急性単球性白血病　acute monocytic leukemia, AML-M5b

A：主として前単球と未熟単球が増加し，核は不規則なくびれ，分葉を示し，核小体を複数認める．細胞質は塩基好性が強く，一部にアズール顆粒や空胞を少数認める．
B：Aのエステラーゼ二重染色．非特異的エステラーゼが強陽性である．
C：Aより分化が進み，未熟単球が主として増加している．核はくびれや分葉が強く，核小体は不明瞭である．細胞質はやや青みが薄れ，微細なアズール顆粒が散在し，空胞も少数見られる．
D：単芽球から成熟単球までのさまざまな細胞が見られる．
E：Dの位相差顕微鏡写真．核の不規則なくびれがより鮮明で，分節核好中様の分葉を示す細胞もある．

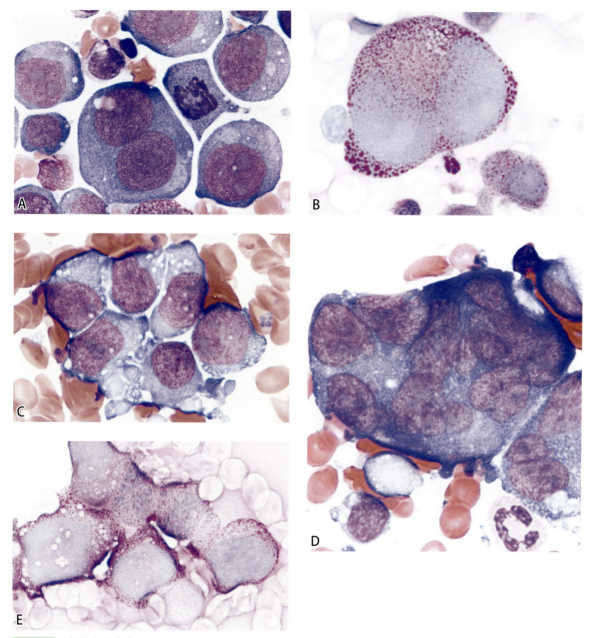

図 E-15　急性赤白血病　acute erythroid leukemia, erythroleukemia（erythroid/myeloid），AML-M6（第 4 版），AML, NOS（2016 年改訂版）

A：大型の前赤芽球あるいは塩基好性赤芽球が増加し，クロマチンはきわめて繊細で，複数の，一部融合した核小体を認める．細胞質は塩基好性が強く濃い藍色を呈し，一部空胞を認める．フローサイトメーターでは glycophorin が陽性であった．

B：A の PAS 染色．さまざまな大きさの赤紫の陽性顆粒が細胞質全体を占めている．

C：円形～楕円形の異型細胞が集塊をなし，一見がん細胞様である．核は円形～楕円形でクロマチンは繊細，青い小型の核小体を複数認め，一部融合している．細胞質は塩基好性が強く比較的的大きな空胞が目立ち，表面に不規則な突起が見られる．Glycophorin 陽性より急性赤白血病と診断した．

D：C と同じ症例で見られた異様な形態を示す大型の多核細胞．複雑なくびれを示す 7 個以上の核があり，塩基好性の強い複数の核小体が目立つ．

E：C, D の PAS 染色．細胞質にさまざまな大きさの陽性顆粒が多数認められる．

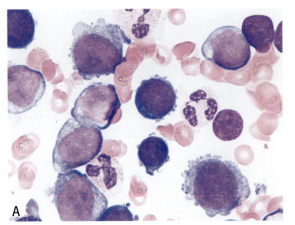
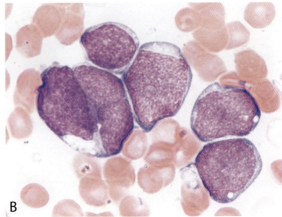
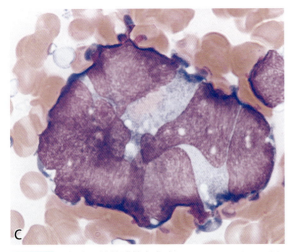

図 E-16　急性巨核芽球性白血病　acute megakaryoblastic leukemia

A：中等大から大型の白血病細胞で，核は円形または楕円形で一部にくびれが見られる．複数の核小体をもつものもある．細胞質は塩基好性が強く濃紺で，一部に空胞と細胞表面全周にわたって不規則な突起が見られる．フローサイトメーターで CD 41 が陽性を示し，急性巨核芽球性白血病と診断した．

B：核は円形または楕円形であるが，3 つに分葉または多核に見える細胞がある．クロマチンが凝集し結節が明らかな細胞もあり，比較的大きな核小体がある．細胞質は貧弱で一部に空胞を認める．CD41 陽性．

C：B と同じ症例で見られた多核巨細胞．核は不規則にくびれ，一部分葉あるいは分離している．細胞質は塩基好性が強く空胞を認め，細胞表面には不整形の突起が見られる．

8. 急性巨核芽球性白血病　AML, M7/acute megakaryoblastic leukemia（WHO）［図 E-16］

　骨髄巨核球に分化傾向を示す芽球が増加するきわめてまれな病型で，WHO 分類では，芽球の 50％以上が骨髄巨核球系細胞である型と定義されているが，赤白血病（AML-M6）の細胞と形態的によく似ていてしばしば鑑別が難しい．この点は赤芽球と巨核球が共通の前駆細胞（common erythroid/megakaryocyte progenitors）に由来することに基づいている．白血病細胞は前赤芽球よりやや大きく，細胞質の塩基好性がより強く深い藍色を示す．巨核芽球として同定の決め手になるのは，しばしば観察される細胞表面の不規則な突起と，わずかではあるが核の不規則なくびれや分葉傾向である．いずれにしても巨核芽球の同定には，血小板と巨核球に特異的に発現するフィブリノゲンレセプターに対する抗 CD41（インテグリン $\alpha_{IIb}\beta_3$/GPIIb-IIIa のうち α_{IIb}/GPIIb サブユニット）抗体を用いた特殊染色，あるいはフローサイトメトリーによる検討が必要である．

9. 急性塩基好性白血病　acute basophilic leukemia ［図 E-17］

　好塩基球が白血化したきわめてまれな病型であり，芽球は中型の大きさで，細胞質は比較的狭く，粗大な塩基好性顆粒が存在する点が特徴的である．ペルオキシダーゼ染色はしばしば陰性であが，トルイジンブルーで染色すると，細胞質が青ではなく紫色に染まる点（heterochromasia）が特徴的とされている．

10. 急性リンパ性白血病　acute lymphocytic/ lymphoblastic lymphoma（ALL）

　B または T 細胞の前駆細胞が白血化したもので，B 細胞由来が多い．FAB 分類では，比較的小型で一様な白血病細胞集団からなる L1 ［図 E-18］，大型の細胞集団で形態にばらつきが目立つ L2 ［図 E-19］ と，大型の一様な細胞集団で，細胞質の塩基好性が強く，多数の空胞が見られる L3（Burkitt type）［図 E-20］ の 3 種類に分類されている ［表 E-2］．頻度的には L2 が多いが，いずれの芽球もクロマチン構造は急性骨髄性白血病細胞ほど繊細ではなく，多少なりとも成熟リンパ球と同様に一様にべたっと濃縮した印象がある．ペルオキシダーゼ染色は陰性で，しばしば一部の細胞で PAS 染色が陽性となるが，細胞質が一様に染まる型と粗大顆粒状に染まる型がある．B・T 細胞性のいずれにしてもその細分類にはフローサイトメトリーが不可欠であるが，全ての型で terminal deoxytransferase（TdT）が陽性を示す点が特徴的である．

　第 4 版 WHO 分類では B 細胞性白血病は，特異的な遺伝子・染色体異常が見られる B lymphoblastic leukemia/lymphoma with recurrent genetic abnormalities；with t(9;22)(q34;q11.2);*BCR-ABL1*, with t(v;11q23); *MLL* rearranged, with t(12;21)(p13;q22); *TEL-AML1*（*ETV6-RUNX1*）, with t(5;14)(q31;q32); *IL3-IGH*, with t(1;19)(q23;p13.3); *E2A-PBX1*（*TCF3-PBX1*），with hyperdiploidy, with hypodiploidy の 7 型に細分類されていたが，2016 年の改訂版では新たに暫定的病型として BCR-ABL1-like と with iAMP21 の 2 型が加わった ［表 A-2］．特異的な異常の見られない場合は B lymphoblastic leukemia/lymphoma, not otherwise specified として一括される．T 細胞性および NK 細胞性白血病

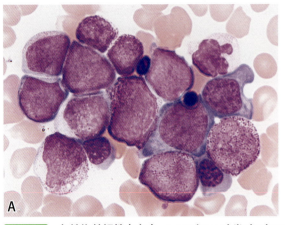
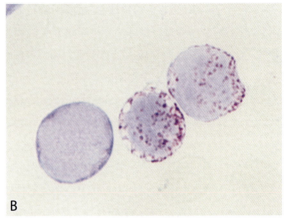

図 E-17　急性塩基好性白血病　acute basophilic leukemia
A：核クロマチンは比較的一様で結節が目立たず，一見リンパ芽球様である．核小体は目立たず，細胞質は貧弱で，アズール顆粒の他に，より大きな紫色の塩基好性顆粒が見られる．
B：A のトルイジンブルー染色．顆粒は青ではなく，赤紫～青紫色に染まる（heterochromasia）点が特徴的である．

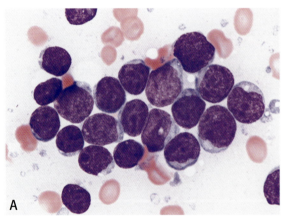
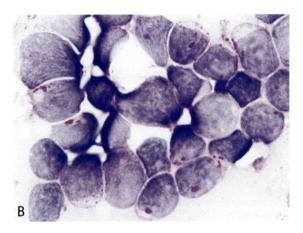
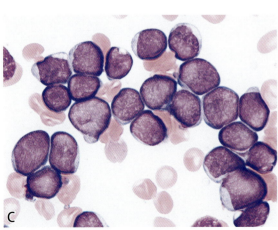

図 E-18　急性リンパ（芽球）性白血病，ALL-L1
A：小型～中等大の細胞が主体で，核は円形～楕円形で，一部にくびれや切れ込みがあり，核小体は目立たない．細胞質は貧弱で一部に空胞が見られる．細胞の形態は多少不揃いもあるが，全体的に見ればほぼ一様である．
B：A の PAS 染色．細胞質に赤紫の PAS 陽性物質が，さまざまな大きさの顆粒状に染まっている．
C：A とほぼ同様であるが，核クロマチンがやや繊細である．

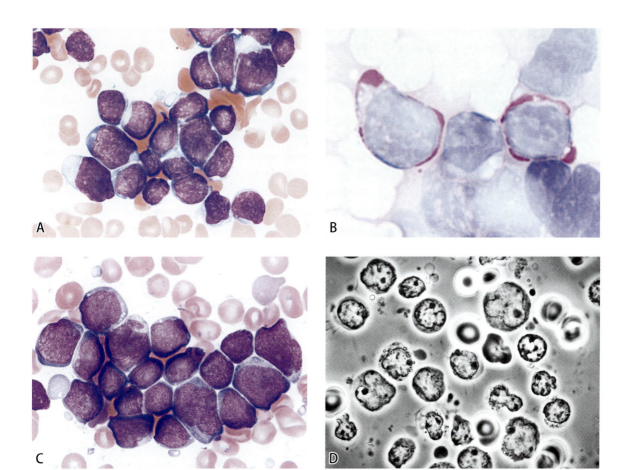

図 E-19　急性リンパ（芽球）性白血病，ALL-L2

A：細胞の大きさは小型，中型，大型とばらばらで，核には一部くびれや切れ込みが見られる．核クロマチンは比較的一様であるが，一部凝集して結節状に見えるものもある．核小体は中型・大型の細胞に認められる．細胞質はほぼ核の大きさに比例して豊かになり，一部に空胞を認める．
B：A の PAS 染色．図 E-18B と異なり，細胞辺縁部を中心として一様に赤紫に染まっている．
C：小型の細胞の他に大型の細胞が目立ち，核が複雑なくびれを示すものや比較的大きな核小体が多数存在するものもある．
D：C の位相差顕微鏡．核は全体的に明るく，くびれや分葉傾向が目立つ．核小体が鮮明である．

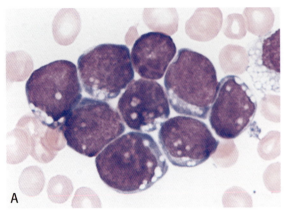 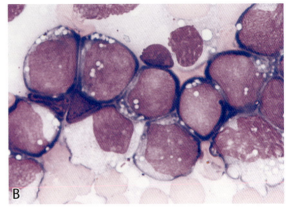

図 E-20 急性リンパ（芽球）性白血病，ALL-L3（Burkitt type）
A：比較的均一な中型の細胞集団で，核は円形〜楕円形でクロマチンは濃縮し比較的一様である．核小体は目立たない．細胞質は強い塩基好性を示し，粗大な空胞が目立つ．
B：Aと同様であるが，核クロマチンはより繊細で，白く抜けた大型の核小体が目立つ．

は一括して early T-cell precursor lymphoblastic leukemia/NK-cell lymphoblastic leukemia/lymphoma としてそれぞれ分類されている．

11. AML with myelodysplasia-related changes

　MDS または MDS/MPN の既往，MDS 関連染色体異常［表 E-4］，または多系統にわたる異形成（少なくとも 2 系統以上の細胞の 50 ％以上に異形成が認められる）のいずれかがあり，化学療法・放射線照射の治療歴がなく，AML に特異的な遺伝子変化（specific genetic abnormalities of AML with recurrent genetic abnormalities）を認めない急性骨髄性白血病と定義されている．しばしば重篤な汎血球減少症を呈し，他の病型より予後不良であるが，FAB 分類で refractory anemia with excess blasts in transformation（RAEB-t）と分類されていた芽球数が 20 〜 29％と少ない症例はしばしばやや緩徐な経過を示す．

12. 治療関連骨髄系腫瘍　therapy-related myeloid neoplasms ［表 E-5］

　抗がん剤投与または放射線照射後に発症する造血器腫瘍で，多系統にわたる細胞異形成が特徴的であり，治療関連急性骨髄性白血病(therapy-related myeloid leukemia; t-AML)，治療関連骨髄異形成症候群（t-MDS），治療関連骨髄異形成 / 骨髄増殖性腫瘍（t-MDS/MPN）の 3 型に分けられる．薬剤投与から発症までの期間はアルキル化薬（シクロホスファミド，メルファラン，プロカルバジン，シスプラチン，カルボプラチンなど），放射線照射では 5〜10 年であるが，トポイソメラーゼ II インヒビター（アントラサイクリン系，エトポシドなど）は 1〜5 年と短い．いずれも治療抵抗性で予後不良である．

13. 帰属不明の急性白血病　acute leukemias of ambiguous linege

　特定の系統への分化抗原を欠く急性未分化型白血病（acute undifferentiated leukemia）

と，芽球が 2 系統以上の分化抗原を示す mixed phenotype acute leukemia（MPAL）に分類される．MPAL は別系統の芽球が 2 個集団存在する bilineal（bilineage）leukemia と，1 つの芽球が 2 系統以上の分化抗原を示す biphenotypic leukemia に分けられ，それぞれ特異的な分化抗原が定義されている［表 E-6］．特異的な遺伝子異常を伴う MPAL には *BCR-ABL1* と *MLL* 再構成を示す型がある．

　急性白血病の予後に関しては，染色体異常・遺伝子変化を中心としてさまざまなリスク分類が提唱されている［表 E-7, E-8］．

表 E-3　赤芽球が骨髄有核細胞の 50％以上を占める骨髄性腫瘍の診断

Ebl（％）[*1]	MyBl（％）[*2]	前治療	特異的遺伝子異常	AML-MRC の診断基準	第 4 版の診断名	2016 年改訂版の診断名
50 ≦	-	+	/[*3]	/	Therapy-related myeloid neoplasm	Therapy-related myeloid neoplasm
50 ≦	20 ≦	−	+	/	AML with recurrent genetic abnormality	AML with recurrent genetic abnormality
50 ≦	20 ≦	−	−	満たす	AML with myelodys-plasia-related changes	AML with myelodys-plasia-related changes
50 ≦	20 ≦	−	−	満たさない	AML, NOS, acute erythroid leukemia（erythroid/myeloid type）	AML, NOS（non erythroid subtype）
50 ≦	20 ≦ 20 ≦（NEC）[*4]	−	−[*5]	/	AML, NOS, acute erythroid leukemia（erythroid/myeloid type）	MDS [*6]
50 ≦	20 ≦ ＜ 20（NEC）[*4]	−	−[*5]	/	MDS [*5]	MDS [*6]
imEbl ＞ 80 ProEbl ＞ 30	＜ 20[*4]	−	−[*5]	/	AML, NOS, acute erythroid leukemia（pure erythroid type）	AML, NOS, acute erythroid leukemia（pure erythroid type）

AML-MRC: AML with myelodysplasia-related changes, imEbl: 未熟赤芽球 , NEC:non-erythroid cells
[*1] 骨髄中の赤芽球数
[*2] 骨髄または末梢血中の骨髄芽球数
[*3] 該当せず
[*4] 赤芽球を除く細胞中の割合
[*5] AML t（8;21）（q22;q22.1）; *RUNX1-RUNX1T1*, AML with inv（16）（p13.1q22）, t（16;16）（p13.1;q22）; *CBFB-MYH11*, または APL with *PML-RARA* ではまれに芽球が 20％未満の場合があるが，その場合の診断名は AML, NOS あるいは MDS ではなくそれぞれの診断名が優先される
[*6] 全骨髄細胞および末梢血白血球中の骨髄芽球の割合（％）と MDS の診断基準に基づいて診断する

表 E-4 骨髄または末梢血中の芽球が 20％以上で前治療がない場合に，AML with myelodysplasia-related changes と診断するに十分な染色体異常

1. 複雑異常：3 種類以上の染色体異常	3. 転座型異常
	$t(11;16)(q23.3;p13.3)$
2. 非転座型異常	$t(3;21)(q26.2;q22.1)$
−7, del(7q)	$t(1;3)(p36.3;q21.2)$
del(5q)/t(5q)	$t(2;11)(p21;q23)$
i(17q)/t(17p)	$t(5;7)(q32;q11.2)$
−13, del(13q)	$t(5;17)(q32;p13.2)$
del(11q)	$t(5;10)(q32;q21.2)$
del(12p)/t(12p)	$t(3;5)(q25.3;q35.1)$
idic(X)(q13)	

表 E-5 治療関連造血器腫瘍[1]

薬剤・治療法	潜伏期間	薬剤，その他
アルキル化剤	5～10 年	メルファラン，シクロホスファミド，ブスルファン，シスプラチン，カルボプラチン，プロカルバジン，ダカルバジン，マイトマイシン C，カルムスチンなど
トポイソメラーゼ II 阻害薬[2]	1～5 年	ダウノルビシン，ドキソルビシン，ミトキサントロン，エトポシド，テニポシド，アクチノマイシン
放射線照射	5～10 年	骨髄を含む広い照射野
その他		代謝拮抗薬：フルダラビン，6-MP，アザチオプリン，ミコフェノール酸
		微小管阻害薬：ビンカアルカロイド（ビンクリスチン，ビンブラスチン，ビンデシン）パクリタキセル，ドセタキセルなど

[1]特異的染色体異常：−5, −7, del(13q), del(20q), del(11q), del(3p), −17, −18, −21, +8, t(9;11), t(11;19), t(8;21), t(3;21), t(15;17), inv(16)
[2]治療関連リンパ性白血病も合併する

表 E-6 Mixed phenotype acute leukemia（MPAL）の診断に際しての細胞系統振り分け基準

骨髄系
　ミエロペルオキシダーゼ陽性（細胞化学，フローサイトメトリー，免疫組織化学いずれの方法でも可）または
　単球系の分化抗原 2 種類以上陽性：非特異的エステラーゼ，CD11c, CD14, CD64, リゾチームのいずれか

T 細胞系
　細胞内 CD3 強陽性（CD3ε 鎖に対する抗体による）または表面 CD3 陽性

B 細胞系
　CD19 強陽性かつ CD79a，細胞内 CD22，CD10 のうち 1 種類以上が強陽性　または
　CD19 弱陽性かつ CD79a，細胞内 CD22，CD10 のうち 2 種類以上が強陽性

表 E-7 染色体異常・遺伝子変化による急性骨髄性白血病のリスク分類（European Leukemia Network, 2012 年）

Favorite	t (8;21)；*RUNX1-RUNX1T1* Inv (16)(p13.1q22) または t (16;16) (p13.1;q22)；*CBFB-MYH11* *NPM1* 変異（＋），*FLT3-ITD* 変異（－）（正常核型） *CEBPA* 変異（＋）（正常核型）
Intermediate-I	*NPM1* 変異（＋）　*FLT3-ITD* 変異（＋）（正常核型） *NPM1* 変異（－）　*FLT3-ITD* 変異（＋）（正常核型） *NPM1* 変異（－）　*FLT3-ITD* 変異（－）（正常核型）
Intermediate-II	t (9;11)(p22;q23)；*MLLT3-MLL* Favorable, adverse 以外の染色体異常
Adverse	inv (3)(q21;q26.2) または t (3;3)(q21.6;q26.2)；*RPN1-EVI1* t (6;9)(p23;q34)；*DEK-NUP214* t (v;11)(v;q23)；*MLL* rearranged －5 または del (5q)；－7；abn (17p)；complex karyotype [1]

[1] t (15;17), t (8;21), inv (16), t (16;16), t (9;11), t (v;11)(v;q23), t (6;9), inv (3), t (3;3) を除く 3 種類以上の染色体異常

表 E-8 染色体異常による成人急性リンパ性白血病のリスク分類（SWOG 9400 study, 2008 年）

Risk category	染色体異常
Standard	High hyperdiploidy（51-65）
Intermediate	正常 11q の異常（*MLL* 以外，del (6q), del (17p), del (9p), del (12p)，－13/del (13q), t (10;14)， Low hyperdiploidy（47-50），TCR を含む転座 Tetraploidy（>80），その他全ての異常
High	－7 (Ph-), del (7p)，＋8, 11q23/*MLL* 転座， t (1;19) または t (17;19), t (5;14)/*TLX3* または *CALM-AF10*（T-cell ALL）
Very high	t (4;11)/AF4/MLL ＋，t (8;14)/*MYC*/IGH ＋， 転座のない 5 種類以上の複雑異常 Combined low hypoploidy（30-39）/near triploidy（60-78）

腫瘍（クローン）性疾患

F リンパ増殖性疾患 [表 A-1]

1 急性リンパ性白血病 acute lymphocytic/ lymphoblastic lymphoma（ALL）

E. 急性白血病の項参照.

2 多発性骨髄腫 multiple myeloma

B細胞の最終分化段階にある形質細胞が腫瘍化したもので，Mタンパク，貧血，骨病変，腎障害，高カルシウム血症の他に，しばしばアミロイドーシスを合併する点が特徴的である．病初期の骨髄では十～数十個からなる腫瘍細胞の集簇巣が散在して見られるが，病期が進展するとび漫性に増殖し，最終的には骨髄の大半を占めるようになる［図 F-1, F-2］.

腫瘍細胞の形態はきわめて多様性に富む．すなわち，核は円形～楕円形のものが多いが［図 F-3～F-6］，不規則なくびれ，切れ込み，分葉傾向［図 F-7］，あるいは多核細胞［図 F-8］もあり，クロマチン構造は比較的繊細なもの［図 F-9, F-10］から粗大な結節が目立つものまで幅広い．核小体は大小さまざまで複数もつものもあり，白く抜けて見えたり，強い塩基好性を示すものもある．また核や細胞質にさまざまな形の封入体あるいは結晶様構造物をもつ細胞もある［図 F-11］．細胞質は豊かなものが多く，さまざまな形態を示す．すなわち空胞の多い泡沫状細胞［図 F-12］，ぶどう細胞（grape/mott/morula cell）など［図 F-13］，赤紫色を呈する Russell body［図 F-14］，細胞辺縁が桃色に染まり炎のように見える火炎細胞（flame cell）［図 F-15］，毛髪状・波状のさまざまな形状の突起をもつ細胞などである［図 F-16, F-17］．またまれに細胞外に分泌された免疫グロブリンが沈着したと思われる構造物が見られる［図 F-18］.

多発性骨髄腫の骨髄では多かれ少なかれ hematogone［図 F-19］が見られ，寛解に入っても数は少ないが残存していることが多い．核は円形が多いが，不規則な切れ込みやくびれを示すものもあり，クロマチン構造は繊細で芽球様のものから成熟リンパ球様に濃縮したものまで幅広い．Hematogone がB細胞の前駆細胞であることを考えると，これらの細胞は骨髄腫幹細胞（myeloma stem cell）である可能性が高い.

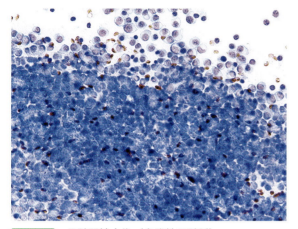

図 F-1　骨髄弱拡大像（多発性骨髄腫）
過形成骨髄で，ほとんど全て形質細胞からなる細胞塊である．

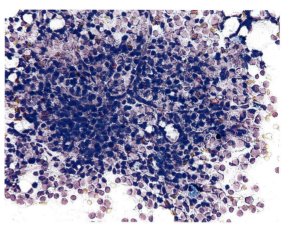

図 F-2　骨髄弱拡大像（多発性骨髄腫）
形質細胞からなる細胞塊の中央に血管が走っている．

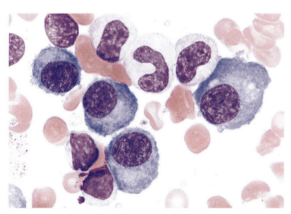

図 F-3　核が偏在する典型的な形質細胞（多発性骨髄腫）
中等大の比較的成熟した形質細胞で，核は偏在し，クロマチン結節が明瞭，核小体が見られる．細胞質は塩基好性で核周囲に明暈がある．

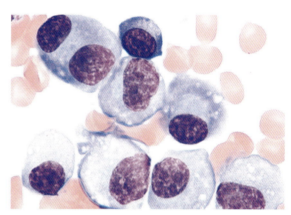

図 F-4　核が偏在する典型的な形質細胞（多発性骨髄腫）
図 F-3 と同様であるが，2 核のものや核にくびれがあるものがあり，細胞質には空胞が見られる．

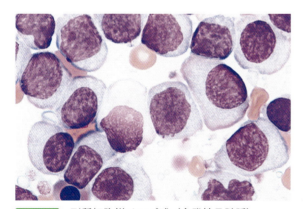

図 F-5　形質細胞様リンパ球（多発性骨髄腫）
核がほぼ中央に位置するリンパ球に近い細胞と偏在傾向を示す形質細胞様リンパ球が混在している．

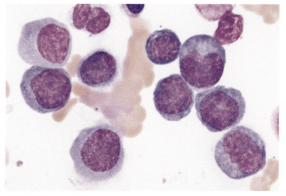

図 F-6　形質細胞様リンパ球（多発性骨髄腫）
図 F-5 と同様であるが，細胞がやや小さく，核も中央に位置する細胞が多い．

F．リンパ増殖性疾患

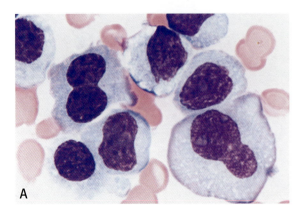
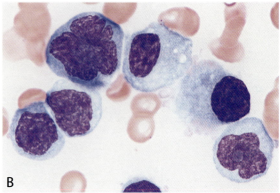
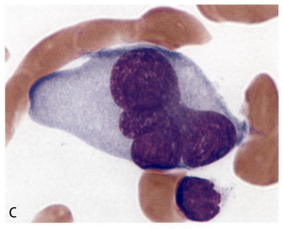

図 F-7　分葉核をもつ異型形質細胞（多発性骨髄腫）
A：核の中央部分がくびれ，ひょうたん形のものがある．右側の細胞では核小体が目立つ．
B：核が不規則にくびれ分葉傾向を示している．
C：細長い大型の細胞で核は4つに分葉している．

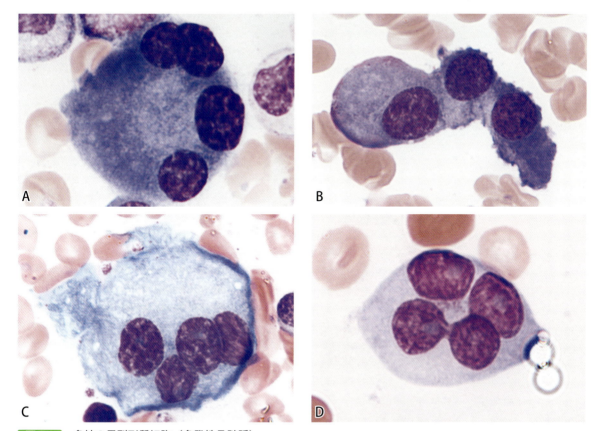

図 F-8　多核の異型形質細胞（多発性骨髄腫）
A：大型の細胞で 4 個の核が細胞の右側に偏在し，核クロマチンが粗大な結節を形成している．細胞質は塩基好性が強く，中央部に白く抜けた明暈が見られる．
B：細長く屈曲した 3 核の細胞で，このような形質細胞は珍しい．右側 2 個の核が同じ形態を示すことから，もともと 2 核であった細胞の右側にあった核が分裂して 3 核になったと考えられる．正常骨髄ではまれに 2 核の形質細胞が見られるが 3 核以上の細胞はない．
C：4 核の大型細胞で，塩基好性を示す小型の核小体が明瞭である．左上半分の細胞表面が不規則に突出している．
D：2 個の核の他にもう 1 個の核が分離する最終段階の細胞で，核の中央部に薄紫の核小体が目立つ．

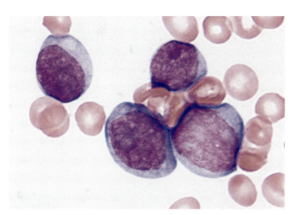

図 F-9　リンパ芽球様の形態を示す異型形質細胞（多発性骨髄腫）
上 2 個の細胞は形質細胞様リンパ球であるが，下 2 個の細胞は大型でリンパ芽球様の形態を示し，特に右下の細胞の核クロマチンは繊細である．いずれの細胞核にも不整形の核小体が見られる．

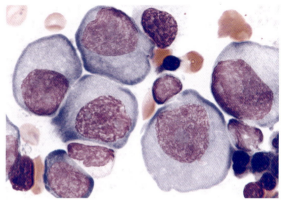

図 F-10　塩基好性の強い核小体をもつ異型形質細胞（多発性骨髄腫）
大型の細胞で核クロマチンが繊細で結節が目立たない芽球様のものと，結節が明らかで成熟した核をもつ細胞が混在している．大型で紫色の核小体が目立ち，複数もつものもある．

F．リンパ増殖性疾患

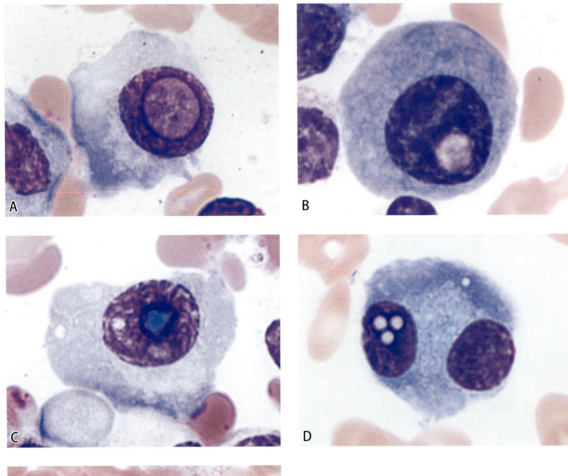
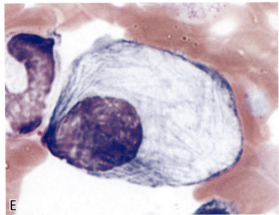

図 F-11　核に封入体のある形質細胞（多発性骨髄腫）
A：核の中央に，濃い紫色で縁取られ白っぽい巨大な円形の封入体が見られる．
B：核の右下に大きく白く抜けた封入体が見られる．
C：核の中央に濃い紫で縁取られ中央部分が青い封入体が見られる．
D：2 核の細胞で左側の核に 3 個の水泡様の封入体が見られる．
E：細胞質に封入体のある形質細胞．楕円形で大型の形質細胞で，細胞質内に針状に見える封入体が錯綜しており，Gaucher 細胞様である．

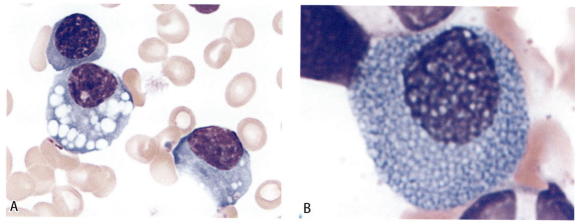

図 F-12　細胞質に空胞の目立つ形質細胞（多発性骨髄腫）
A：左中央の細胞では細胞質に大きな空胞が多数見られる．
B：細胞質全体に青く縁取られた小さな空胞が充満している．

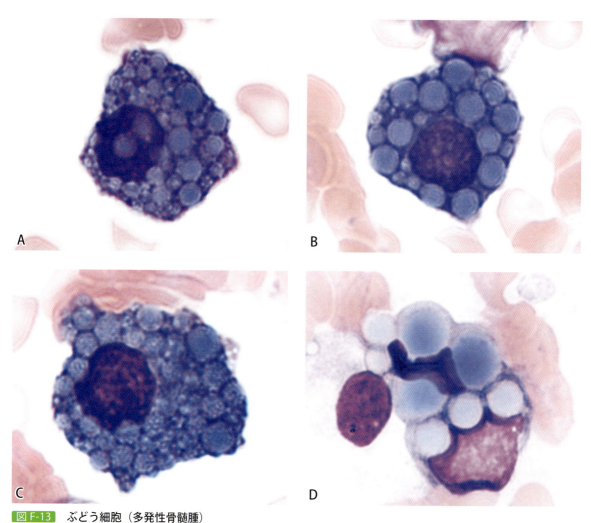

図 F-13　ぶどう細胞（多発性骨髄腫）
細胞質全体に紺色〜青紫色の円形封入体が充満している．ぶどうのように見えることから，「ぶどう細胞」または「mott cell」「morula cell」とよばれる．

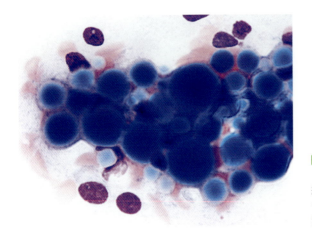

| 図 F-14 | 細胞質に巨大な封入体のある形質細胞（多発性骨髄腫） |

細胞質全体が濃紺の封入体で占められ，核は辺縁に追いやられて見えにくい．このような形態の封入体で色が赤紫（cherry pink）の場合は「Russell body」とよばれる．

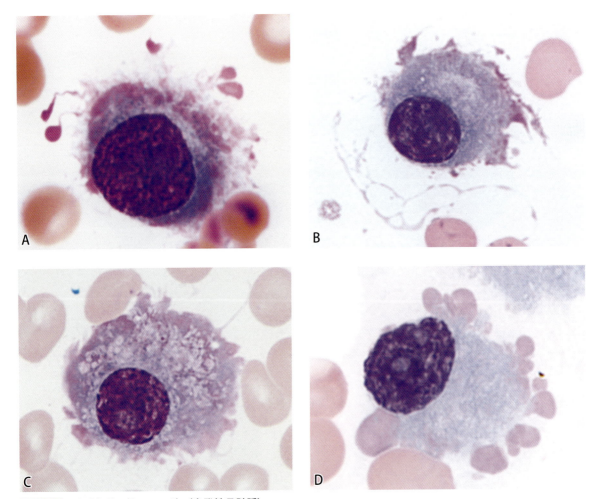

| 図 F-15 | 火炎細胞（flame cell）（多発性骨髄腫） |

A：細胞辺縁部分から表面にかけてピンクまたは赤紫に染まる不規則な突起をもつ細胞で，炎のように見えることから火炎細胞（flame cell）とよばれる．
B：細胞質の突起の一部にはきわめて長い毛髪状のものもある．
C：核周辺部分の細胞質は薄い青であるが，細胞表面に向かって薄いピンクに染まっており，空胞が目立つ．
D：丸みを帯びた薄いピンクの細胞表面突起が目立ち，核は偏在して核小体が明瞭である．

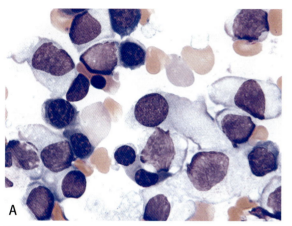 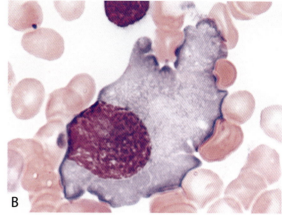

図 F-16　不整形の細胞質をもつ形質細胞（多発性骨髄腫）
A：細胞質は横に細長く伸びていて，辺縁が一部赤紫に染まっている．
B：大型の細胞で細胞質がアメーバ状に不整形に伸びており，小空胞が多数見られる．

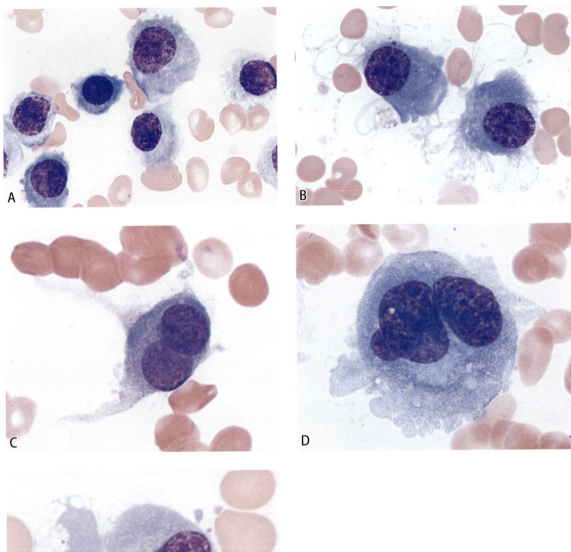
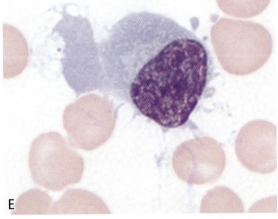

図 F-17 細胞表面に不規則な突起をもつ形質細胞（多発性骨髄腫）
A：細胞表面に丸みを帯びた，あるいは泡沫状の小突起が見られる．
B：細胞表面に毛髪状の長い突起が多数見られ，先端は屈曲している．
C：2核の細胞で細胞表面から4本の細長い突起が伸びている．
D：多核の大型細胞で，細胞表面に不規則な突起が見られる．
E：細胞表面に毛髪状・球状の突起が見られる．

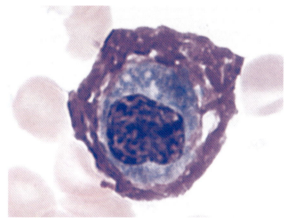

図 F-18　細胞外に異常な沈着物を認める形質細胞（多発性骨髄腫）

細胞表面というよりは細胞外に赤紫に濃く染まる沈着物が見られるが，分泌された免疫グロブリンと思われる．

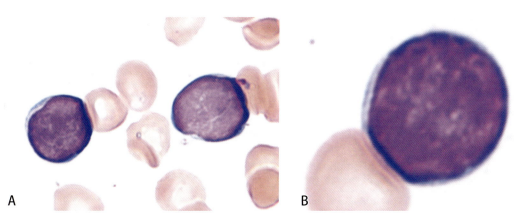

図 F-19　Hematogone（多発性骨髄腫）
A：中等大から大型の成熟したリンパ球で，細胞質は貧弱で核周囲にわずかに見られる．右側の細胞の核には切れ込みが見られる．
B：中型の成熟したリンパ球で，核は円形でクロマチンは一様に濃縮しており，細胞質は核周囲にわずかに見られる．

3 原発性マクログロブリン血症　primary/Waldenström macroglobulinemia

　　成熟B細胞から形質細胞に至るまでの細胞が腫瘍化したもので，血漿中にはIgM型のMタンパクが見られ，骨病変を欠き，しばしば過粘稠度症候群を合併する点が特徴的である．骨髄で増殖する腫瘍細胞は，正常に近いリンパ球と形質細胞，およびその中間段階の細胞，すなわち核が偏在し細胞質も豊かで明暈を伴う形質細胞様リンパ球（plasmacytoid lymphocyte）がさまざまな割合で混在する［図F-20〜F-22］．WHO分類では小型Bリンパ球，形質細胞様リンパ球，形質細胞が増殖する lymphoplasmacytic lymphoma の中で，骨髄浸潤がありIgM型のMタンパクを伴うものをマクログロブリン血症と定義している．

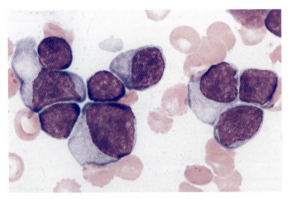

図F-20　原発性マクログロブリン血症
細胞質の乏しい中型のリンパ球，細胞質が豊かで核が偏在する形質細胞様リンパ球（plasmacytoid lymphocyte）が混在している．核クロマチンも一様なものから，結節が明らかなものまでさまざまである．

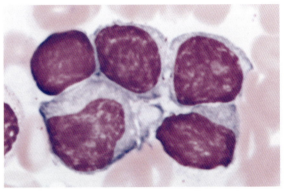

図F-21　原発性マクログロブリン血症
5個の中型あるいは大型のリンパ球が集塊をなしている．核クロマチンは凝集しており，一部偏在している（下の2個の細胞）．

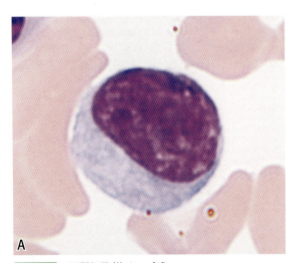
A

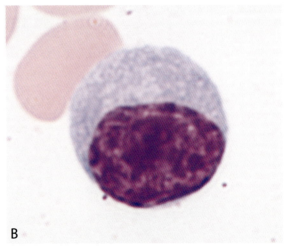
B

図F-22　形質細胞様リンパ球
核は偏在し，核クロマチン構造もAでは結節がはっきりしないが，Bでは粗大結節が見られ核膜周囲に並んで車軸様であり，形質細胞様の形態を示している．核周囲には明暈が形成されつつある．

4 慢性リンパ性白血病とその亜型 chronic lymphocytic leukemia（CLL）/small lymphocytic leukemia（SLL），prolymphocytic leukemia（PLL），hairy cell leukemia（HCL）

成熟 B 細胞の増殖を特徴とする慢性白血病で，International Workshop on CLL（IWCLL）では，腫瘍（モノクロナル）細胞（CD5, 23 陽性）が末梢血で 5000/μL 以上，少なくとも 3 カ月以上持続することが診断上の条件となっている．また SLL はリンパ節あるいは肝臓，脾臓などの臓器浸潤を認めるが，白血化していない病型で，IWCLL では，リンパ節腫脹があるが，骨髄浸潤による血球減少がなく，末梢血で B 細胞が 500/μL 未満と定義されている．

腫瘍細胞は一見正常リンパ球と変わらないように見えるが，よく見ると細胞の形態はさまざまであり，核に不規則な切れ込みや割れ目があったり，明瞭な核小体を 1 個または複数個をもつもの，また細胞質が豊かで核が偏在傾向を示すもの，逆に細胞質が貧弱で裸核に近い hematogone，細胞表面に不規則な毛状突起をもつものがさまざまな割合で見られ多彩，多様である［図 F-23］．位相差顕微鏡で見ると，腫瘍細胞の表面は必ずしも平滑ではなく，アメーバ状に変化する不規則な波状突起がしばしば観察される［図 F-23D］．

核の中央に明瞭で大きな円形の核小体を 1 個もつ細胞，すなわち前リンパ球（prolymphocyte）が大半を占める型は前リンパ性白血病（prolymphocytic leukemia; PLL）として分類される．B 細胞性がほとんどであるが，まれに T 細胞性［図 F-24］があり，この場合白血球数がきわめて多く，しばしば 10 万〜20 万以上となり巨大肝脾腫を呈し予後不良である．

CLL は基本的には末梢血でリンパ球が増加し，病期が進むと貧血や血小板減少，好中球減少を呈するとともに，リンパ節腫脹，肝脾腫が出現し増強する疾患である．これに対し，細胞表面に毛髪状に見える細長い突起をもつ細胞が増殖する有毛細胞白血病（hairy cell leukemia; HCL）［図 F-25］では，汎血球減少症を呈する点が特異である．その診断には通常どおりに素早く乾燥させた標本の他に，室温に放置してゆっくり自然乾燥させた標本が有用で，毛髪状の突起がよく観察される［図 F-25C］．これに対し素早く乾燥させた通常の標本では突起は目立たず，あっても貧弱で細胞質が豊かなため一見単球様の細胞となる［図 F-25D］．位相差顕微鏡で観察すると，Wright/May-Giemsa 標本とは異なって細胞表面の突起は毛髪状ではなく，不規則に変化する波状の突起で，その一部が細長く伸びていることがわかる［図 F-25E，F-25F］．

CLL 細胞は物理的な力に弱く，標本の引き終わりに近ければ近いほど細胞膜が破壊され，裸核あるいは核が破壊された細胞が増加するため，観察には適さない［図 F-23F］．むしろ，標本の引き始めが最も観察に適していて，破壊された細胞がほとんどなく，腫瘍細胞本来の姿が観察できる．骨髄は過形成で，病期が進行すると大半を腫瘍細胞が占め，正常の造血細胞が減少する．

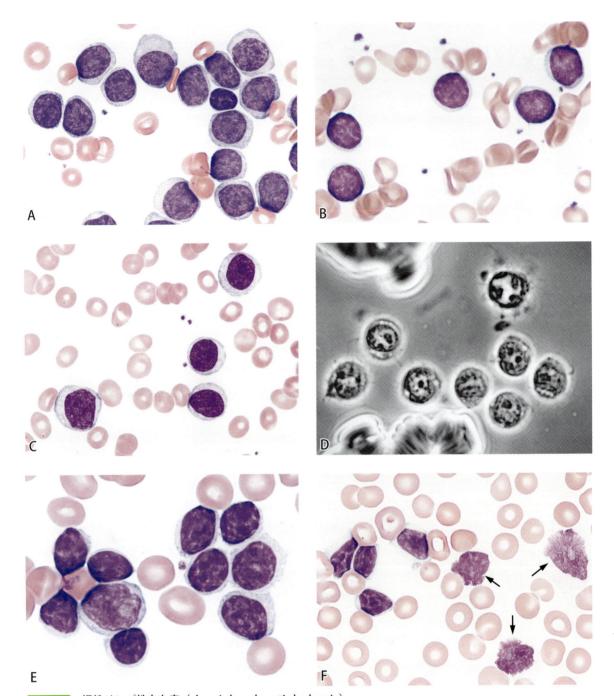

図 F-23　慢性リンパ性白血病（chronic lymphocytic leukemia）
A：ほぼ同じ形態の成熟したリンパ球集団であるが，楕円形の核や大きな核小体をもつもの，あるいは核が偏在する形質細胞様リンパ球が存在する．
B：円形核でクロマチンは濃縮して一様，細胞質が乏しいほぼ均一な成熟リンパ球である．
C：比較的細胞質が広いリンパ球で大型のものもある．
D：Cの位相差顕微鏡写真．核は不規則なくびれが目立ち，核小体が明瞭である．細胞表面にはさまざまな形状の突起が見られる．
E：塗抹標本の引き始め部分．さまざまな大きさのリンパ球集団で，大型の細胞はクロマチンの凝集が少なく，核小体が明瞭で芽球様である．
F：Eと同じ標本で，引き終わりに近く，各細胞が離れて存在し，一般に観察に適していると言われている部分．細胞膜が破壊され核だけ（核影）（矢印）となったリンパ球が目立つ．

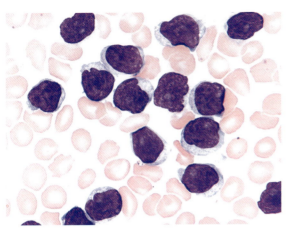

図 F-24 T細胞性前リンパ球性白血病（T-cell prolymphocytic leukemia）
（帯広厚生病院 小林一博士提供標本）
比較的大型の成熟リンパ球で，クロマチンは濃縮し，核全体に不規則なくびれや切れ込みが見られ，大きな核小体を認める．細胞質には空胞が目立つ．

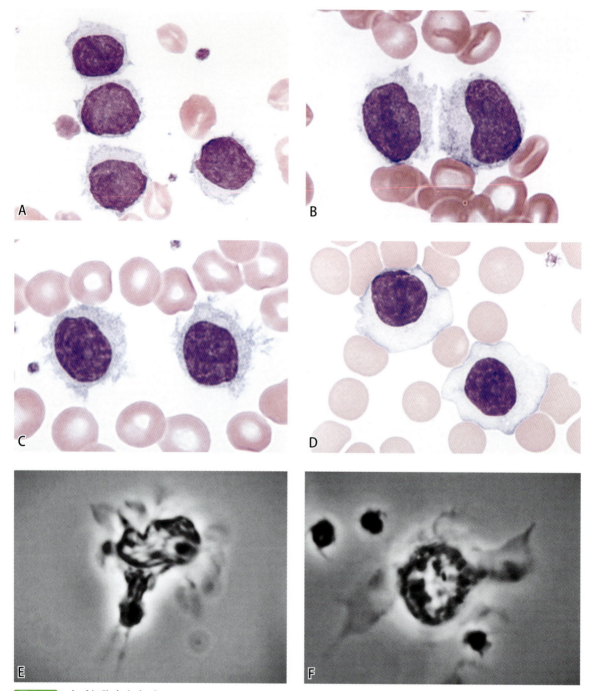

図 F-25 有毛細胞白血病（hairy cell leukemia）

A：比較的大型のリンパ球で，細胞表面全体に鋭く短い突起がある．
B：核に不規則なくびれや切れ込みが見られ，一見単球様である．不整形の核小体があり，Aと同様に細胞表面には短い突起が見られる．
C：自然乾燥標本．Aと同様であるが，一部長い針状の突起を認める．
D：Cのドライヤー乾燥標本．一見して目玉焼き状で，細胞表面の鋭い突起はなく，細胞質は自然乾燥標本より広く，細胞表面は単球様にゆるやかに波打っている．
E,F：C,Dの位相差顕微鏡写真．核は不規則なくびれが目立ち，細胞表面は毛髪状というよりは，アメーバ状の膜状突起があって，時々刻々と変化している．

5 成人T細胞性白血病・リンパ腫 adult T-cell leukemia/lymphoma（ATLL）

　HTLV-Iウイルス感染により成熟T細胞が腫瘍化し，主として末梢血，リンパ節，肝臓，脾臓，皮膚などで増殖する疾患で，九州を中心とした南西日本，紀伊半島，三陸海岸，北海道に多い．骨髄浸潤を見ることは少なく，あっても少数が観察されるにすぎない．HTLV-Iは母乳により乳児期に感染し，50～60歳以降になってその一部（2～5%）が発症するが，末梢血中の腫瘍細胞数，特徴的なflower cellの有無，LDH，Ca値，腫瘍病変の部位によって，くすぶり型，慢性型，リンパ腫型，急性型に分類され，リンパ腫型と急性型は治療抵抗性を示し予後不良である［表F-1］.

　腫瘍細胞の多くはCD4$^+$25$^+$細胞で，機能的にはヘルパーT細胞2型（Th2細胞）と制御性T細胞（Treg細胞）に該当する．形態学的特徴は成熟したT細胞の特徴がさらに強調された核の形態，すなわち複雑で3次元的なくびれにあり，クルミ状あるいは脳回転状と形容される．代表的な細胞として核が花弁状の形態を示す細胞は「flower cell」とよばれるが［図F-28, F-29］，全体として細胞の大きさ，核の形態はさまざまで一定せず［図F-26～F-34］，著しく大型化した巨細胞［図F-26D, F-30～F-33］や核クロマチン構造が繊細でリンパ芽球様の細胞も見られる［図F-34］．しかし正常人のリンパ球も長時間放置してから標本を作製すると，一見ATL細胞に似たようなくびれや分葉傾向を示す細胞が多くなるので注意が必要である．

表 F-1　ATL の臨床病期分類（Shimoyama M. Br J Haematol. 1991; 79: 428）

	急性型	リンパ腫型	慢性型	くすぶり型
リンパ球数　（×10^3/μL）^{*1}	○	< 4	≧ 4^{*2}	< 4
異常リンパ球	+	≦ 1%	+	≧ 5%
flower cell	+	−	時々	時々
LDH	○	○	≦ 2N	≦ 1.5N
補正 Ca 値（mEq/L）	○	○	< 5.5	< 5.5
組織学的に腫瘍病変が確認されたリンパ節腫大	○	+	○	−
腫瘍病変	○	+	○	−
皮膚	○	○	○	●
肺	○	○	○	●
リンパ節	○	+	○	−
肝腫大	○	○	○	−
脾腫大	○	○	○	−
中枢神経	○	○	−	−
骨	○	○	−	−
腹水	○	○	−	−
胸水	○	○	−	−
消化管	○	○	−	−

○: 条件の制約なし　●: 他の項目が満たされれば不可欠ではないが，末梢血の異常リンパ球が5%未満の場合は，組織学的に証明された腫瘍部位を必要とする
^{*1} 正常リンパ球と異常リンパ球を合計した実数　^{*2}T リンパ球≧ 3.5 × 10^3/μL

F. リンパ増殖性疾患　237

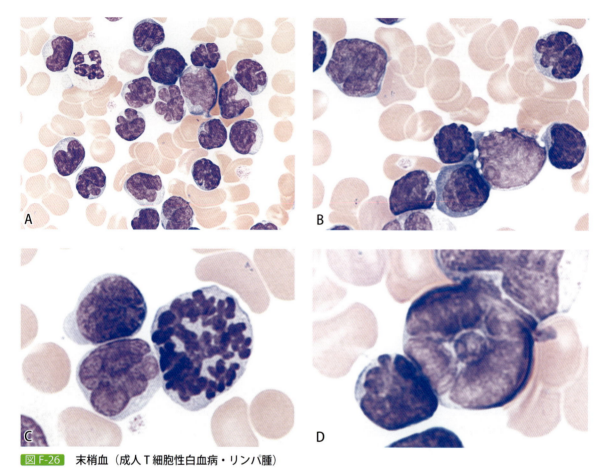

図 F-26　末梢血（成人T細胞性白血病・リンパ腫）
核が不規則にくびれ，切れ込み，分葉を示す細胞，大型でクロマチン構造が繊細な芽球様細胞などさまざまな細胞が見られる．

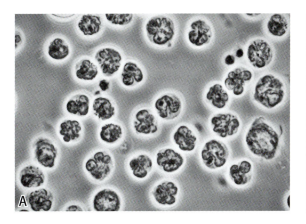
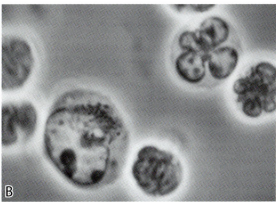
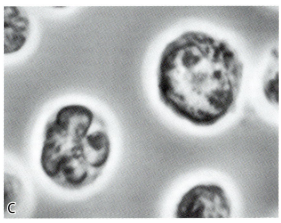

図 F-27　図 F-26 と同一症例の位相差顕微鏡写真
核の複雑なくびれがより明瞭であり，大型の細胞では核小体が目立つ．

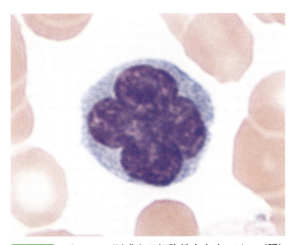

図 F-28　Flower cell（成人 T 細胞性白血病・リンパ腫）
核はところどころにクロマチンが凝集し，4 つに分葉しており花弁様である．

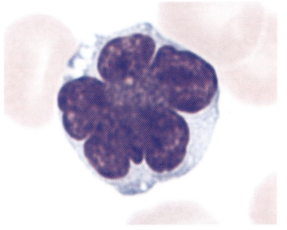

図 F-29　Flower cell（成人 T 細胞性白血病・リンパ腫）
核は 5 つに分葉し中央部分の色が薄く，花弁様である．

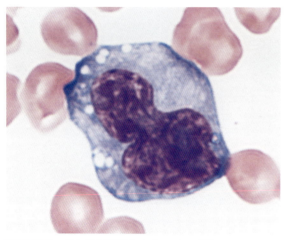

図 F-30　成人T細胞性白血病・リンパ腫
大型の腫瘍細胞で，核にくびれがあり，小さな核小体を複数認める．細胞質は豊かで水泡を認める．

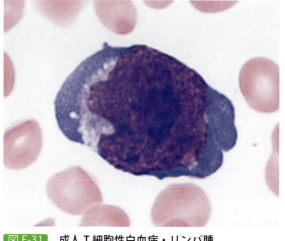

図 F-31　成人T細胞性白血病・リンパ腫
大型楕円形の細胞で，核にくびれがあり，クロマチンは凝集して粗大な結節を形成している．細胞質は塩基好性が強く，核周に水泡が集簇している．

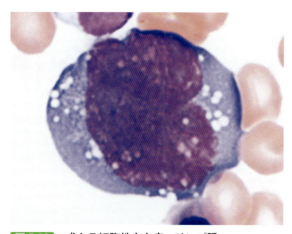

図 F-32　成人T細胞性白血病・リンパ腫
図 F-31 よりさらに大きな細胞で，核にくびれがあり，細胞質には水泡が散在している．

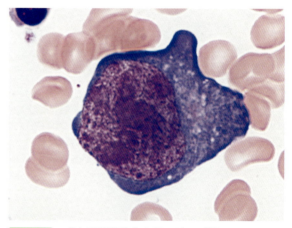

図 F-33　成人T細胞性白血病・リンパ腫
大型の細胞で，核は偏在し，クロマチンは凝集しているがまばらなため全体が明るく見える．塩基好性の強い細胞質には小水泡の他に微細なアズール顆粒を少数認める．

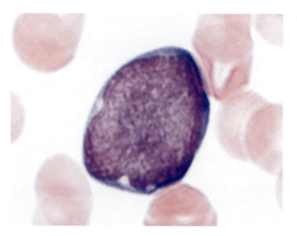

図 F-34　成人T細胞性白血病・リンパ腫
核にくびれがあり，クロマチンは比較的繊細でリンパ芽球様である．細胞質は狭い．

6 悪性リンパ腫の骨髄浸潤　bone marrow invasion of lymphoma cells

　悪性リンパ腫のうち，骨髄でリンパ腫細胞の浸潤を観察する機会が多い病型は，小細胞型リンパ腫 / 慢性リンパ性白血病（small lymphocytic lymphoma/chronic lymphocytic leukemia; SLL/CLL），濾胞性リンパ腫（follicular lymphoma; FL），び漫性大細胞型 B 細胞リンパ腫（diffuse large B-cell lymphoma; DLBCL）の 3 型である．いずれも成熟 B 細胞が腫瘍化したものであり，特に SLL/CLL，FL では診断の時点で骨髄浸潤が認められる頻度が高い（臨床病期 IV 期）．これに対し DLBCL では病期が進展してから骨髄浸潤が観察されるが，丹念に骨髄標本を観察すると，いずれの病型でも病初期から異形成を示す hematogone，すなわち異常な切れ込みのある核をもち細胞質に乏しい細胞が存在している．標本上，細胞が密集する場所では細胞が圧排されて詳細な観察ができず，正常のリンパ球でさえ一見リンパ腫細胞のような異形成を示す場合がある．したがって 1 個 1 個の細胞が離れた場所を選んで観察することが肝要で，標本の引き始め，または押しつぶし標本が優れている．押しつぶし標本ではリンパ腫細胞がしばしば互いに接着し，数個からなる集塊を形成することがある．

　リンパ腫細胞の形態は，SLL/CLL は CLL と同様で他の病型と比べて比較的一様であるが，濾胞性リンパ腫では細胞の大きさ・形態に多様性が見られ［図 F-35］，リンパ節では濾胞構造を示す点に特徴があるが，骨髄に腫瘍細胞が浸潤しても濾胞構造をとることはきわめてまれである．DLBCL は比較的大型の細胞が中心であるが，腫瘍細胞の形態はきわめて多様性に富む［図 F-36, F-37］．すなわち，リンパ芽球様でクロマチン構造が比較的繊細なものから，凝縮したものまで幅広い．核の形も円形，楕円形の他に不規則な切れ込み，くびれ，あるいは分葉傾向を示すものがあり，核小体はないものから複数あるものまであってさまざまである．細胞質は hematogone のように貧弱なものから豊かなものまであり，色調も塩基好性の強さ（青味の深さ）に幅がある．亜型として血管内で腫瘍細胞が増殖する型 intravascular lymphoma（IVL）があり，しばしば診断が困難であるが，骨髄または皮膚生検が有用である［図 F-37］．

　マントル細胞リンパ腫の形態も多様，多彩であり，成熟リンパ球様，核に不規則なくびれや切れ込みが目立つもの，リンパ芽球様などさまざまな形態を示す細胞が見られる［図 F-38］．脾濾胞辺縁帯リンパ腫（splenic marginal zone lymphoma; SMZL）では有毛細胞白血病と同様に，細胞表面の一部または全周にわたって毛髪状の突起をもつ点が特徴的である［図 F-39］．

　成熟 T 細胞，NK 細胞腫瘍にはさまざまな病型が存在するが，そのうち T 細胞性大顆粒リンパ球性白血病（T-cell large lymphocytic leukemia; T-LGL）は，WHO 分類では 6 カ月以上，末梢血で大顆粒リンパ球が増加を示す（2000 ～ 20000/μL）病型と定義されている．しばしば好中球減少症，貧血を合併し，末梢血，骨髄で大顆粒リンパ球の増加が観察される［図 F-40］．また aggressive NK-cell leukemia では，腫瘍細胞は大顆粒リンパ球の

F. リンパ増殖性疾患 | 241

形態を示すものから，大型で核が不規則なくびれ，切れ込み，分葉傾向を示し，大きな核小体を複数もつ奇怪な形態を示す細胞まで多彩である［図 F-41］．細胞質は豊かで塩基好性が強く，さまざまな大きさと数のアズール顆粒をもつ．

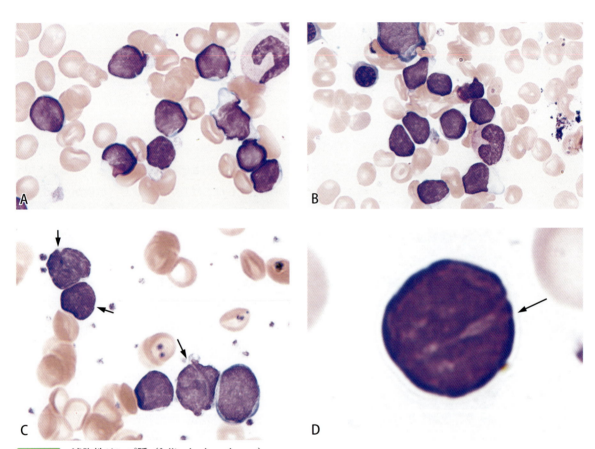

図 F-35　濾胞性リンパ腫（follicular lymphoma）
A：比較的一様な成熟リンパ球集団で，核に不規則な切れ込みがあり，クロマチンは濃縮し一様である．細胞質は狭い．
B：一見して慢性リンパ性白血病（CLL）細胞と区別がつかない成熟リンパ球集団である．
C：腫瘍細胞はさまざまな形態を示し，核はほぼ円形，楕円形の他に不規則なくびれや切れ込み（矢印）をもつものがある．クロマチンも濃縮して一様なものや繊細でリンパ芽球様のものがある．細胞質は狭い．
D：ほとんど裸核で核周囲にわずかに細胞質を認め hematogone 様であるが，核に鋭角的な切れ込み（矢印）がある．

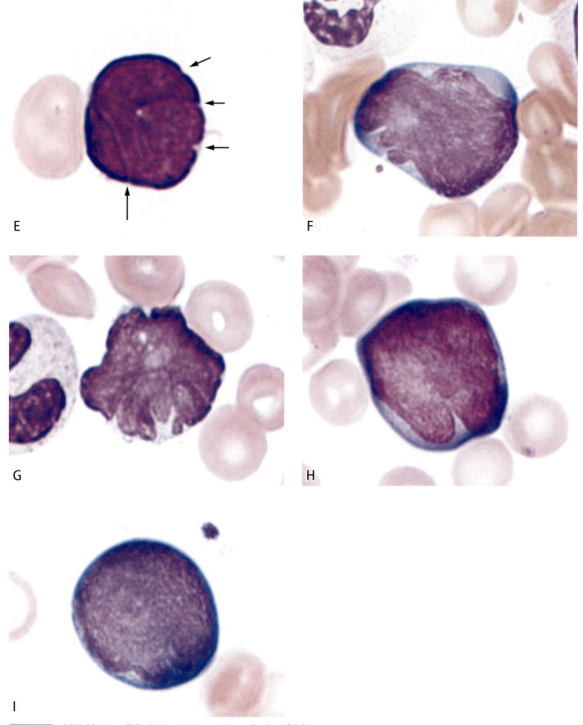

図 F-35　濾胞性リンパ腫（follicular lymphoma）（つづき）
E：Dと同様であるが，核に錯綜する多数の切れ込み（矢印）がある．
F：大型の細胞で，核に不規則なくびれやうねりを認め，一見単球様であるが，クロマチンが濃縮して一様な点が異なる．
G：核にきわめて複雑な切れ込みやくびれがあり，中央に白く抜けた核小体を認める．
H：核に深い切れ込みがあり，クロマチンは繊細で芽球様である．
I：Hと同様，異型リンパ芽球ともいうべき細胞で，核の一部分に深い陥凹，くびれを認める．細胞質は狭く，紺色に染まっている．

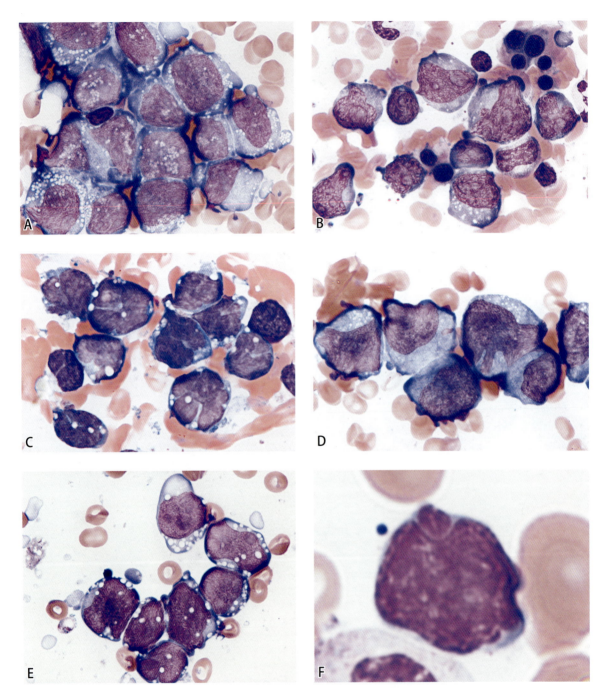

図 F-36　び漫性大細胞型 B 細胞リンパ腫（diffuse large B-cell lymphoma）

A：大型の細胞が集塊をなしている．核は不規則なくびれがあり，クロマチンは繊細で，辺縁が濃い赤紫で縁取られ白っぽく抜けた核小体を多数認める．細胞質にはほぼ同じ大きさの水泡が目立つ．
B：さまざまな大きさの腫瘍細胞集団で，核にはくびれや分葉傾向があり，クロマチンは凝集して結節を形成している．異常に大きく白く抜けた核小体を多数認め，細胞表面に不規則な小突起がある．
C：核は複雑にくびれ，クロマチンは濃縮して一様であり，核小体は目立たない．細胞質に大きな水泡を認める．
D：大型の細胞で，核にくびれがあり一部に小断片がある．クロマチンは繊細なものから結節が明らかなものまであってさまざまであり，不整形の核小体を多数認める．細胞質は塩基好性が強く，比較的小さな水泡を認める．
E：核には不規則なくびれがあり，クロマチンは繊細なものから凝集して小結節を形成するものまで幅広い．不整形の核小体が複数あり，細胞質はさまざまな大きさの空胞が目立つ．
F：核表面に小さなくびれを認め，クロマチンは濃縮している．細胞質は狭い．

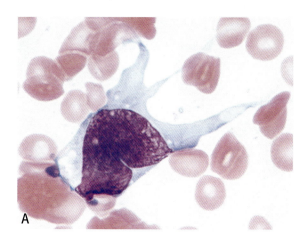
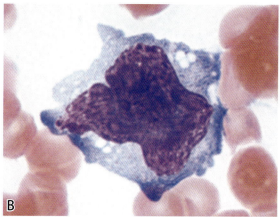
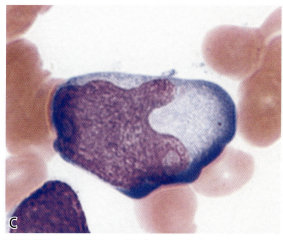

図 F-37　血管内リンパ腫（intravascular lymphoma; IVL）

A：細胞表面から細長いリボン状の突起が伸び，先端は鋭くとがっている．核は大きくくびれ，クロマチンは凝集して結節が明瞭である．細胞質は明るい青に染まり，水泡が散在している．

B：核はくびれて不整形であり，クロマチンは強く凝集して粗大な結節を形成しており，白く抜けた核小体を複数認める．細胞質には空胞の他に微細なアズール顆粒が少数散在しており，細胞表面には小突起を認める．

C：ほぼ楕円形の細胞で，核にくびれがあり，クロマチンは繊細で大きな核小体が目立つ．

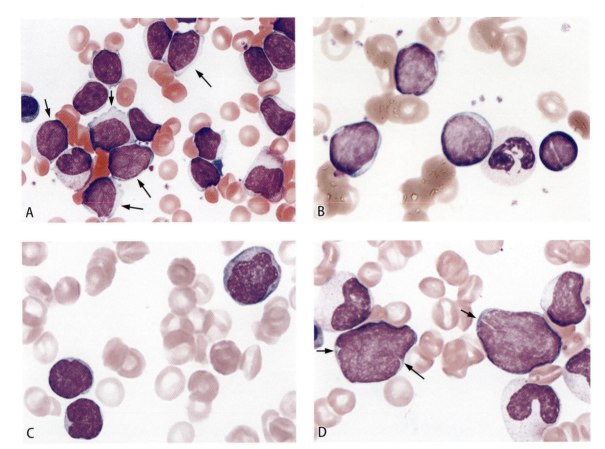

図 F-38　マントル細胞リンパ腫（mantle cell lymphoma; MCL）

A：クロマチンの濃縮した中等大の成熟リンパ球と，大型でクロマチンが比較的繊細で大きな核小体の目立つリンパ芽球様細胞（矢印）が混在している．

B：比較的大型でクロマチンがやや繊細な腫瘍細胞の他に，核に鋭い切れ込みがあり，クロマチンの濃縮した小型リンパ球がある．

C：中等大と大型の異形細胞が見られ，核クロマチンは濃縮しているが，核には不規則なくびれや切れ込みが目立つ．大型の細胞では大きな不整形の核小体が見られる．

D：大型のリンパ球で，核はほぼ楕円形であるが，鋭い切れ込み（矢印）が見られ，クロマチンはやや繊細である．細胞質はきわめて狭い．

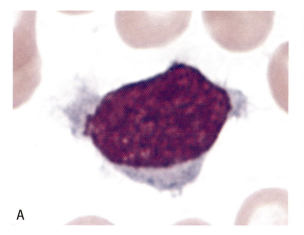
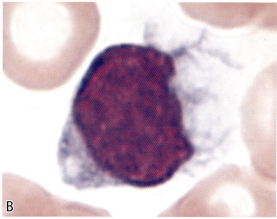
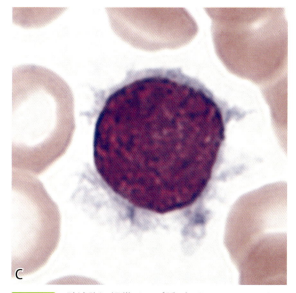

図 F-39 脾濾胞辺縁帯リンパ腫（splenic marginal zone lymphoma; SMZL）
中型のリンパ球で核は円～楕円形，クロマチンは濃縮している．細胞質は貧弱であるが，細胞表面に見られる不規則な突起が特徴的である（villous lymphocyte）．A，B のように細胞表面の一部に突起が見られる細胞の他に，C のようにほぼ全周に渡って突起が存在する細胞もある．

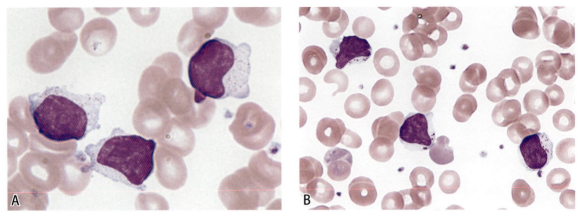

図 F-40 T細胞大顆粒リンパ球性白血病（T-cell large granular lymphocytic leukemia）
A：比較的大型の成熟したリンパ球で，核にくびれがありクロマチンは濃縮して一様である．細胞質に微細なアズール顆粒を多数認める．
B：Aと同様であるが，顆粒は粗大で不整形の大きな顆粒も存在する．

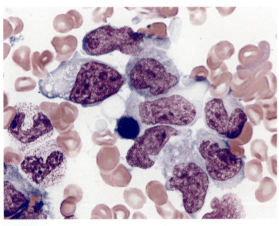

図 F-41 Aggressive NK-cell leukemia
細胞表面が不規則な形状のほぼ楕円形の細胞で，核はくびれや分葉が見られ，クロマチンは凝集して結節が見られるがまばらである．不整形の核小体が存在し，細胞質には空胞の他，アズール顆粒を少数認める．

腫瘍（クローン）性疾患

G 悪性腫瘍の骨髄転移

　悪性腫瘍ではしばしば骨髄転移が観察されるが，弱拡大で見ても周囲の造血・血液細胞とは明らかに異なる形態を示し，大きく異様な細胞集団が集塊をなしていて目立つので，比較的容易にわかる［図 G-1A，G-1D，G-3A，G-6A，G-7A］．固形がんのうち未分化がんは円形あるいは楕円形であるが［図 G-2D］，分化傾向のあるがん細胞は紡錘形，四角形，不整形などさまざまな形態を示し，大きさにはばらつきが多い［図 G-1B，G-1E，G-2B，G-3B，G-4，G-5，G-6B，G-7A］．またしばしば何重にも重なり合って存在することがあるが［図 G-1E，G-4，G-6A，G-7A］，これは "contact inhibition" がかからず，重なり合って増殖する腫瘍細胞特有の生物学的性質の反映である．がん細胞の核クロマチン構造は比較的繊細なもの［図 G-2D，G-3B］から粗大な結節の目立つもの［図 G-1E，G-5，G-6A，G-6B，G-7A］まであって幅広くさまざまであり，核小体は異様に大きくて強い塩基性を示すことが多く，多数存在する細胞［図 G-2B，G-5］もある．一般に細胞質は豊かで塩基好性が強く，アズール顆粒や空胞［図 G-3B，G-4］をもつものもある．しばしば細胞質がPAS 染色陽性［図 G-1C，G-1F，G-2C，G-7B］となり，腺がんでは印環細胞（signet ring cell）の他に条件がよければ腺腔構造が観察できる．また未分化がんは芽球に近い幼若な形態を示し［図 G-2D，G-3B］，一見リンパ腫細胞との鑑別が難しい症例もあるが，骨髄芽球やリンパ芽球よりも大きく，しばしば核小体も大型で塩基好性が強く多数存在する点が特徴のひとつである．

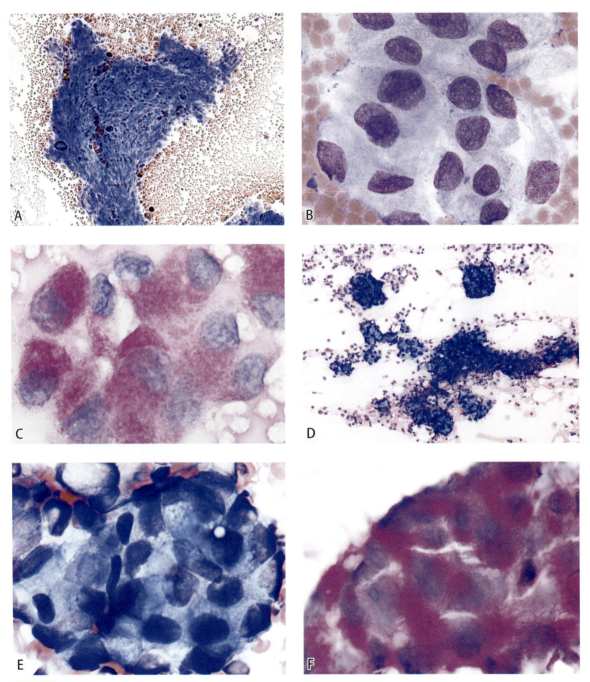

図 G-1　胃がん

A：弱拡大像．造血細胞とは異なり，濃い紺色に染まった異様な細胞集塊が観察される．
B：A の強拡大像．紡錘形の大型細胞で，核は円形〜楕円形でクロマチンは凝集して中等大の結節を形成しており，青紫に染まった核小体がある．細胞質はやや青みがかった暗い灰色で一様ではなく，部分的に疎な部分があって綿菓子様である．
C：A, B の PAS 染色標本．細胞質が赤紫色の顆粒で充満している．
D：弱拡大像．周囲の造血細胞とは明らかに異なり，濃紺に染まった細胞がさまざまな大きさの集塊をなしており，細胞がよく伸びたところでは，比較的豊かな細胞質が観察される．
E：D の強拡大像．円，楕円，扁平などさまざまな形状の核をもつ細胞が積み重なって集塊を形成し，細胞の境界が不鮮明である．核クロマチンは凝集し，細胞質はやや緑がかった青に染まり泡沫状である．
F：D, E の PAS 染色標本．細胞質全体が濃い赤紫にび漫性に染まっている．

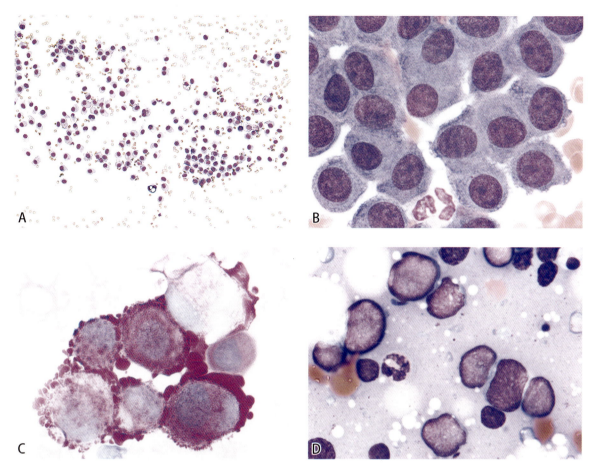

図 G-2　肺がん

A：弱拡大像．一見リンパ球あるいは形質細胞様の大型細胞が，集塊を形成せず散在している．核はほぼ円形で，細胞質は豊かでやや青みがかった灰色に染まっている．

B：Aの強拡大像．楕円形あるいは紡錘形の細胞が接着して存在しており，核は円～楕円形でクロマチンは小結節を形成し，比較的まばらでふるい状に見える．濃い紫色で縁取られた小さな核小体が多数観察される．細胞質は薄い藍色を呈し，小さな空胞が充満している．

C：A, BのPAS染色標本．細胞質全体がび漫性または粗大顆粒状に赤紫に染まっている．

D：中等大～大型の一見芽球様の細胞が散在している．核は一部にくびれや切れ込みが見られ，クロマチン構造がきわめて繊細，細胞質はきわめて貧弱で，小水泡が少数散在している．

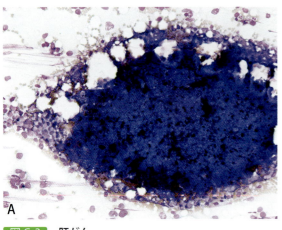 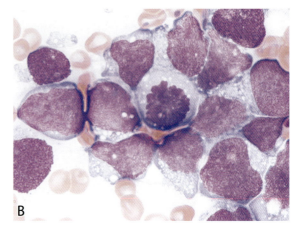

図 G-3　肝がん

A：弱拡大像．大型の細胞が密集して積み重なり，異様で大きな細胞集塊を形成している．
B：A の強拡大像．大型で不整形の細胞で，核はさまざまなくびれがあり，クロマチンは比較的繊細であるが，一部結節が見られる．よく見ると小さな核小体がある．細胞質はやや青みがかった灰色に染まり，大小さまざまな空胞が散在している．中央に分裂期の細胞が見られ，増殖が盛んで速いことを示している．

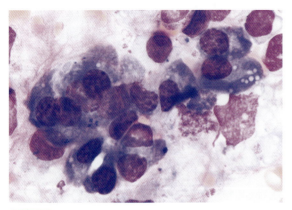 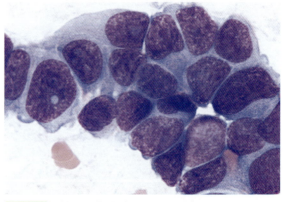

図 G-4　大腸がん

紡錘形の大小さまざまな細胞が，一部積み重なって細胞塊を形成している．核は円〜楕円形で偏在しており，クロマチンは大きな結節を形成している．細胞質は濃い青紫に染まり，広い核周明暈があり，空胞が散在している．

図 G-5　神経膠芽腫（glioblastoma）

一見リンパ芽球様の細胞が集塊をなしている．核はさまざまの大きさで円形〜楕円形で，一部にくびれが見られる．クロマチンは凝集し結節が形成され，暗い紫色に染まった小型の核小体が複数あり，一部は融合している．細胞質はやや暗く薄い青に染まり，小水泡が充満している．

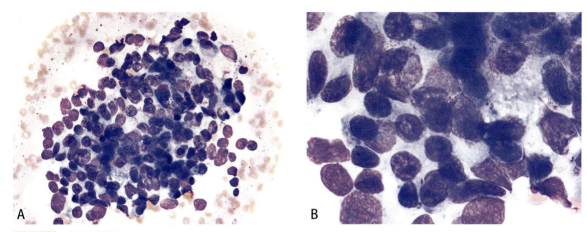

図 G-6　前立腺がん
A：一見リンパ球様の小型〜中型の細胞が積み重なって集塊を形成している．
B：核は円〜楕円形でクロマチンは凝集し，塩基好性の核小体をもつ．細胞質は貧弱で，一部に顆粒や空胞が見られる．

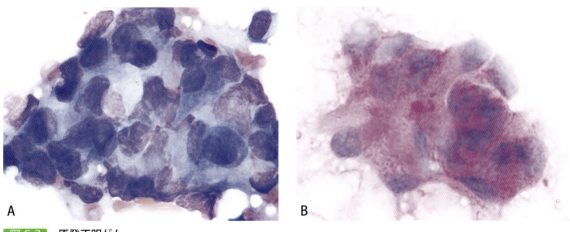

図 G-7　原発不明がん
A：さまざまな形態を示す異様な細胞集団が積み重なって細胞塊を形成している．核は不整形でクロマチンは凝集，濃縮しており，細胞質は暗い青に染まり，小空胞が見られる．
B：A の PAS 染色標本．細胞質全体が薄い赤紫に染まり，一部に濃く染まった結節状部分がある．

非腫瘍性疾患

赤血球の異常

1 貧血　anemia

　WHOによる定義では，貧血はHbが男性は12 g/dL，女性は11 g/dL以下と定義されている．貧血の鑑別診断は，まず赤血球（Wintrobe）恒数と網赤血球の絶対数（赤血球数×網赤血球％）によってなされる．すなわち赤血球の大きさとヘモグロビン濃度から，小球性低色素性貧血（MCV, MCH, MCHC全て低下），正球性正色素性貧血（MCV, MCH, MCHC全て正常），大球性正色素性貧血（MCV, MCH高値，MCHC正常）の3型に分類され，さらに網赤血球数から，低値（赤血球産生の低下），高値（破壊の亢進すなわち溶血）に2大別される．

　小球性低色素性貧血であればまず鉄欠乏性貧血を疑い，血清鉄，総鉄結合能（TIBC），フェリチンを測定し，血清鉄低値，総鉄結合能（TIBC）高値，フェリチン低値であれば鉄欠乏性貧血と診断される．血清鉄低値，総鉄結合能（TIBC）低値，フェリチン高値の場合は二次性貧血（anemia of chronic disease），すなわち感染症，炎症，悪性腫瘍などの基礎疾患に合併する貧血が疑われる．小球性低色素性貧血で血清鉄，総鉄結合能（TIBC），フェリチン値全てが正常であればサラセミアを疑うが，サラセミアは先天性溶血性貧血であり網赤血球数が増加する．フェリチン高値は赤血球の産生低下あるいは骨髄内溶血，すなわち無効造血を示しており，再生不良性貧血や骨髄異形成症候群では輸血を繰り返すと二次性ヘモクロマトーシスをきたし，さらにフェリチン値は増加する．

　大球性正色素性貧血であれば，まずビタミンB12，葉酸を測定し，悪性貧血あるいは胃切除後のビタミンB12欠乏症と葉酸欠乏症を除外する．これらの数値が正常であれば骨髄異形成症候群（MDS），再生不良性貧血を疑う．

　正球性正色素性貧血を示すのは二次性貧血，溶血性貧血であるが，二次性貧血では網赤血球数が正常または低値を示すのに対し，溶血性貧血では増加し，典型的な場合は7万〜8万/μLを超える．溶血性貧血ではLDH，間接ビリルビン高値（肝障害がなければ3〜4を超えることはない），ハプトグロビン低値を示す．

　正球性正色素性貧血で網赤血球が低下していれば，赤血球産生低下を示しており，貧血だけであれば赤芽球癆（pure red cell aplasia），汎血球減少症の場合は再生不良性貧血（aplastic anemia）が考えられ，いずれもフェリチン値は高値を示す．

2 赤血球増加症　erythrocytosis

　赤血球が腫瘍性に増加する疾患として，造血幹細胞の異常に基づく真性赤血球増加症（真性多血症，PV）があるが，この場合は多かれ少なかれ白血球，血小板ともに増加する．これに対し非腫瘍性の赤血球増加症では赤血球だけが増加することが多く，原因として，エリスロポエチン産生亢進による二次性赤血球増加症（高地トレーニング，循環器，呼吸器疾患，エリスロポエチン産生腫瘍）と偽性赤血球増加症（Gaisböck 症候群）がある．Gaisböck 症候群は頻度が高く，PV との鑑別がしばしば問題になるが，ストレスが原因で中年の男性に多く，肝脾腫を欠き，白血球，血小板数が正常である他に，ビタミンB12 が高値を示さないこと，*JAK2V617F* 変異のないことで PV と鑑別される．

非腫瘍性疾患

Ⅰ 白血球の異常

1 白血球増加症　leukocytosis

　増加する白血球の種類によって，好中球増加症（neutrophilia），好酸球増加症（eosino-philia），好塩基球増加症（basophilia），リンパ球増加症（lymphocytosis），単球増加症（monocytosis）に分けられる．最も頻度が高いのは好中球増加症であり，感染症，炎症，悪性腫瘍の他，まれに顆粒球コロニー産生因子（granulocyte-colony stimulating factor; G-CSF）産生腫瘍で見られる．G-CSF産生腫瘍では末梢血，骨髄で主として桿状核，分節核好中球が増加し，後骨髄球以前の未熟細胞は増加しない．好中球増加症では，末梢血中でしばしば幼若顆粒球，すなわち骨髄球，後骨髄球，桿状核が増加する（左方移動）とともに，細胞質に中毒顆粒（一次顆粒），Döhle bodyが見られる．好酸球増加症はアレルギー疾患，寄生虫感染症で多く見られるが，原因不明の場合も多く，好酸球増加症候群（hypereosinophilic syndrome）として一括される．日常臨床で見る好塩基球増加をきたす疾患のほとんどは腫瘍性の慢性骨髄性白血病で，ごくまれに急性好塩基球性白血病があるが，非腫瘍性疾患はきわめて少ない．

　リンパ球増加症をきたす非腫瘍性疾患の原因としてウイルス感染症が多く，しばしば異型リンパ球が見られる．単球増加症を示す非腫瘍性疾患としては感染症があげられるが，腫瘍性増加をきたす急性単球性白血病や慢性骨髄単球性白血病と異なり，軽度の増加を示すに過ぎない．

2 白血球減少症　leukopenia

　顆粒球減少症（granulocytopenia，典型的なものは無顆粒球症　agranulocytosis，500/μL未満），リンパ球減少症（lymphocytopenia），単球減少症（monocytopenia）がある．顆粒球減少症はほぼ好中球減少症（neutropenia）と同義であり，原因として薬剤，ウイルス感染症，再生不良性貧血，骨髄異形成症候群，抗がん剤投与の他に，まれではあるが自己免疫疾患に属する慢性特発性好中球減少症候群（chronic idiopathic neutropenia syndrome; CINS）がある．重症顆粒球（好中球）減少症，すなわち好中球の絶対数が500/μL以下では肺炎，敗血症を合併する頻度が高くなる．リンパ球減少症の原因で頻度が高いのはウイルス感染症，ステロイド投与である．単球減少症はきわめてまれである

256　第2章　疾患各論

が，有毛細胞白血病（hairy cell leukemia）の特徴的所見の1つである．

3 異常白血球の末梢血出現

　腫瘍性疾患以外で異形成のある細胞が末梢血に出現するのは，伝染性単核球症（infectious mononucleosis）で代表されるウイルス感染症が多い．伝染性単核球症はEBウイルスの初感染が原因であり，発熱，リンパ節腫脹，肝脾腫，肝機能障害の他に，末梢血ではEBVに感染したB細胞に対するキラー/細胞障害性T細胞が増加するが，このT細胞が異形成を示し異型リンパ球（atypical lymphocyte）とよばれる．異形成が強い場合には，形態的に腫瘍細胞との鑑別が難しい場合がある．EBウイルスの他に同様の症状・所見を示すウイルスとしてサイトメガロウイルス（CMV）があるが，上気道感染など他のウイルス感染症でも末梢血をよく見ると，多かれ少なかれ異型リンパ球が見られる．

4 血球貪食症候群　hemophagocytic syndrome ［図 I-1］

　骨髄や肝臓・脾臓・リンパ節の網内系で血球貪食が亢進する結果，血球減少をきたす症候群で，原因としてはウイルスをはじめとする感染症が最も多く（約半数），次いで悪性リンパ腫（約20％），自己免疫性疾患（約10％）が多く，その他に遺伝性，造血幹細胞移植後，薬剤などがある．骨髄では広い細胞質にさまざまな細胞を貪食し，その遺残物を内包するマクロファージが増加し，弱拡大でもその数が多ければ容易に観察される．

I. 白血球の異常 | 257

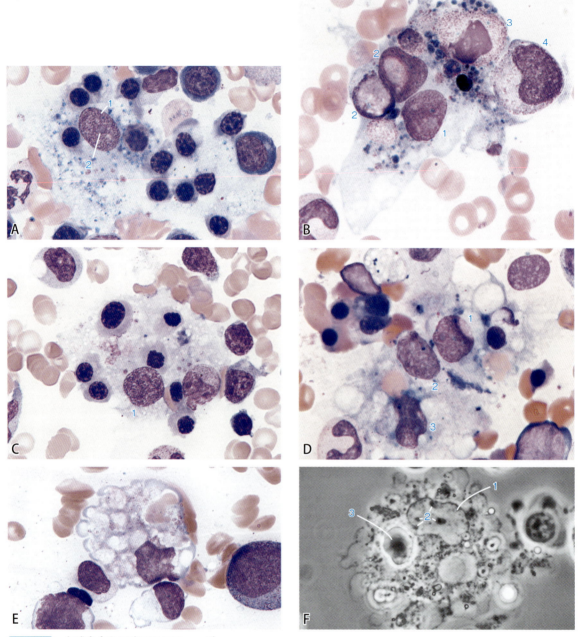

図 I-1　血球貪食を示すマクロファージ

A：鉄芽球性貧血．左上の大きな楕円形の核（1）は，小結節からなるふるい状のクロマチン構造を示し，中央に大きな核小体（2）がある．13個もの赤芽球を貪食しているマクロファージは珍しい．

B：急性骨髄性白血病．中央にマクロファージの核（1）があるが，その左上2個の核（2）はおそらく貪食した細胞の核と思われる．右上にある2個の骨髄球（3，4）も貪食されつつあり，そのうち1個（3）はアポトーシスに陥っている．他に血小板や分解されつつあるさまざまな細胞断片が観察される．

C：Aggressive NK cell leukemia．下方にマクロファージの核（1）があり，赤芽球，赤血球，血小板が多数貪食されている．

D：自己免疫性溶血性貧血．マクロファージの核（1〜3）が3個あり，3つの細胞が重なっていてその境界が不鮮明である．細胞質には貪食された赤血球や赤芽球が観察され，空胞が目立つ．

E：成人 Still 病（adult Still disease）．血小板と赤血球を貪食しており，細胞質には空胞が目立つ．

F：自己免疫性溶血性貧血．位相差顕微鏡写真．上方に明るく見えるほぼ楕円形の核（1）があり，4つの黒い核小体（2）がある．細胞表面は不整形の突起があり，細胞質には貪食された赤血球（3）の他に，さまざまな顆粒状物質，空胞が見られる．

非腫瘍性疾患

J 血小板の異常

血小板の異常には，数の異常（減少症，増加症）と，形態学的異常，すなわち異形成のある血小板が増加する疾患があり，また数の異常と異形成の両方を示す疾患もある．形態異常を示す疾患では機能異常を伴うことが多い．

血小板減少症　thrombocytopenia

1. 後天性血小板減少症

原因として薬剤，ウイルス感染症が最も多く，次いで特発性血小板減少性紫斑病（idiopathic/immune thrombocytopenic purpura; ITP），播種性血管内凝固症候群（disseminated intravascular coagulation; DIC），抗リン脂質抗体症候群（anti-phospholipid syndrome; APS）がある．また頻度は少ないが，臨床的に重要な疾患として血栓性血小板減少性紫斑病（thrombotic thrombocytopenic purpura; TTP）がある．

血小板が減少して2万～3万以下になると出血傾向をきたすが，APS，TTPでは逆に血栓症をきたす点が特徴的であり，DICでは出血症状と血栓症状の両方が見られる．

2. 先天性血小板減少症

まれではあるがさまざまな遺伝子異常を背景として血小板が減少する疾患があり，血小板はしばしば異形成を示す．すなわち巨大血小板（giant platelet），顆粒を欠いた細胞質（gray platelet），また巨大血小板減少症（macrothrombocytopenia）の1型であるMay-Hegglin異常では好中球の細胞質にDöhle小体様の封入体が特徴的に見られる．

血小板増加症　thrombocytosis

感染，炎症，悪性腫瘍で血小板は増加するが，本態性血小板増加症（ET）と異なり70万～80万を超え進行性に増加することはなく，*JAK2V617F*変異は陰性である．

索引

あ

悪性腫瘍	249
悪性貧血	115, 138, 139
悪性リンパ腫	21, 47, 170, 241
アズール	10, 35
アズール顆粒	
	35, 36, 58, 60, 61, 64, 66, 75, 77, 119, 120, 144, 207, 248
アズール好性	11
アポトーシス	116
アミロイドーシス	222
アルキル化薬	218
アレルギー疾患	256

い

胃がん	250
意義不明の単クローン性 高ガンマグロブリン血症	103
異型芽球	127, 130, 132, 135
異型巨核球	129
異型好酸球	163
異型骨髄球	130
異形成	124, 189
異型リンパ球	112, 117, 118, 145, 257
移行期	181
異常鉄芽球	141
異常鉄血球	15, 141
異常分葉核	144
胃切除	254
位相差顕微鏡	8, 24, 35, 233, 236, 258
一次顆粒	36, 64, 66, 111, 256
遺伝子変異（変化）	191, 221
遺伝性楕円赤血球症	102
印環細胞	249
インテグリン $\alpha_{IIb}\beta_3$	58, 201, 215

う

ウニ状赤血球	102, 105

え

エオジン	10
エクソン 12 変異	184
エステラーゼ染色	194, 203, 208
エステラーゼ二重染色	14
塩基好性	11
塩基好性色素	10, 35
塩基好性赤芽球	25, 26, 49, 52, 56
塩基好性斑点	103, 107, 139
円形分離多核巨核球	144, 149, 181

お

押しつぶし標本	6, 22

か

火炎細胞	83, 92, 222, 228
芽球	30, 43, 64
核	28
核影	234
核クロマチン	25, 31, 33, 249
核細胞質非同調	136, 144, 152
核周明暈	82, 89
核周明庭	83, 89
核小体	30, 33, 34, 39, 70, 79, 125, 131, 144, 151, 160, 167
核内分裂	58
過形成骨髄	22, 23
活性化血小板	42, 120, 121
過分葉	125, 144
過分葉好中球	111, 114, 128
過分葉分節核好中球	155
鎌状赤血球	102, 105
鎌状赤血球症	102
顆粒球	69, 70
顆粒球減少症	111, 256
顆粒球コロニー産生因子産生腫瘍	256
顆粒球増加症	111
顆粒リンパ球	35, 94
肝がん	252
間期	54

き

がん細胞	103
桿状核	64
桿状核好塩基球	73
桿状核好酸球	72
桿状核好中球	67
環状鉄芽球	16, 17, 136, 142
環状鉄芽球および血小板増加を伴う骨髄異形成 / 骨髄増殖性腫瘍	195
間接ビリルビン	254
寒冷凝集素	103
寒冷凝集素症	103

機械染め	9
奇形赤血球	102, 106
奇形赤血球症	102
偽性赤血球増加症	255
寄生虫感染症	256
偽足	125
偽 Pelger-Huët 異常	72, 114
球状赤血球	102, 104
急性塩基好性白血病	215
急性巨核芽球性白血病	200, 202, 215
急性骨髄性白血病	23, 38, 41, 202, 206
リスク分類	221
急性骨髄単球性白血病	112, 207
急性赤白血病	15, 202, 211
急性前骨髄球性白血病	207
急性前骨髄性白血病	161
急性単球性白血病	15, 112, 194, 202, 211
急性転化	181
急性白血病	200
急性未分化型白血病	218
急性リンパ性白血病	202, 215, 222
凝集	29
巨核芽球	30, 33, 43, 58, 59
巨核球	35, 36, 144
巨核球数	22
巨赤芽球	133, 134, 138

巨赤芽球性変化　136, 211
巨大桿状核好中球　111, 115, 154
巨大巨核球　144
巨大血小板　119, 123, 185, 186, 259
巨大血小板減少症　259
巨大後骨髄球　111, 115, 154
巨大前赤芽球　138
巨大単球　165
巨大な異型巨核球　147
キラー/細胞障害性T細胞　35, 257
切れ込み　28, 82, 125

く

空胞　144, 145, 153, 160, 163, 164, 168
くびれ　28, 83, 125
クロマチン　24, 29, 134
クロマチン結節　78

け

形質細胞　29, 31, 35, 40, 83, 89, 90, 93
形質細胞様リンパ球　82, 88, 232
血管内皮細胞　95, 97
血管内リンパ腫　245
血球貪食　258
血球貪食症候群　257
血球貪食マクロファージ　38
血小板　35, 36, 119, 120
血小板EDTA凝集　122
血小板凝集塊　122
血小板減少症　119, 259
血小板産生像　62
血小板増加および環状鉄芽球を伴う不応性貧血　196
血小板増加症　119, 259
血小板ペルオキシダーゼ反応　200
血清鉄　254
血栓性血小板減少性紫斑病　102, 259
原発性骨髄線維症　180, 186
原発性マクログロブリン血症　174, 232
原発不明がん　253
顕微鏡の取り扱い　18

こ

好塩基球　35, 37, 164
好塩基球増加症　256
好塩基性　35
好塩基性顆粒　35
好塩基性後骨髄球　73
好塩基性骨髄球　73
好塩基性前骨髄球　73
抗がん剤　218
高ガンマグロブリン血症　103
後骨髄球　64, 65, 67, 69, 144
好酸球　35, 37, 39
好酸球増加症　256
好酸球増加症候群　65, 71, 162, 256
好酸性　11
好酸性顆粒　35
好酸性後骨髄球　71
好酸性骨髄球　71, 162
好酸性色素　10
好酸性前骨髄球　71, 162
好中球　29, 31, 34, 35, 69, 70
好中球アルカリホスファターゼ染色　13, 181, 183
好中球減少症　111, 256
好中球増加症　111, 256
好中性顆粒　35
後天性血小板減少症　259
抗リン脂質抗体症候群　259
国際予後指数　190
固形がん　249
骨芽細胞　95, 98, 101
骨硬化期　186
骨硬化像　186
骨髄異形成腫瘍　189
骨髄異形成症候群　15, 16, 65, 124, 139, 144, 173, 180, 189, 254
骨髄異形成症候群/骨髄増殖性腫瘍　47, 48
骨髄芽球　26, 30, 31, 33, 34, 38, 39, 43, 64, 66, 68, 211
骨髄球　64, 65, 66, 67, 69
骨髄腫幹細胞　222
骨髄小組織片　7, 22
骨髄生検　184, 186
骨髄線維症　102
骨髄穿刺　2

骨髄増殖性疾患　170, 180
骨髄増殖性腫瘍　43, 65
骨髄転移　249
骨髄塗抹標本　6, 22
小人巨核球　144, 146, 180, 182
ゴルジ装置　56, 89

さ

再生不良性貧血　190, 254
サイトメガロウイルス　257
細胞質　35
細胞質橋　49, 54
細胞障害性T細胞　83
細胞内小器官　39
細胞密度　22
左方移動　256
サラセミア　254

し

色相環　11
自己免疫性溶血性貧血　51
脂肪細胞　95, 96
若年性骨髄単球性白血病　194, 195, 199
車軸様核　83, 89
小球状赤血球　102
小球性低色素性貧血　254
小細胞型リンパ腫/慢性リンパ性白血病　241
神経膠芽腫　252
真性赤血球増加(多血)症　180, 184, 255

せ

正球性正色素性貧血　254
制御性T細胞　237
正形成骨髄　22, 23
成熟巨核球　33, 61
成熟単球　75, 77, 78, 211
正常赤芽球　134
生殖細胞系変異　195
成人Still病　117
成人T細胞性白血病・リンパ腫　237
　急性型　237
　くすぶり型　237
　慢性型　237
　リスク分類　221
　リンパ腫型　237

正染性赤芽球	31, 49, 52, 57	
赤芽球	29, 49, 103,	
	110, 136, 137, 211	
赤芽球島	49, 50	
赤芽球癆	254	
赤白血病	215	
赤血球	49, 102	
赤血球恒数	254	
赤血球増加症	255	
赤血球連銭形成	103, 110	
線維芽細胞	95, 98, 99	
線維期	186	
線維細胞	95, 98, 99	
腺がん	249	
腺腔構造	249	
前駆細胞	30	
前骨髄球	30, 33, 35, 36,	
	64, 65, 66, 69, 207	
繊細	29	
穿刺不能	184, 186	
染色質	29	
染色体異常	191, 220, 221	
染色体分裂	49	
前赤芽球		
	30, 33, 35, 38, 43, 49, 51, 56	
前線維期	186	
前単球	75, 77, 194, 211	
先天性血小板減少症	259	
前白血病状態	189	
前立腺がん	253	
前リンパ球	30, 33, 82, 84, 233	
前リンパ性白血病	233	

そ

造血幹細胞	30, 43, 47, 48	
造血幹細胞と思われる細胞	46	
造血器腫瘍	170	
総鉄結合能	254	
粗剛	29	

た

大顆粒リンパ球		
	35, 36, 37, 83, 94	
大球性正色素性貧血	254	
太鼓のばち	67, 111	
体細胞系変異	173, 195	
大小不同奇形赤血球症	102	
大小不同症	102	
大腸がん	252	

タイプⅠ芽球	202	
タイプⅡ芽球	202	
楕円赤血球	102, 104	
多核	28, 125	
多染性赤芽球	49, 52, 57	
多染性赤血球症	103, 107	
脱顆粒	144, 159	
脱顆粒巨核球	152	
多発性骨髄腫	23, 46, 103, 222	
単芽球		
	30, 33, 43, 75, 77, 194, 211	
単核	144	
単核巨核球	148	
単球	30, 31, 33, 34,	
	35, 36, 38, 40, 112	
異形成	145	
単球減少症	256	
単球増加症	256	
断片化	125, 144, 159	

ち

中毒顆粒	111, 113, 256	
貯蔵鉄	50	
治療関連急性骨髄性白血病	218	
治療関連骨髄異形成 /		
骨髄増殖性腫瘍	218	
治療関連骨髄異形成症候群	218	
治療関連骨髄系腫瘍	218	
治療関連造血器腫瘍	220	
チロシンホスファターゼ	195	

て

低形成骨髄	22, 23	
低分葉	111, 125, 144	
低分葉分節核好中球	155	
手鏡細胞	35, 41	
手染め法	12	
鉄芽球	15, 16, 17, 50, 136	
鉄芽球性貧血	17, 103, 106	
鉄血球	15, 50, 136	
鉄欠乏性貧血	17, 103, 106, 254	
鉄染色	15, 50, 141, 142	
伝染性単核球症		
	41, 112, 117, 145, 257	

と

特異的エステラーゼ		
	14, 75, 194, 208	
特殊顆粒	64	

特発性血小板減少性紫斑病		
	22, 259	
特発性好酸球増加症候群	188	
トポイソメラーゼⅡ		
インヒビター	218	
トルイジンブルー	215	

な

波状の変化	125	

に

二次顆粒	36, 64, 66, 67	
二次性赤血球増加症	255	
二次性貧血	254	
二相性	103	
ニューメチレンブルー染色		
	102, 104	

の

濃縮	29	

は

パーティクル	7, 22	
肺がん	251	
白赤芽球症	103	
破骨細胞	95, 98, 100	
破砕赤血球	102	
播種性血管内凝固症候群		
	102, 207, 259	
波状突起	58	
白血球減少症	256	
白血球増加症	256	
ハプトグロビン	254	
パルボウイルス B19 感染		
	136, 138	
汎血球減少	207	
汎血球減少症	233, 254	

ひ

微小管	62	
微小巨核球	144, 146, 180	
ビタミン B12 欠乏性貧血		
	144, 254	
非典型的慢性骨髄性白血病		
	195, 198	
非特異的エステラーゼ		
	14, 75, 194, 208, 211	
菲薄赤血球	103, 106	
肥満細胞	74	

索引 | 263

び漫性大細胞型 B 細胞リンパ腫　241, 244
標的赤血球　102, 105
脾濾胞辺縁帯リンパ腫　241, 247
貧血　254

ふ

ファゴット細胞　207
フィラデルフィア染色体　180
封入体　90, 222, 226
フェリチン　254
不応性血球減少　190
不応性貧血　190
ぶどう細胞　83, 91, 222, 227
フローサイトメトリー　215
分節核　64
分節核好塩基球　74
分節核好酸球　72
分節核好中球　36, 67
分葉　28, 125

へ

ヘテロクロマチン　25, 26, 31, 34, 56, 68, 69, 79, 89, 206
ヘモクロマトーシス　17, 254
ペルオキシダーゼ染色　12, 203, 208
ヘルパー T 細胞 2 型　237

ほ

膨化　125
放射線照射　218
泡沫状細胞　83, 222
本態性血小板血症　22, 60, 180, 184, 196
本態性血小板増加症　259

ま

マイクロパーティクル　203
マクロファージ　16, 35, 38, 40, 76, 80, 143, 257, 258
末梢血造血幹細胞採取液　46, 47
マラリア　103
マラリア原虫　109
慢性期　181
慢性好酸球性白血病　180, 188
慢性好中球性白血病　180, 195
慢性骨髄性白血病　65, 144, 146, 180

慢性骨髄単球性白血病　75, 112, 194, 197, 198
慢性疾患に伴う貧血　17
慢性特発性好中球減少症候群　256
慢性リンパ性白血病　20, 21, 233, 234
マントル細胞リンパ腫　33, 241, 246

み

ミエロペルオキシダーゼ　203
未熟巨核球　60
未熟骨髄球　66
未熟単球　75, 77, 211
ミトコンドリア　24, 25, 34, 35, 39, 56, 64, 68, 69, 79, 86, 89
未分化がん　249

む

無顆粒球症　111, 256
娘染色体　54

め

メチレンブルー　10, 35
免疫グロブリン　222

も

毛細血管　96, 97
網赤血球　102, 104, 254
網赤血球数　254

ゆ

有棘赤血球　102, 105
ユークロマチン　25, 26, 31, 34, 56
有口赤血球　102, 105
有糸分裂　54
有毛細胞白血病　35, 42, 112, 233, 236, 241, 257

よ

溶血性貧血　49, 104
葉酸　254

り

輪状核　125, 144, 157, 162, 165
リンパ芽球　30, 33, 43, 82, 84
リンパ球　29, 31, 34, 35, 38, 86, 112

リンパ球減少症　256
リンパ球増加症　256
リンパ増殖性疾患　170, 222

る

涙滴赤血球　102, 105

れ

レース状　29
連銭形成　103, 110

ろ

濾胞性リンパ腫　241, 242, 243

A

α-naphtyl butyrate esterase　14, 75, 194, 208
acanthocyte　102, 105
accelerated phase　181
acute basophilic leukemia　215
acute erythroblastic leukemia/ erythroleukemia（AEL）　202
acute erythroid leukemia （WHO）　211
acute erythroleukemia（AML-M6） （FAB）　211, 215
acute hypergranular promyelocytic leukemia （AML-M3）（FAB）　207
acute lymphocytic/ lymphoblastic lymphoma（ALL）　202, 215, 222
acute megakaryocytic/ megakaryoblastic leukemia　200, 202, 215
acute monoblastic and monocytic leukemia（WHO）　211
acute monocytic leukemia （AMoL）　112, 194, 202
acute monocytic leukemia, differentiated（AML-M5b） （FAB）　211
acute monocytic leukemia, poorly differentiated （monoblastic） （AML-M5a）（FAB）　211
acute myelogeneous leukemia （AML）　202

acute myeloid leukemia with
maturation（AML-M2）（FAB）
205

acute myeloid leukemia with
maturation（WHO） 205

acute myeloid leukemia with
minimal differentiation
（WHO） 203

acute myeloid leukemia with
minimal myeloid differentiation
（AML-M0）（FAB） 203, 205

acute myeloid leukemia with
myelodysplasia-related
changes 218, 220

acute myeloid leukemia without
maturation（AML-M1）（FAB）
205, 206

acute myeloid leukemia without
maturation（WHO） 205

acute myelomonocytic leukemia
（WHO） 112, 207

acute myelomonocytic leukemia
（AML-M4）（FAB） 207

acute myelomonocytic leukemia
with eosinophilia（AML M4 Eo）
211

acute promyelocytic leukemia
with t（15;17）（q22;q12）;
PML-RARA（WHO） 207

acute undifferentiated leukemia
218

adipocyte 95

adult T-cell leukemia/lymphoma
（ATLL） 237

age-related clonal hematopoiesis
173

aggregated 29

aggressive NK cell leukemia
80, 241, 248, 258

agranulocytosis 111, 256

anemia 254

anemia of chronic disease
17, 254

anisocytosis 102

anisopoikilocytosis 102

ANKRD26 172

anti-phospholipid syndrome
（APS） 259

aplastic anemia 190, 254

ASXL1 173

atypical chronic myeloid
leukemia, *BCR-ABL1* negative
（aCML） 194, 195, 198

atypical lymphocyte 112, 257

Auer body
125, 132, 144, 161, 207

azurophilic 11

azurophilic granule 35

B

B 細胞 82
　分化 87

B リンパ球 82

B lymphoblastic leukemia/
lymphoma with recurrent
genetic abnormalities 215

band 64

basophil 35

basophilia 256

basophilic 11

basophilic erythroblast 49

basophilic granule 35

basophilic stippling 103, 107

BCR-ABL1 215, 219

BCR-ABL1 陰性非定型的
慢性骨髄性白血病 194

BCR-ABL1-like ALL 173, 215

bilineal（bilineage）leukemia 219

biphenotypic leukemia 219

blast 30, 43

blastic transformation 82, 181

bleb 58

*BRAF*V600E 173

Burkitt リンパ腫 170

C

Cabbot ring 103, 108

CALR 172, 180, 184, 186, 196

CBL 195

CD4$^+$25$^+$細胞 237

CD13 203, 208

CD14 208, 211

CD33 203, 208

CD41 58, 201, 215

CEBPA 172

central pallor 102, 104

Chédiak-Higashi 症候群 119

chronic eosinophilic leukemia,
not otherwise specified
（CEL, NOS） 180, 188

chronic idiopathic neutropenia
syndrome（CINS） 256

chronic lymphocytic leukemia
（CLL） 20, 21, 233, 234

chronic myeloid leukemia（CML）
65

chronic myeloid leukemia（CML）,
BCR-ABL1 positive 180

chronic myelomonocytic
leukemia（CMML）
75, 112, 194, 198

chronic myelomonocytic
leukemia with eosinophilia 194

chronic neutrophilic leukemia
（CNL） 180, 195

chronic phase 181

cleavage 82, 125

cleaved 28

closed 29

clumped 29

CMV 257

cold agglutinin disease 103

common erythroid/mega-
karyocyte progenitors 215

common/hypergranular type 207

condensed 29

contact inhibition 249

convoluted 28

convolution 83

CSF3R 172, 195

cytoplasm 35

cytoplasmic bridge 49, 54

cytoplasmic fragmentation model
58, 62

cytotoxic T 細胞 83

D

Döhle body
111, 113, 131, 256, 259

DDX41 172

diffuse large B-cell lymphoma
（DLBCL） 241, 244

dimorphism 103

disseminated intravascular
coagulation（DIC）
102, 207, 259

DNMT3	173	
drum stick	67, 111, 116	
dry tap	184	
dwarf megakaryocyte		
	144, 146, 180, 182	
dysplasia	124	

E

E2A-PBX1	215	
early/prefibrotic stage	186	
early T-cell precursor		
lymphoblastic leukemia	218	
echinocyte	102, 105	
elliptocyte	102, 104	
emperipolesis	58, 63	
endomitosis	58	
eosinophil	35	
eosinophilia	256	
eosinophilic	11	
eosinophilic granule	35	
Epstein-Barr virus(EBV)	145	
erythroblast	49	
erythroblast island	49	
erythrocyte	49	
erythrocytosis	255	
erythroleukemia		
(erythroid/myeloid)	211	
essential thrombocythemia(ET)		
	22, 180, 184, 196, 259	
ETNK1	172, 195	
ETV6-RUNX1	215	
ETX6	172	
euchromatin	25, 26, 29	
EZH2	173	

F

FAB 分類		
	64, 170, 200, 203, 215	
faggot cell	207	
fat cell	95	
fibroblast	95, 98	
fibroblast-derived growth factor		
1(FGFR1)	188	
fibrocyte	95, 98	
fibrotic stage	186	
fine	29	
flame cell	83, 92, 222, 228	
flower bud model	58, 62	
flower cell	127, 237, 239	

follicular lymphoma(FL)		
	241, 242, 243	
fragmentation	125	

G

Gaisböck 症候群	255	
GATA2	172	
germline mutation	195	
giant band neutrophil	154	
giant metamyelocyte		
	111, 144, 154	
giant platelet	119, 185, 259	
giant proerythroblast	136, 138	
giant stab/band	111	
glioblastoma	252	
glycophorin	211	
granular lymphocyte	35	
granulocyte-colony stimulating		
factor(G-CSF)産生腫瘍	256	
granulocytopenia	256	
granulocytopenia/neutropenia		
	111	
granulocytosis/neutrophilia	111	
grape cell	91, 222	
gray platelet	259	
gray platelet syndrome	119	

H

hairy	125	
hairy cell leukemia(HCL)	35, 42,	
	112, 173, 233, 236, 257	
hand mirror cell	35, 41, 125	
hematogone		
	82, 87, 222, 231, 233, 241	
hematopoietic stem cell(HSC)		
	30, 43	
hemophagocytic syndrome	257	
heterochromasia	215	
heterochromatin	25, 26, 30	
Hodgkin リンパ腫	170	
Howell-Jolly 小体	103, 108	
HTLV-I ウイルス	237	
hyperdiploidy	215	
hypereosinophilic syndrome		
(HES)	65, 71, 162, 188, 256	
hypersegmentation	111, 125	
hypersegmented neutrophil	155	
hypodiploidy	215	
hypogranular/variant type	207	

hypolobulation	111	
hyposegmentation	125	
hyposegmented neutrophil	155	

I

iAMP21	173, 215	
idiopathic cytopenia of unknown		
significance(ICUS)	190	
idiopathic dysplasia of unknown		
significance(IDUS)	190	
idiopathic/immune		
thrombocytopenic purpura		
(ITP)	22, 259	
IgM	232	
IL3-IGH	215	
immature monocyte	75	
indentation	125	
indented	28	
infectious mononucleosis		
	112, 145, 257	
International Prognostic Scoring		
Syetem(IPSS)	190	
International Workshop on CLL		
(IWCLL)	233	
interphase	54	
intravascular lymphoma(IVL)		
	241, 245	
inv(16)(p13.1q22)	211	

J

JAK2	180, 184, 186	
*JAK2*V617F 変異	196, 255, 259	
juvenile myelomonocytic		
leukemia(JMML)		
	194, 195, 199	

K

killer(cytotoxic)T 細胞	35, 257	
KRAS	195	

L

L1	215	
L2	215	
L3(Burkitt type)	215	
lacy	29	
laminopodia	64	
large granular lymphocyte(LGL)		
	35, 36, 83, 94	
LDH	254	

leptocyte 103, 106
leukocytosis 256
leukoerythroblastic change 103
leukoerythroblastosis 103
leukopenia 256
lobulated 28
lobulation 125
lymphoblast 30, 43
lymphocytopenia 256
lymphocytosis 256
lymphoplasmacytic lymphoma 232
lymphoproliferative disorders (LPD) 170

M

M 期 49
M タンパク 222
macrothrombocytopenia 259
mantle cell lymphoma（MCL） 246
MAPK（mitogen-activated protein kinase） 195
May-Giemsa 染色 10, 142
May-Grünwald-Giemsa 染色 10
May-Hegglin 異常 88, 111, 113, 259
MCH 254
MCHC 254
MCV 254
megakaryoblast 30, 43, 58
megaloblast 133, 134
megaloblastic change 136, 211
metamyelocyte 64
micromegakaryocyte 144, 146, 180
microparticle 203
microspherocytes 102
microtubule 62
mixed phenotype acute leukemia （MPAL） 219, 220
MLL 219
MLL rearranged 215
monoblast 30, 43, 75, 194
monoclonal gammopathy of unknown significance（MGUS） 103
monocyte 75
monocytopenia 256
monocytosis 256

mononucleosis syndrome 112, 145
morula cell 222, 227
mott cell 222, 227
MPL 180, 184, 186, 196
MPO 203
multinuclear/multinuleate 125
multiple myeloma 222
MYD88L265P 変異 174
myeloblast 30, 43, 64
myelocyte 64
myelodysplastic syndrome（MDS） 15, 17, 65, 124, 144, 173, 180, 189, 200, 254
myelodysplastic syndrome with multilineage dysplasia 190
myelodysplastic syndrome with ring sideroblasts （MDS-RS） 173, 196
myelodysplastic syndrome with single dysplasia 190
myelodysplastic/ myeloproliferative neoplasms （MDS/MPN） 47, 194
myelodysplastic/ myeloproliferative neoplasm with ring sideroblasts and thrombocytosis （MDS/MPN-RS-T） 194, 195, 196, 199
myelodysplastic/ myeloproliferative neoplasm, unclassifiable 194
myeloma stem cell 222
myeloproliferative disorders （MPD） 170, 180
myeloproliferative neoplasm （MPN） 43, 65, 180, 189

N

N/C 比 82, 189
naphthol AS-D chloroacetate esterase 14, 75, 194, 208
NAP 染色 13, 181
NAP スコア 14
NAP 陽性率 14
neurofibromatosis type I 195
neutropenia 256
neutrophil 35

neutrophilia 256
neutrophilic granule 35
NF1 195
NK-cell lymphoblastic leukemia/ lymphoma 218
NK 細胞 35, 82, 83
Noonan 症候群 195
normoblast 134
NRAS 195
nuclear-cytoplasmic discrepancy 133, 136, 144, 152
nucleolus 30
nucleus 28
nurse cell 49

O

open 29
orthochromatic erythroblast 49
osteoblast 95, 101
osteoclast 95, 100

P

panmyelosis 184
PAS 染色 14, 15, 136, 140, 203, 211, 215, 250, 251, 253
perinuclear hallo 82
peroxidase 染色 12
Ph 180
phase contrast microscopy 24
phillopodia 64
planocyte 103
plasmacytoid lymphocyte 82, 88, 232
platelet peroxidase（PPO） 200
platelet-derived growth factor receptor-α polypeptide （PDGFRA） 188
platelet-derived growth factor receptor-β polypeptide （PDGFRB） 188
PML-RARA 融合遺伝子 207
poikilocyte 102, 106
poikilocytosis 102
polychromasia 103, 107
polychromatic erythroblast 49
polycythemia vera（PV） 180, 184, 255
polynucleated 28

索引 | 267

primary myelofibrosis（PMF）
180, 186
primary/Waldenström
macroglobulinemia　232
proerythroblast　30, 43, 49
progenitor　30
prolymphocyte　30, 82, 84, 233
prolymphocytic leukemia（PLL）
233
promonocyte　75, 194
promyelocyte　30, 64
proplatelet model　58
pseudo-Pelger-Huët anomaly
65, 111, 125, 128, 144, 156
pseudopods　125
PTPN11　195
pure erythroid leukemia　211
pure red cell aplasia　254

R

RAF1　195
RAS　195
red blood cell　49
red cell fragmentation　102
refractory anemia　190
refractory anemia with excess
blasts in transformation
（RAEB-t）　189, 218
refractory anemia with ring
sideroblasts and
thrombocytosis（RARS-T）　196
refractory cytopenia　190
reticulocyte　104
Revised International Prognostic
Scoring Syetem（IPSS-R）
190, 193
ring sideroblast　17, 136, 142
rouleaux formation　103, 110
RUNX1　172, 173
RUNX1（AML1, CBFA）-RUNX1T1
（ETO）融合遺伝子　205
Russell body　83, 222, 228

S

sclerotic stage　186
sea-blue histiocyte　76, 81
segment　64
SETBP1　172, 195

SF3B1　173, 196
SHP2　195
sickle cell　102, 105
sickle cell anemia　102
sideroblast　17, 50, 136
sideroblastic anemia　103
siderocyte　15, 50, 136
signet ring cell　249
small lymphocytic leukemia
（SLL）　233
small lymphocytic lymphoma/
chronic lymphocytic leukemia
（SLL/CLL）　241
somatic mutation　173, 195
SOS1　195
spherocyte　102, 104
splenic marginal zone lymphoma
（SMZL）　241, 247
spliceosome　196
spur cell　102, 105
SRSF2　173
stab　64
stomatocyte　102, 105
swelling　125

T

t(1;19)(q23;p13.3)　215
t(5;14)(q31;q32)　215
t(8;21)(q22;q22)　205
t(9;22)(q34;q11.2)　215
t(9;22)(q34;q22)　180
t(12;21)(p13;q22)　215
t(15;17)　207
t(16;16)(p13.1; q22);
CBFB-MYH11　211
t(v;11q23)　215
T-cell large granular lymphocytic
leukemia　248
T-cell large lymphocytic leukemia
（T-LGL）　241
T-cell prolymphocytic leukemia
235
T リンパ球　93
T 細胞　82, 83
　分化　93
T 細胞性前リンパ球性白血病　235
T 細胞性大顆粒リンパ球性白血病
241, 248

target cell　102, 105
TCF3-PBX1　215
tear drop cell　102, 105
TEL-AML1　215
telophase　49
terminal deoxytransferase（TdT）
215
TET2　173
Th2 細胞　237
therapy-related myelodysplastic
syndrome （t-MDS）　218
therapy-related myelodysplastic/
myeloproliferative neoplasms
（t-MDS/MPN）　218
therapy-related myeloid leukemia
（t-AML）　218
therapy-related myeloid
neoplasms　218
thrombocytopenia　259
thrombocytosis　119, 259
thrombotic thrombocytopenic
purpura（TTP）　102, 259
TIBC　254
toxic granule　111, 113
TP53　173
Treg 細胞　237

U

U2AF1　173
unclassifiable　180
undulated　28
undulation　125

V

V617F 変異　184
vascular endothelial cell　95
villous lymphocyte　247
von Recklinghausen 病　195

W

Waldenström macroglobulinemia
174
WHO 分類　75, 170, 191,
194, 200, 203, 215
Wintrobe 恒数　254
Wright-Giemsa 染色　10

268 ｜ 索引

著者略歴

加藤 淳

1978年東京医科歯科大学医学部卒業. 東京医科歯科大学第1内科, 都立墨東病院内科に勤務後, カリフォルニア大学ロサンゼルス校（UCLA）に留学（1982年～1984年）, E. F. Hays教授に師事してレトロウイルスによるAKRマウスT細胞リンパ腫発症機序の研究に従事. 1985年東京医科歯科大学第1内科助手, 1993年帯広厚生病院第4内科主任部長, 1996年順天堂大学血液内科講師, 2008年武蔵野赤十字病院血液内科部長を経て2016年より現職の東京共済病院血液内科部長.
現在, 日本血液学会代議員, 日本検査血液学会評議員.

加藤血液細胞形態学
―血球との対話―　　　　　　　Ⓒ

発　行	2016年10月15日　　1版1刷
著　者	加藤　淳
発行者	株式会社　中外医学社
	代表取締役　青木　滋

　　　〒162-0805　東京都新宿区矢来町62
　　　電　話　　03-3268-2701（代）
　　　振替口座　00190-1-98814番

印刷・製本／横山印刷(株)　　　　　　　　〈HI・HU〉
ISBN978-4-498-22500-8　　　　　　　　Printed in Japan

JCOPY　＜(社)出版者著作権管理機構 委託出版物＞

本書の無断複写は著作権法上での例外を除き禁じられています.
複写される場合は, そのつど事前に, (社)出版者著作権管理機構
（電話 03-3513-6969, FAX 03-3513-6979, e-mail: info@jcopy.
or.jp）の許諾を得てください.